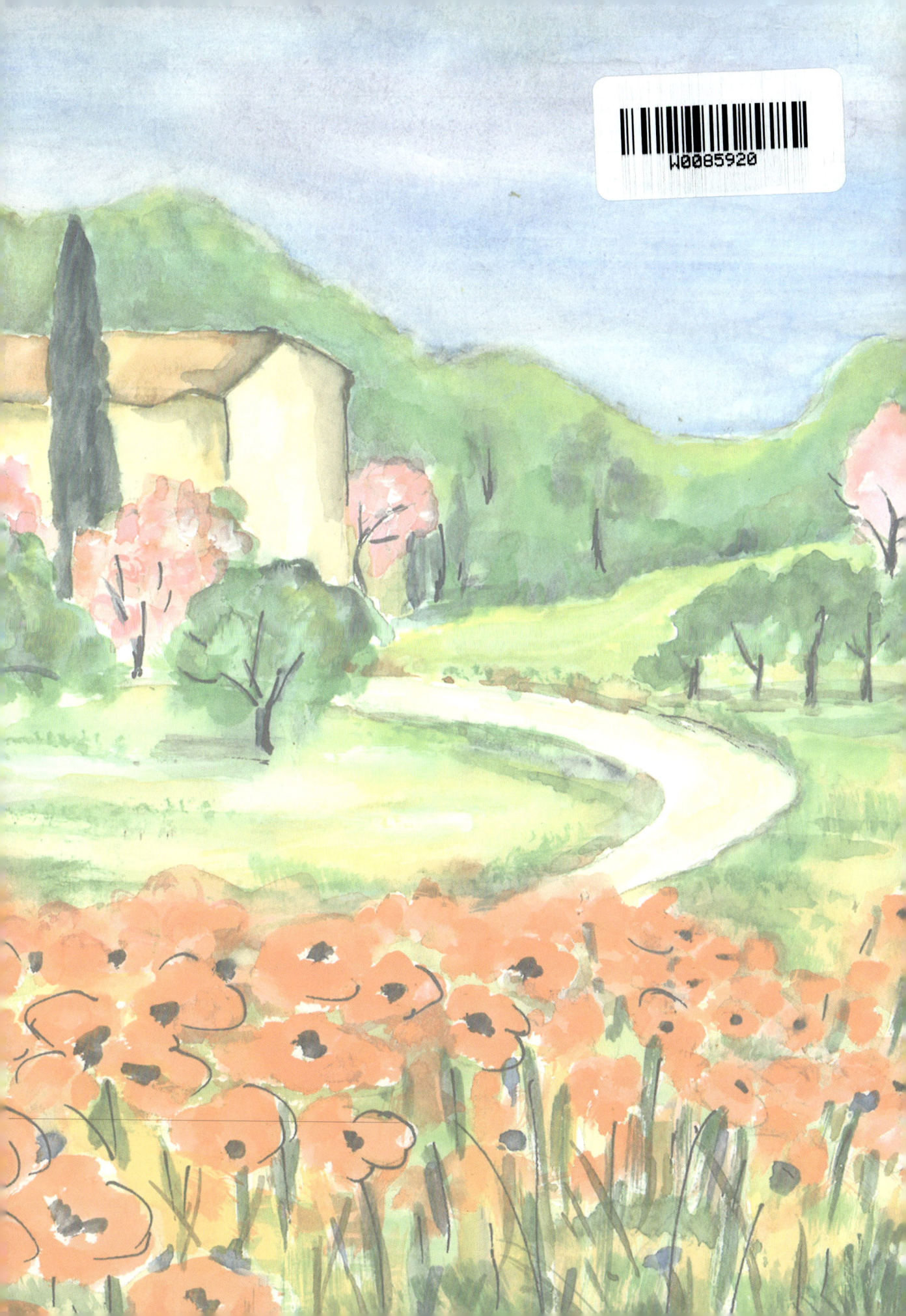

Axel Meyer

Lexikon der Düfte

Anwendung und Wirkung ätherischer Öle

Akademie der Düfte
Institut für angewandte Aromatherapie e.V.

Impressum
Herausgeber
Akademie der Düfte
Institut für angewandte Aromatherapie e.V.
52078 Aachen
© 1991 by Axel Meyer
TAOASIS Verlag
11. vollständig überarbeitete Auflage 12/2008
Fotos: Susanna Färber (Taoasis Bildarchiv),
Dr. Roland Spohn, Hellmeier Foto-Design
Aquarelle: Shantala Coenen, Hilde Klages
Gestaltung: Anne Kraft
Druck: Kirchner Print.Media GmbH & Co KG
Alle Rechte vorbehalten
Printed in Germany
ISBN 978-3-926014-34-4

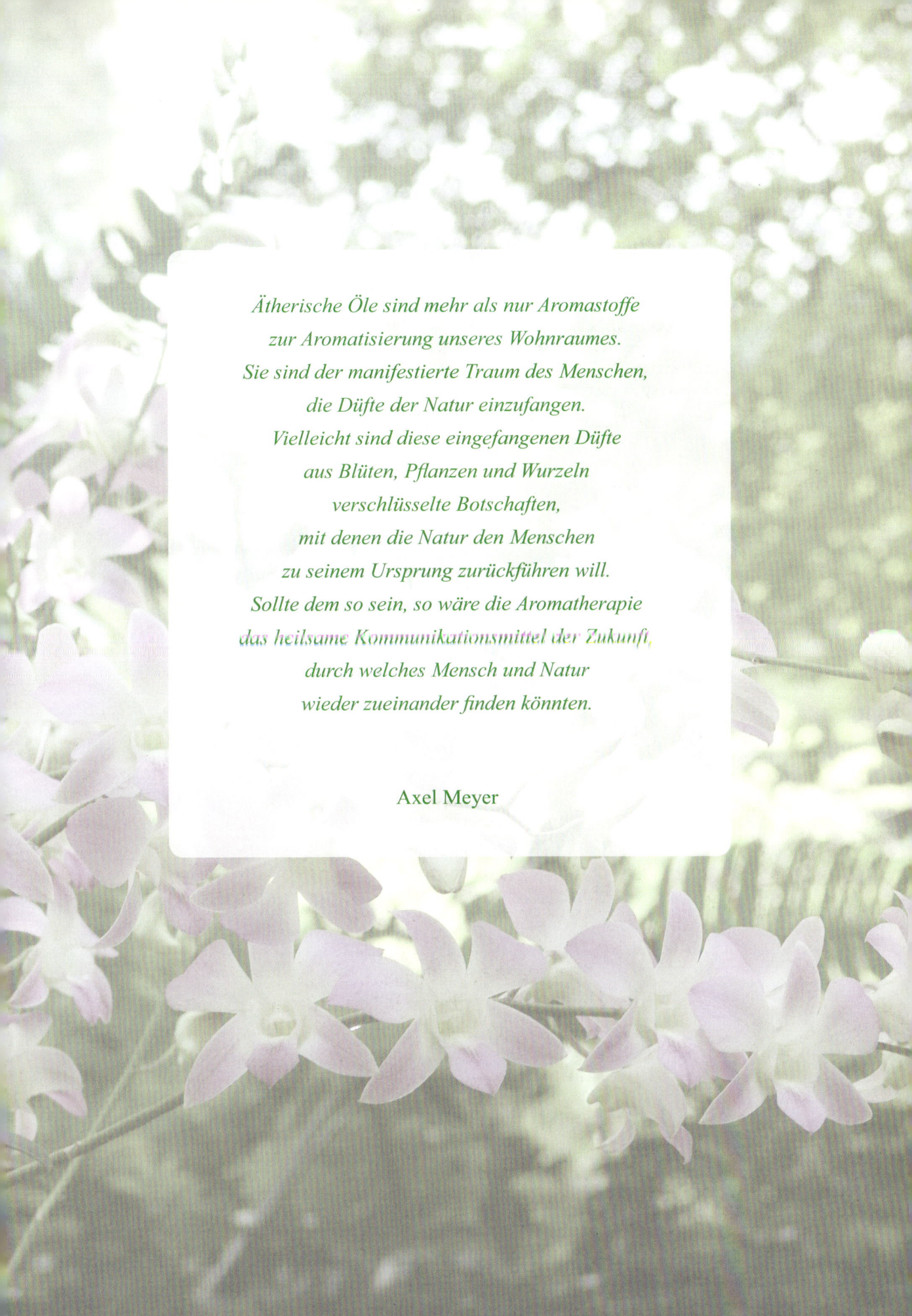

Ätherische Öle sind mehr als nur Aromastoffe
zur Aromatisierung unseres Wohnraumes.
Sie sind der manifestierte Traum des Menschen,
die Düfte der Natur einzufangen.
Vielleicht sind diese eingefangenen Düfte
aus Blüten, Pflanzen und Wurzeln
verschlüsselte Botschaften,
mit denen die Natur den Menschen
zu seinem Ursprung zurückführen will.
Sollte dem so sein, so wäre die Aromatherapie
das heilsame Kommunikationsmittel der Zukunft,
durch welches Mensch und Natur
wieder zueinander finden könnten.

Axel Meyer

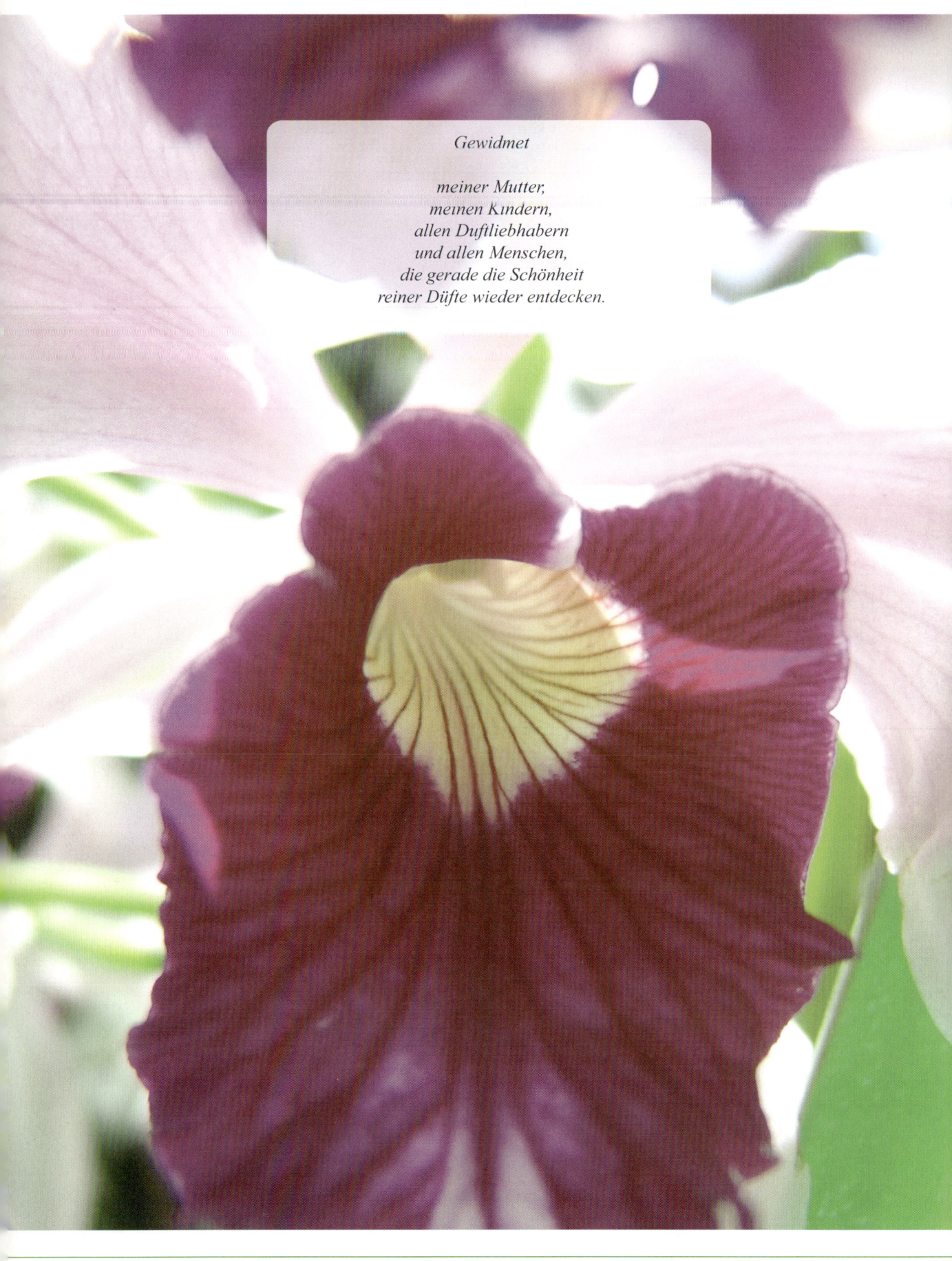

Gewidmet

meiner Mutter,
meinen Kindern,
allen Duftliebhabern
und allen Menschen,
die gerade die Schönheit
reiner Düfte wieder entdecken.

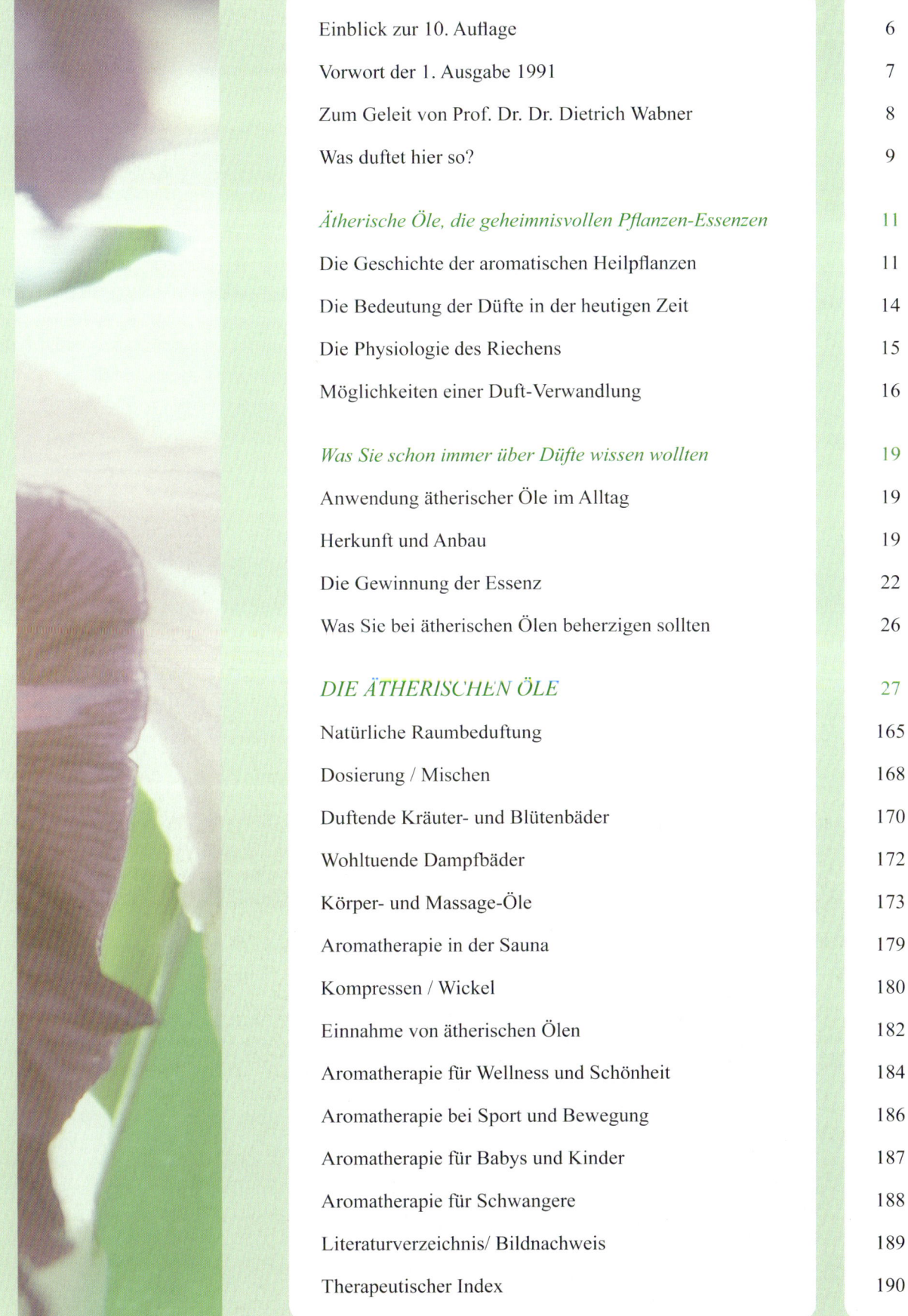

Einblick zur 10. Auflage

Am Anfang eines jeden Projekts steht meist eine Vision. So war es auch damals, als das „Kleine Lexikon der Düfte" im Frühjahr 1991 mit einer Startauflage von 5.000 Exemplaren zum ersten Mal erschien. Als einfaches Nachschlagewerk zur Aromatherapie geplant – aus Kostengründen nur in schwarz/weiß gedruckt – hat es dennoch schnell viele Leser und Duftliebhaber gefunden, die in den darauf folgenden Jahren immer öfter nach den kostbaren Essenzen gefragt haben. Das Angebot an ätherischen Ölen hat sich in Deutschland seitdem vervielfacht. Ebenso schnell sind viele neue Firmen entstanden, die ätherische Öle in unterschiedlichen Qualitäten angeboten haben. Einige Anbieter sind inzwischen wieder verschwunden, andere haben sich zu stattlichen Unternehmen entwickelt.

Wenngleich alle Düfte im Sog des allgemeinen Wellnesstrends an Beliebtheit gewonnen haben, so ist es wieder einmal „Das Parfum" von Patrick Süskind gewesen, das auch dieses Mal – allerdings als Verfilmung des 1985 erschienenen gleichnamigen Romans – für einen zusätzlichen Boom sorgt. So verwundert es nicht, dass es immer weniger Dinge des täglichen Lebens gibt, die noch nicht beduftet oder aromatisiert sind. Ob das neue Schuhgeschäft, das uns – trotz eines Überangebots an Textil- und Kunststoffschuhen – naturidentischen Lederduft suggeriert, oder die Bäckerei nebenan, bei der es zwar nur Aufgetautes gibt, es aber dennoch verlockend nach frisch Gebackenem duftet. Es ist längst kein Geheimnis mehr, dass der Mensch mit Düften leicht zu beeinflussen ist. Ohne es zu bemerken werden wir im wahrsten Sinne des Wortes an der Nase herumgeführt und mit Düften zum Kauf des einen oder anderen Produkts animiert.

Soll das etwa die Nouvelle Aromathérapie des 21. Jahrhunderts sein? Mit Sicherheit nicht! Der französische Arzt Dr. Jean Valnet, einer der bedeutendsten Mitbegründer der Aromatherapie, der Mitte des letzten Jahrhunderts als einer der ersten durch zahlreiche Studien mit ätherischen Ölen Aufsehen erregt hat, wäre vermutlich schockiert.

Doch das unnachgiebige Bestreben des Menschen, die Natur in nahezu allen Lebensbereichen zu kopieren und synthetisch zu reproduzieren scheint unaufhaltsam zu sein. Dieses Bestreben hat auch die Duftindustrie. So sind exklusive Düfte nicht deshalb teuer, weil sie in der Natur so selten oder in den entsprechenden Pflanzen nur in ganz kleinen Mengen vorkommen, sondern vielmehr, weil eine bekannte Parfum- oder Design-Marke von Haus aus teuer ist. Der weitaus überwiegende Teil aller Parfums sind reine Chemiecocktails, Kreationen aus den Labors der großen Duftkonzerne, die in der Herstellung oft nur wenige Cent kosten. Produziert werden diese Parfums aus zahlreichen digitalisierten Duftbausteinen, über deren Wirkungen auf die Haut und den Organismus kaum Langzeitstudien existieren. Wenngleich die Hersteller in ihrer Werbung dem Nutzer des von ihnen angepriesenen Parfums alles Mögliche suggerieren, so ist eines sicher: Mit den wohltuenden Eigenschaften reiner ätherischer Öle, wie sie die Menschen über Jahrtausende kennen und schätzen gelernt haben, hat dies nichts zu tun.

Im Gegenteil: Durch die weit verbreitete Beduftung mit synthetischen Nachbildungen ist auch die Allergiequote in die Höhe geschossen. Bedauerlicherweise wird von Seiten des Gesetzgebers hier nicht differenziert zwischen reinen Düften aus der Natur und den künstlichen aus dem Labor. Zwar ist die allgemeine Nachfrage nach Bioprodukten und Naturkosmetik in Deutschland steigend, doch gibt es andererseits noch immer ein enormes Informationsdefizit hinsichtlich reiner natürlicher, synthetischer und naturidentischer Düfte. Das vorliegende Buch wurde vollständig überarbeitet, um 40 Pflanzen ergänzt, mit zahlreichen Fotos versehen und mit neuesten Erkenntnissen international führender Aromatherapeuten aktualisiert. Um ein Stück Authentizität zu wahren, wurde - quasi als Huldigung an das Original - das ursprüngliche Vorwort der Erstausgabe von 1991 unverändert gelassen.

Für die aktive Unterstützung bei der Überarbeitung des Manuskripts danke ich ganz besonders meiner lieben Susanna, die als engagierte Apothekerin und aktive Aromatherapeutin den pharmazeutischen Teil mit unermüdlichem Einsatz redigiert und die meisten Fotos aus ihrem Privatarchiv zur Verfügung gestellt hat. Darüber hinaus danke ich meinem Freund Prof. Dr. Dr. Dietrich Wabner für das mühselige Korrekturlesen und die schmeichelnden Geleitworte ganz herzlich. Ganz herzlichen Dank an meine Tochter Shanti und ihre Oma Hilde, die mit Hingabe die wunderschönen Aquarelle für das Buch gemalt haben. Vielen Dank auch an Dr. Christina Paulson, die die gesamte Botanik überarbeitet hat, vielen Dank an Anne Kraft, die mit ihrem graphischen Feingefühl das neue Layout kreiert hat - und nicht zuletzt tausend Dank an meine Assistentin Daniela Brixél, die alles perfekt koordiniert hat. Dank auch an all jene, die hier nicht genannt sind, aber dennoch dazu beigetragen haben, dass die 10. Auflage nun so völlig überarbeitet vorliegt.

Ich wünsche Ihnen, dass Sie durch das Lexikon die unterschiedlichen Eigenschaften der kostbaren Essenzen kennen lernen und Ihnen dieses Wissen das nötige Selbstbewusstsein gibt, sich nicht mehr ganz so an der Nase herumführen zu lassen. Erlauben Sie sich einfach, die Schönheit und Reinheit *natürlicher* Düfte wiederzuentdecken. Gute Duftreise!

Axel Meyer, Lemgo im März 2007

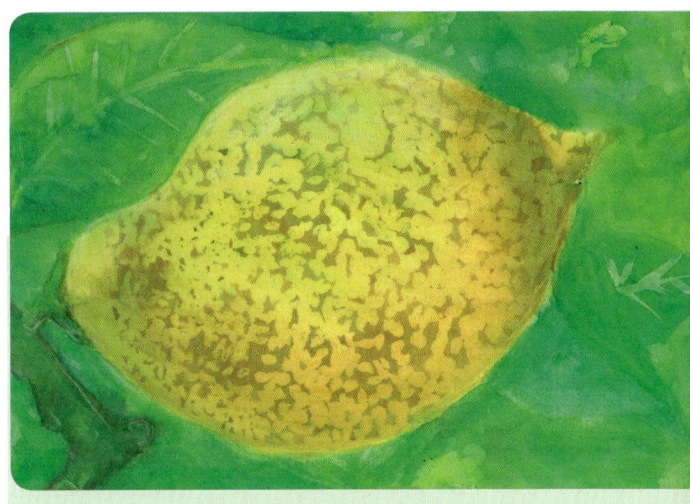

Zitrone - Aquarell von Shantala Coenen

Vorwort der ersten Ausgabe 1991

Auf meinen mehrjährigen Reisen zwischen 1975 und 1982 bin ich durch zahlreiche Länder gekommen und mit anderen, für mich völlig fremden Kulturen, Denk- und Lebensweisen konfrontiert worden. Abseits der eingefahrenen Touristenrouten zog ich mit einer kleinen Tasche, in der nur das Notwendigste verstaut war, durch die Lande – mal mit dem Bus, der Bahn, per Anhalter oder zu Fuß.

Wenngleich auf den manchmal ziellosen Reisen die Intuition oft mein einziger Begleiter und Wegweiser war, dem ich in den fremden Ländern vertrauen konnte, so gab es dennoch überall etwas, von dem ich mich leiten ließ. Meist war es das, was in der Luft lag, das zum Verweilen an einem bestimmten Ort einlud – oder zum unverzüglichen Verlassen motivierte. Oft ist mir erst im Nachhinein bewusst geworden, dass der erste Eindruck, der den Ausschlag für die Auswahl eines Schlafplatzes im Freien, eines Hotelzimmers oder eines Restaurants gab, entscheidend von den vor Ort dominierenden Düften und Gerüchen beeinflusst worden ist.

Besonders beeindruckt haben mich die unzähligen Düfte und Gerüche in den tropischen Ländern Asiens und Lateinamerikas, wo sie sich zum Teil so miteinander vermischt hatten, dass sie undefinierbar waren. Während mir beim Durchqueren der verschiedenen Landschaften die landestypischen Düfte von Flora und Fauna in die Nase stiegen, dominierten in den Städten Duftmischungen, die den Menschen entsprachen, ihre Kultur und Lebensweise reflektieren. In Indien, Nepal und Sri Lanka konnte ich am deutlichsten beobachten, dass die einzelnen Düfte, mit denen sich Menschen

umgeben, nicht nur die Denkweise und Lebenseinstellung einer ganzen Kultur widerspiegeln, sondern diese auch entscheidend beeinflussen.

Ob auf Straßen, in Tempeln, Geschäften oder in der Lodge, überall schwebte ein Hauch von Weihrauch, Myrrhe und Sandelholz in der feucht-warmen Luft, welcher dem geschäftigen Treiben eine seltsam entspannende, ja fast beruhigende, mystische Atmosphäre verlieh. Fasziniert von diesen Dufterlebnissen, machte ich mich auf den Weg, um über Anbau, Herstellung und Wirkungsweise der edlen Duftstoffe mehr zu erfahren. Im südindischen Auroville lernte ich dann eine Gemeinschaft junger Leute kennen, die nach der Anleitung eines alten, erfahrenen Meisters aus den verschiedensten Pflanzen Duftstoffe und Räucherwerk herstellten. In den drei Monaten meines Aufenthaltes lernte ich neben dem sorgfältigen, sehr arbeitsintensiven Anbau von Kräutern und Blumen auch die Herstellung von Pflanzen-Essenzen durch Wasserdampfdestillation und Kaltpressung sowie die Zubereitung verschiedener Räuchermischungen kennen. Glück und Stolz mischten sich, als ich, damals zwanzigjährig, selbst meine ersten Räucherstäbchen aus herrlich duftendem Sandelholz drehen durfte.

In diesem Buch habe ich meine frühen Erfahrungen mit Duftstoffen und der anschließenden vertiefenden Auseinandersetzung mit ätherischen Ölen zusammen getragen und zu Papier gebracht. Dabei haben mich die duftenden Essenzen unterstützend begleitet.

Möge Sie dieses Buch inspirieren und auf Ihrer ganz persönlichen Duftreise ein zuverlässiger Begleiter und Wegweiser sein.

Lemgo, im Frühjahr 1991

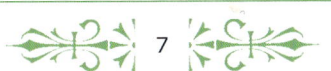

Zum Geleit

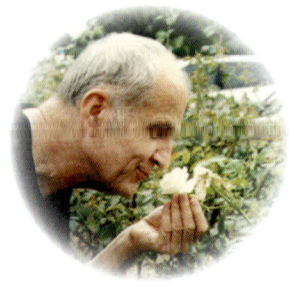

Natürlich kennen wir das Sprichwort „was lange währt wird endlich gut". Hier allerdings greift es zu kurz und beschreibt bei weitem nicht die schöne Wirklichkeit. Denn das Warten auf die Neuauflage des beliebten „Kleinen Lexikons der Düfte" von Axel Meyer hat sich gelohnt. Es ist nun nicht mehr klein sondern höchst erwachsen.

Die Neuauflage kommt zu einem Zeitpunkt, der für die Öle höchst problematisch ist. Unter dem Mantel des „Verbraucherschutzes" wird versucht, die natürlichen Öle gegen synthetische Substanzen auszuspielen und Naturmedizin und Naturkosmetik ganz wesentlich einzuschränken. Diese Kampagne bauscht Gefahren auf, die durch Öle und ihre Mischungen angeblich entstehen sollen. Axel Meyer ist bei dem wichtigen Abwehrkampf intensiv beteiligt. So es ist uns nun gelungen, das drohende Verbot des heilkräftigen Teebaumöles zu verhindern.

Das Lexikon behandelt alle wichtigen ätherischen Öle und die Charakteristika aromatischer Pflanzen. Dies wird unterstützt durch eindrucksvolle Photos. So ist ein sehr schönes und lehrreiches Buch entstanden mit Kapiteln über die Eigenschaften der Öle in der Duftlampe, die Geschichte der aromatischen Heilpflanzen. Es wird die Bedeutung der Düfte in der heutigen Zeit ausführlich diskutiert und intensiv darauf eingegangen, was Sie schon immer über Düfte wissen wollten.

Dieses Lexikon der Düfte ist nicht nur wichtig für Neueinsteiger in das Gebiet der Aromatherapie und der Naturkosmetik. Es ist auch ein kluger Ratgeber für Therapeutinnen und Therapeuten und natürlich für alle Fragen, die in der Diskussion mit interessierten Kunden im Alltag entstehen. Diesem schönen Buch ist eine weite Verbreitung zu wünschen.

Dietrich Wabner, Prof. Dr., Natural Oils Research Association- N.O.R.A.-International

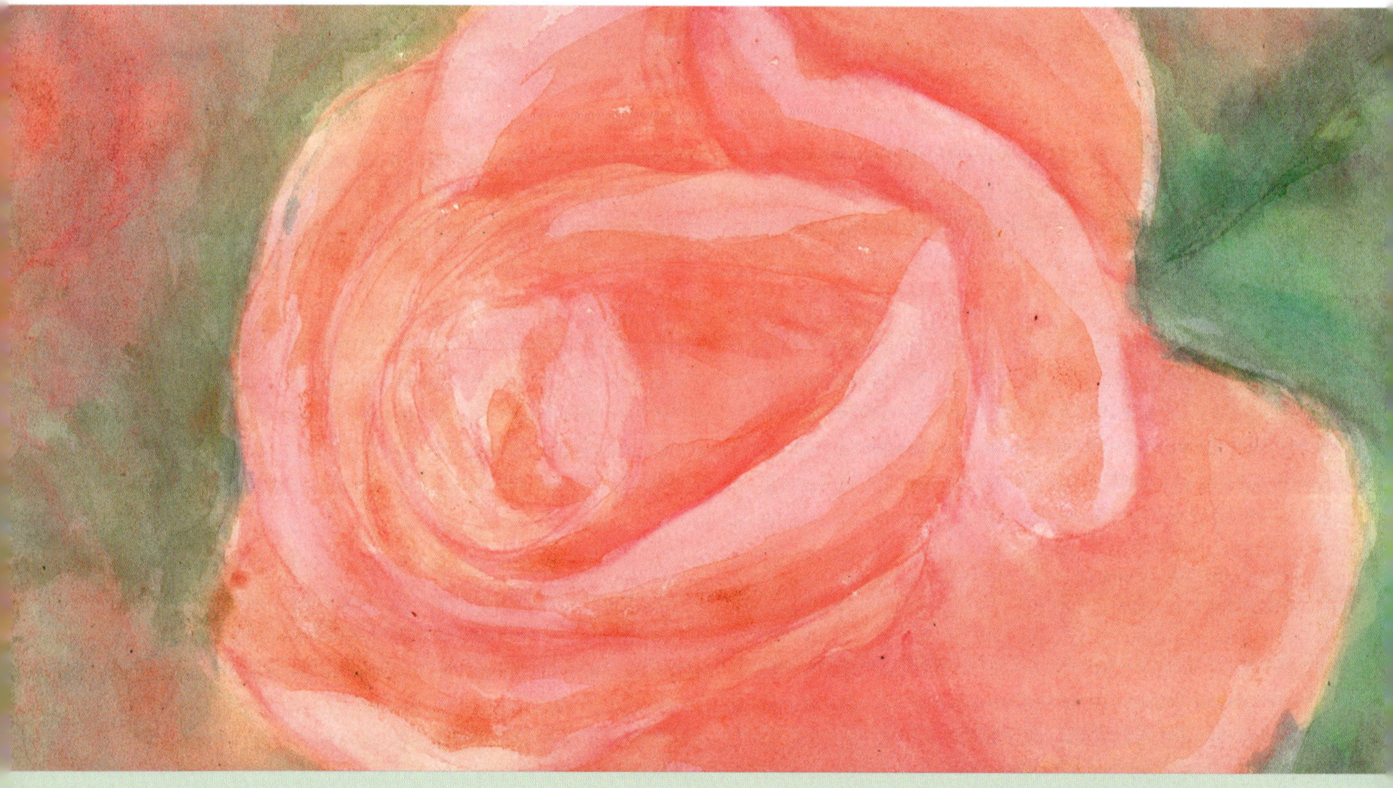

Rose - Aquarell gemalt mit Pflanzenfarben von Shantala Coenen

Was duftet hier so?

Es scheint fast so, als würden wir uns mit zunehmendem Gestank in unseren Städten wieder mehr unserer Nase bewusst werden. Doch brauchen wir wirklich dieses Kontrastprogramm, um unseren Geruchssinn sensibel zu machen für die schönen Düfte der Natur? Offensichtlich ja, denn womit sonst wäre erklärbar, dass es gerade in einer Zeit, in der es kaum noch möglich ist, reine Luft zu atmen, reine Düfte wieder Hochkonjunktur haben.

Auch in unserem Land ist die Aromatherapie in den letzten Jahren immer beliebter geworden, allerdings herrscht noch immer ein unglaubliches Informationsdefizit; denn Düfte sind nicht gleich Düfte, das haben die meisten Menschen noch immer nicht verstanden – und das hat auch seinen Grund. Die allgemeine Desinformation über natürliche ätherische Öle hat nämlich System und ist das Ergebnis zahlreicher widersprüchlicher Presseberichte, die ihrerseits ihre Ursache in der unterschiedlichen Interpretation einiger zweifelhafter EU-Verordnungen haben.

Es erscheinen zwar in unregelmäßigen Abständen zahlreiche Artikel und Meldungen über Düfte – allerdings sind diese nicht nur widersprüchlich, sondern zudem äußerst undifferenziert. Da ist die Rede von ständig steigenden Allergien durch Düfte, während denselben in anderen Zeitungen pflegende oder gar heilende Wirkungen nachgesagt werden. Ätherische Öle wie beispielsweise Pfefferminze sind als Arzneimittel für die Einnahme im Handel, während andere mit „gesundheitsschädlich beim Verschlucken" deklariert werden. Dass sich hier beim Verbraucher zunehmende Verunsicherung breit macht, verwundert kaum noch.

Befragungen haben ergeben, dass die meisten Duftliebhaber das Hauptproblem jedoch bei der Unterscheidung der reinen natürlichen Düfte von den synthetischen und naturidentischen „Zwillingen" aus dem Labor haben. Kaum jemand weiß, dass aus Maiglöckchen und Flieder gar kein ätherisches Öl und damit auch kein natürlicher Duft gewonnen werden kann. Was insbesondere im Frühjahr in den Regalen von Teeläden und Supermärkten feilgeboten wird, sind rein synthetische oder naturidentische Kreationen aus dem Labor! Nun soll ja dieses Unwort „naturidentisch" beim Verbraucher den Eindruck erwecken, der entsprechende Duft sei genau wie die Natur, doch das stimmt eben nicht! So wie Wasser (H_2O) eben nicht nur aus zwei Teilen Wasserstoff und einem Teil Sauerstoff besteht, sondern aus vielen, zum Teil lebenswichtigen Mineralstoffen und Spurenelementen, so beinhaltet auch ein natürliches ätherisches Öl viele Inhaltsstoffe, die sein „naturidentischer" Klon nicht enthält.

Auch wenn diese Begleitstoffe mengenmäßig für einen Chemiker irrelevant erscheinen, so sehen wir wiederum am Beispiel Wasser, dass ein gutes Mineralwasser ganz bestimmte Mengen an Mineralstoffen enthalten muss, damit der Hersteller dieses auch mit „für Ernährung von Säuglingen geeignet" bewerben darf. Bei ätherischen Ölen und seinen chemischen Täuschungen verhält es sich ähnlich, allerdings gibt es – zum Leidwesen des Kunden – hier keine rechtliche Differenzierung!

Im Gegensatz zu ätherischen Ölen, die bekanntlich schon von unseren Vorfahren in allen erdenklichen Anwendungen verwendet wurden und sich bereits seit Jahrtausenden bewährt haben, gibt es für die synthetischen und naturidentischen Cocktails keinerlei empirischen Langzeitstudien. Bei einer Studie der Universität Witten/Herdecke, vom BDIH in Auftrag gegeben, wird der Unterschied hinsichtlich des allergischen Potentials von natürlichen Düften und ihren naturidentischen Zwillingen sichtbar. Anhand von Tests mit Duftstoffmixallergikern wurde die Wirkung von natürlichem Zitronen-Öl im Vergleich zu chemisch reinem Citral, das dem im Zitronen-Öl als natürlich enthaltenen Hauptinhaltsstoff nachgebaut wurde, untersucht. Das Ergebnis zeigt unmissverständlich das allergische Potential auf: Über 90% der Duftstoffmixallergiker reagieren auf synthetisches Citral, allerdings nicht einmal 3% auf natürliches Zitronen-Öl!

Offensichtlich schwächen die vielen anderen Inhaltsstoffe im natürlichen, kalt gepressten Zitronen-Öl die „aggressive" Wirkung des Hauptinhaltsstoffs Citral so ab, dass eben keine bzw. kaum allergische Reaktionen auftreten – ganz im Gegensatz zum synthetischen Citral. Trotz der stetig wachsenden Zahl an Duftliebhabern ist die Aromatherapie in unserem Land immer noch dabei, sich als eine der ältesten, einfachsten und kostengünstigsten Heilmethoden zu etablieren.

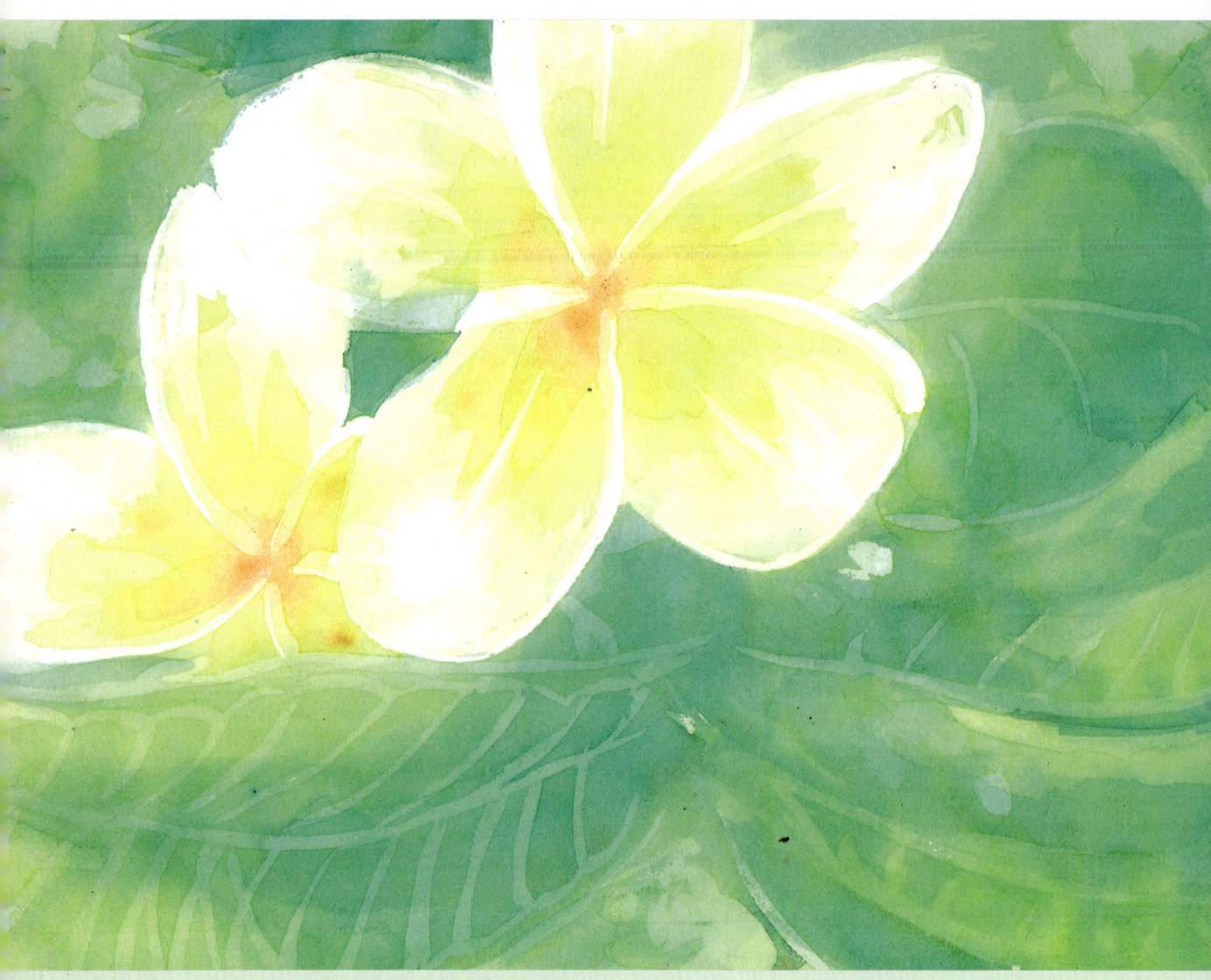

Frangipani - Aquarell gemalt mit Pflanzenfarben von Shantala Coenen

Die Aromatherapie ist integrierter Bestandteil der Naturheilkunde. Sie betrachtet den Menschen als Ganzes und versteht Krankheit nicht als Ursache, sondern als Folge einer oft auch psychischen Entgleisung. Verschiedene naturheilkundliche Methoden folgen, obwohl sie ansonsten unterschiedliche Heilweisen sind, ähnlichen Prinzipien. Im Vordergrund steht immer die Stärkung und Aktivierung der körpereigenen Selbstheilungskräfte.

Bei der Aromatherapie wird nicht die ganze Pflanze verwendet, sondern mit dem *Geist der Pflanze*, der feinstofflichen Essenz, geheilt, die in den ätherischen Ölen in konzentrierter Form enthalten ist. Ätherische Öle sind zwar nur ein Auszug aus der Pflanze, enthalten aber die wichtigen Informationen und die gebündelte Lebenskraft der entsprechenden Pflanze. Da auch wichtige wasserlösliche Bestandteile nach der Destillation nur im so genannten Hydrolat enthalten sind,

werden diese aromatischen Wässer gern für die Schönheitspflege verwendet.

Die ätherischen Öle wirken unmittelbar auf das Gehirn und beeinflussen darüber eine Vielzahl von psychischen, emotionalen und physischen Steuerungsmechanismen, von denen wir gesteuert werden, ohne uns dessen bewusst zu sein. Ätherische Öle sind äußerst vielseitig einsetzbar und eignen sich nicht nur für die Raumbeduftung, sondern auch hervorragend für duftende Kräuter- und Blütenbäder, für Inhalationen sowie zur Herstellung natürlicher Körper- und Massage-Öle.

In einer Welt, die aus dem natürlichen Gleichgewicht geraten ist, könnten die duftenden Pflanzen-Essenzen ein Stück dazu beitragen, dass wir die Natur und unsere nächste Umgebung wieder bewusst wahrnehmen.

Was duftet hier so?

Ätherische Öle - die geheimnisvollen Pflanzen-Essenzen

Die Geschichte der aromatischen Heilpflanzen

Am Anfang war die Erde bewaldet. Der Mensch lebte in einem Paradies, das – so unvorstellbar dies angesichts der gegenwärtigen globalen Situation klingen mag – sich auf unserer heutigen Erde befand, irgendwo im Zweistromland zwischen Euphrat und Tigris oder in Afrika im heutigen Äthiopien.

Dort, wo heute kaum noch ein Grashalm wächst, war die Erde einmal bis an die blauen, sauberen Ozeane bewachsen und bildete einen einzigartigen Lebensraum für unzählige Tier- und Pflanzenarten. Es erfordert schon etwas Phantasie, sich vorzustellen, wie es zu dieser Zeit der Menschheitsgeschichte überall geblüht und geduftet haben muss, doch wer einmal in den tropischen Wäldern Südamerikas, in Südindien oder auf Sri Lanka durch die letzten unberührten Naturregionen gestreift ist, wird dies nachvollziehen können.

Ursprung und Verwendung aromatischer Heilpflanzen sind also mit Hilfe der überlieferten Literatur nicht vollständig zu rekonstruieren, sondern nur bis zum Beginn der Geschichtsschreibung zurückzuverfolgen. Die Vermutung liegt jedoch nahe, dass sie den Menschen schon von Anbeginn seiner Geschichte begleitet haben, lange bevor es Schriften gab und Aufzeichnungen gemacht wurden.

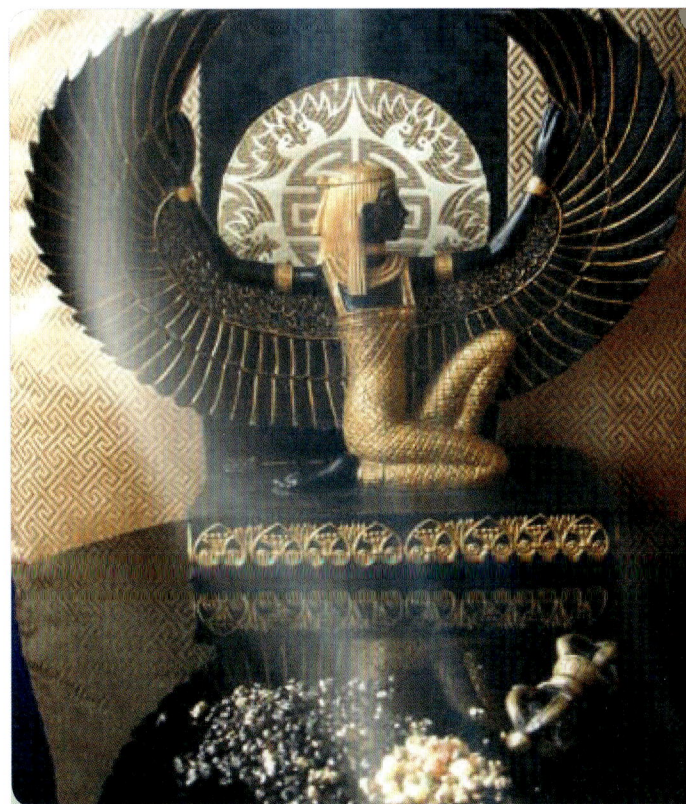

Ägyptische Isis im feinen Weihrauchdunst

Der einschlägigen Literatur ist zu entnehmen, dass bereits kleine Menschengruppen, aus denen sich erst viel später die Hochkulturen der so genannten Vor- und Frühgeschichte entwickelten, bestens mit den Heilwirkungen verschiedener Pflanzen und deren praktischer Anwendung vertraut waren. Sie würzten ihre Speise mit frischen Kräutern, bereiteten Tee aus aromatischen Pflanzen und pflegten ihren Körper mit wohlriechenden Pflanzenextrakten.

Damals, als sich aus vielen kleinen Gruppen die ersten Volksstämme formierten, ließen sich die Menschen fast ausschließlich von ihrer Intuition – insbesondere von ihrem Geruchssinn leiten. Wenn sie jemanden nicht riechen konnten, mieden sie ihn, während sie all das, was ihnen angenehm in die Nase stieg, liebten und verehrten. So umgaben sich die Menschen der Früh-

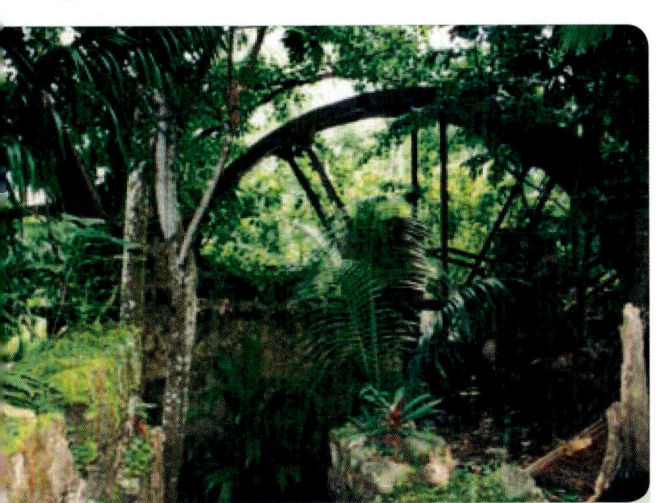

...wenn der Mensch geht, kommt die Natur zurück

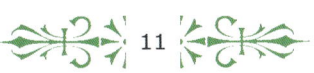

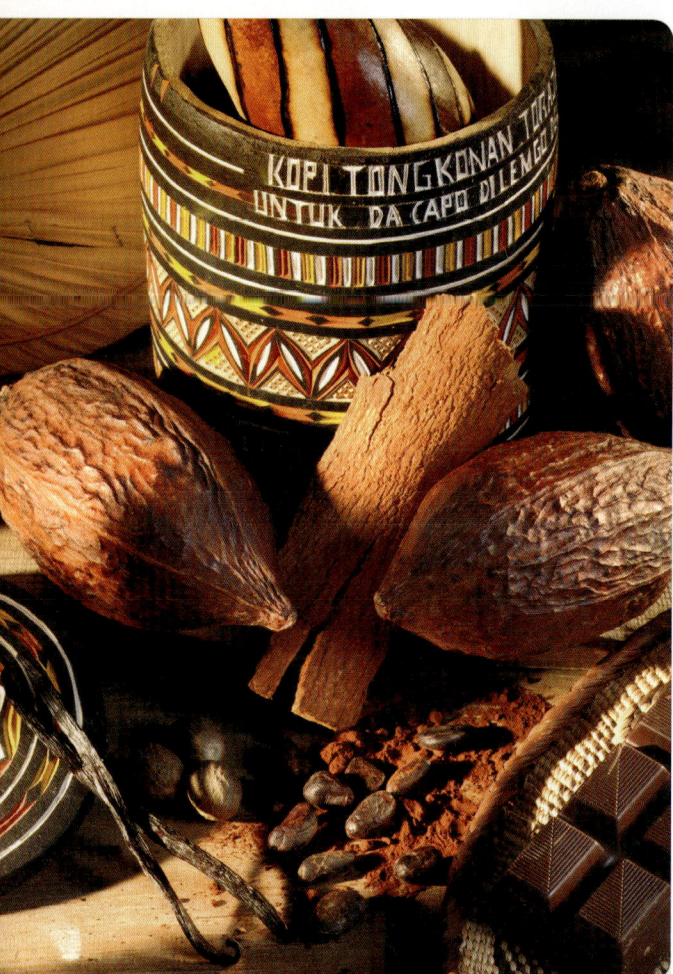

Kakao und Zimt –
Kostbarkeiten aus dem tropischen Urwald

gleich zu sein, umhüllten sich die Pharaonen und Könige mit den kostbarsten und edelsten Düften, die sie aus dem fernen Osten mit Kamel-Karawanen und Schiffen heranholen ließen.

Duftende Essenzen begleiteten die Ägypter ihr ganzes Leben noch über den Tod hinaus. Einbalsamierungen mit Ölen aus Zedernholz, Zimt und Myrrhe verlangsamten den natürlichen Verwesungsprozess der Toten. Die Särge wurden aus wohlriechendem libanesischen Zedernholz gefertigt, das einen zusätzlichen Schutz gegen Insekten bot. Auf diese Weise konnten die Pharaonen in Ruhe ins ewige Leben eingehen und ihre Körper Jahrtausende überleben – bis wissbegierige westliche Archäologen die Gräber aufspürten und die Toten mit modernsten Geräten untersucht und analysiert wurden. Als Lohn für ihr respektloses Verhalten zogen sie den Fluch der Pharaonen auf sich, der zwar von der Wissenschaft belächelt wird, aber dennoch für Schlagzeilen sorgte, nachdem mehrere an den Ausgrabungen beteiligte Wissenschaftler auf mysteriöse Weise ums Leben kamen.

Neben den Ägyptern betrieben auch die Sumerer im Zweistromland einen regen Handel mit ätherischen Ölen und aromatischen Hölzern. In den fruchtbaren Tälern zwischen Euphrat und Tigris wurden riesige Paradiesgärten angelegt und aromatische Pflanzen kultiviert. Innerhalb kurzer Zeit wurde Mesopotamien zum Hauptumschlagplatz für die duftenden Essenzen, die auf Kamelen in endlosen Karawanen aus Indien und dem Himalaja herangeholt wurden.

Die Geschichte der aromatischen Heilpflanzen setzt sich auch ab unserer Zeitrechnung kontinuierlich fort. In der Bibel weisen zahlreiche Stellen auf die Verwendung von duftenden Salbölen hin, die als heilig galten und nur für religiöse Weihungen verwendet werden durften. Diese gottgeweihte Verwendung der Essenzen, welche die ehrfürchtige Verehrung der Natur widerspiegelte, wurde mit der Zeit immer mehr verwässert und zum religiösen Brauchtum degradiert.

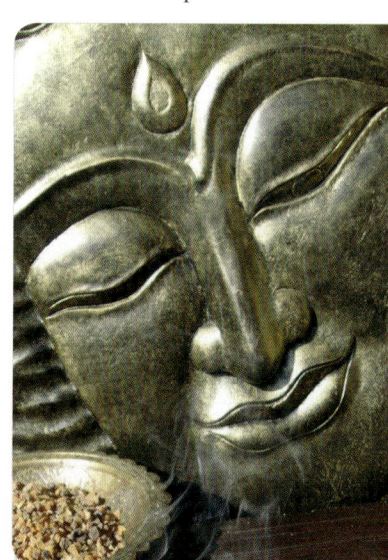

...um die Götter milde zu stimmen

geschichte nicht nur mit den herrlichsten duftenden Blumen und Blüten, sondern sie verbrannten auch aromatische Pflanzen, um böse Geister zu vertreiben oder sie opferten diese, um die Götter wohlwollend zu stimmen.

Wie archäologische Funde und Entdeckungen bestätigten, haben sich die Menschen schon vor zehntausend Jahren mit aromatischen Heilpflanzen umgeben und diese auf vielfältige Weise verwendet. Kultiviert wurden die ersten aromatischen Pflanzen vermutlich ab 5.000 v. Chr. in der Gegend des heutigen Pakistan. Aus dieser Zeit stammen auch mehrere Funde von Kräuterstängeln wie beispielsweise Rosmarin, die in den Pharaonen-Gräbern der Pyramiden gefunden wurden. In Ägypten, das bei allen Kulturen des Mittelmeergebietes hohes Ansehen genoss, spielten aromatische Heilpflanzen und die daraus gewonnenen kostbaren Essenzen und wohlriechenden Harze eine wichtige Rolle. Mit Wohlgeruch und Düften wurden Göttlichkeit, Reinheit, Kraft und Macht assoziiert. Um den Göttern

Das hohe Ansehen der duftenden Essenzen sowie das Wissen um ihre vielfältigen Heilwirkungen blieben jedoch erhalten und wurden von den darauf folgenden

Kulturen der Perser, Griechen und Römer übernommen und weitergegeben. Auch in dem Jahrtausende alten Palast von Knossos auf Kreta wurden in Stein gehauene Abbildungen von aromatischen Pflanzen entdeckt, die auf einen frühen Handel mit Essenzen schließen lassen.

Eine ähnliche Entwicklung nahmen die aromatischen Heilpflanzen und Duftstoffe auch auf dem asiatischen Kontinent, wo sie gesellschaftliche und religiöse Veränderungen über Jahrtausende überlebt haben und noch heute im alltäglichen Leben ihren festen Platz einnehmen. In Indien, Sri Lanka, Nepal und Tibet ist ein Leben ohne Düfte und Räucherwerk kaum vorstellbar. Bedingt durch die tief verwurzelte Tradition des Hinduismus und Buddhismus werden mit Düften von Sandelholz, Weihrauch, Myrrhe und Jasmin noch immer Spiritualität und meditatives Leben assoziiert. Um immer in diesem Bewusstsein um die Einheit aller Dinge zu leben, brennen nicht nur in Tempeln und Aschrams duftende Räucherstäbchen, sondern auch im Bus, im Restaurant und auf der Straße. Fast jeder Straßenhändler in Indien, der irgendetwas verkauft, hat in seinem, meist einfach improvisierten Wagen ein Räucherstäbchen brennen, das gut duftet und zugleich die Insekten fern hält.

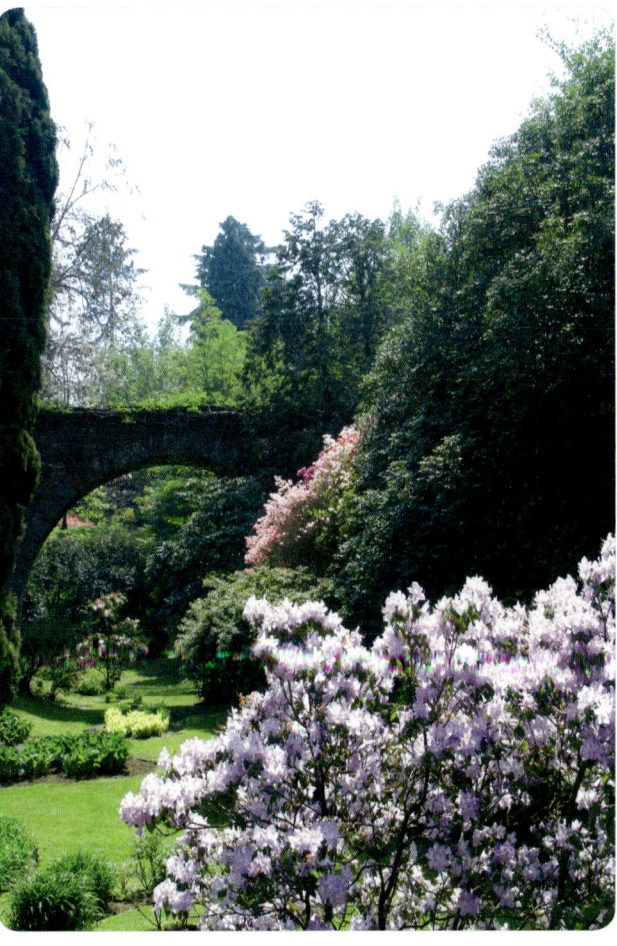

In Europa nahm die Entwicklung der aromatischen Pflanzen und der daraus bereiteten ätherischen Öle und duftenden Wässer eine etwas andere Entwicklung. Wenngleich im Mittelalter zur Bekämpfung der Pest noch bergeweise Wacholderholz verbrannt und zahlreiche Heilwässerchen aus den aromatischen Pflanzen bereitet wurden, so entwickelten sich in der Renaissance die Essenzen und Duftstoffe immer mehr zu Parfüms. Die ursprüngliche Verwendung für religiöse Weihungen und Riten sowie der bis dahin bevorzugte Einsatz für Heilzwecke traten immer mehr in den Hintergrund und wurden von den neuen Erzeugnissen der Parfümhändler vorerst ins Abseits gedrängt.

Aus aromatischen Pflanzen wie Rosen, Zimt und Zeder wurden immer mehr kostbare Essenzen destilliert, mit denen sich besonders in Frankreich die Königshäuser und der Adel parfümierten. Der lukrative Handel mit Essenzen und streng geheim gehaltenen Parfümrezepten florierte und dehnte sich in Europa immer weiter aus. Aus der handwerklichen Destillierkunst des 15. und 16. Jahrhunderts entwickelte sich allmählich die große Parfümindustrie, die je nach Kulturepoche unterschiedliche Duftnoten vermarktete. Waren zu Zeiten Napoleons noch die tierischen Parfüms wie Moschus und Ambra gefragt, so kam im gut bürgerlichen Biedermeier Lavendel in Mode.

Mit Beginn der Industrialisierung zog es immer mehr Menschen in die schnell wachsenden Städte, in denen ein naturverbundenes Leben zunehmend unmöglicher wurde. Wenngleich parallel zu dieser Entwicklung aus kleinen Gruppen eine Gegenbewegung entstand, die an den alten Werten und der Naturverbundenheit festhielt, so wurde von nun an die Kluft zwischen der westlichen neuen Welt und der traditionsbewussten Kultur des Abendlandes unaufhaltsam größer.

Die aus der Vergangenheit resultierende Verbindung zwischen Frankreich und den arabischen Ländern ist jedoch trotz aller kulturellen Unterschiede erhalten geblieben. Nur aufgrund dieser Gegebenheit, dass die Araber die alten Universitäten und mit ihnen einen Großteil der hoch entwickelten alchimistischen Destillationskunst zurückließen, ist Frankreich neben England heute das Land, in dem die moderne Aromatherapie am weitesten entwickelt ist. Der französische Arzt Dr. Jean Valnet, der sein ganzes Leben den Studien ätherischer Öle widmete, zählt heute zu den erfahrensten und anerkanntesten Vertretern der Aromatherapie.

Die Bedeutung der Düfte in der heutigen Zeit

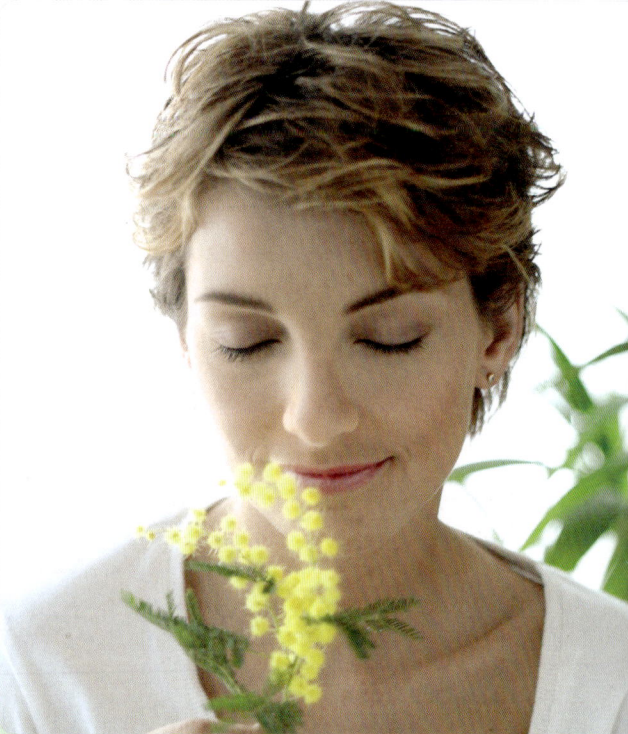

Riechen berührt unsere Gefühle

Der Duft der großen weiten Welt, der die katastrophalen Auswirkungen der industriellen Entwicklung und auch den Status quo in unserem Land symbolisiert, ist eine unzählige, hoch komplizierte Ingredienzien enthaltende Mixtur, die je nach Standort eine unterschiedliche Zusammensetzung aufweist. Während in den Städten die Duftmischung aus Ruß, Schwefel- und Stickoxiden dominiert, kommen auf dem Land mehr die pestizid-, fungizid- und ammoniakhaltigen Geruchsnoten zum Tragen.

Die Wirkungen dieser Düfte, die wir als Preis für unseren Fort-Schritt von der Natur hinnehmen sollen, sind hinlänglich bekannt. Chronische Entzündungen und ernsthafte Erkrankungen der Atemorgane sowie das unüberschaubare Spektrum verschiedener Allergien zählen heute zu den häufigsten so genannten Zivilisationskrankheiten. Hinzu kommen noch all die psychischen und psychosomatischen Erkrankungen, unter den auch zunehmend mehr Kinder leiden.

Entzündungen der Atemwege, insbesondere Erkältungen mit ständig verstopfter Nase, sind heute eher die Regel als die Ausnahme. Beeinflusst durch Meldungen über immer neue Viren und Bakterien, scheint uns völlig zu entgehen, dass wir im Grunde genommen nur die Nase gestrichen voll haben. Alleine der tägliche Gestank, den wir uns mit unseren Blechkisten gegenseitig zumuten, wäre Grund genug für eine verstopfte Nase. Hinzu kommen aber noch all die anderen unangenehmen Gerüche auf der Arbeit, beim Sport oder im Bus. Bei unserer äußerst komplexen Gesellschaftsordnung scheint es unumgänglich zu sein, dass wir uns täglich mit Menschen auseinander zu setzen haben, die wir nicht riechen können. Die Folgen eines derartig widernatürlichen Verhaltens sind zwar noch nicht ausreichend erforscht, doch dürften sie schon jetzt als unbestreitbarer Faktor für die exponentiell ansteigenden psychischen und psychosomatischen Krankheiten gelten.

Die Aromatherapie ist natürlich kein Allheilmittel, das für jede Krankheit und Lebenssituation den passenden Duft hat, mit dem in Kürze all das wieder ins Lot gebracht werden kann, was über Jahre aus dem Gleichgewicht geraten ist. Bei schwerwiegenden Erkrankungen ist sie auch kein Ersatz für eine homöopathische oder medizinische Behandlung; dennoch bieten ätherische Öle eine Vielzahl von Anwendungsmöglichkeiten, die uns im täglichen Leben eine echte Hilfe sein können. Ob in der klassischen Aromalampe oder dem modernen Diffuseur – sie verströmen einen angenehmen Duft, der je nach Art der verwendeten Pflanze entweder beruhigend und entspannend oder stimulierend und aktivierend wirkt. Ätherische Öle können auch für Bäder, Inhalationen, Kompressen und Heilerdeauflagen eingesetzt werden. Da sich reine Pflanzen-Essenzen auch zum Aromatisieren von Lebensmitteln eignen, können sie in entsprechender Verdünnung – bis auf einige Ausnahmen – problemlos eingenommen werden. Zuverlässige, fachkundige Beratung erhalten Sie in immer mehr Apotheken.

Der Hauptanwendungsbereich ist jedoch die Aroma-lampe oder das Diffusionsgerät, über die sich die Duft-moleküle im ganzen Raum verteilen und mit der Luft eingeatmet werden. Dabei gelangen die Duftmoleküle zunächst in die Nasenhöhle, an deren oberem Ende sie auf das Riechfeld treffen, ein etwa sieben Quadrat-zentimeter großer Teil der Nasenschleimhaut, der aus Millionen von Riechzellen besteht, von denen jede einzelne Riechzelle mit sechs bis acht Flimmerhärchen besetzt ist. Auf denen befinden sich Rezeptoren, die so beschaffen sind, dass sie die ankommenden Duftmo-leküle wie unterschiedlich große Mosaiksteine einsor-tieren und aufnehmen können. Durch diesen *Kontakt* entstehen chemische Reaktionen, die als elektrische Signale oder Impulse von den Nervenzellen an die Steuerzentren des Gehirns, das Limbische System mit Hypothalamus und Thalamus, weiter geleitet werden.

Der Riechsinn ist zwar der älteste und leistungsfä-higste aller Sinne, das Phänomen des Riechens konnte aufgrund seiner hoch komplizierten Abläufe und nicht zuletzt wegen seines durch gesellschaftliche Tabus bedingten Desinteresses bis heute nicht vollständig entschlüsselt werden. Wenngleich das Geheimnis der Düfte zurzeit noch nicht hinreichend erklärt werden kann, so zeichnet sich schon jetzt ab, dass wir unsere psychischen, emotionalen und sexuellen Probleme nur lösen können, indem wir uns unserer Nase wieder bewusst werden und die Signale unseres Riechsinns nicht länger ignorieren.

Die Physiologie des Riechens

Jahrhunderte galt der Geruchssinn als geheimnisvolls-ter aller Sinne. Wie das Erkennen und Erinnern von mehr als 10.000 Düften funktioniert, war lange ein Rätsel mit vielen Fragen. In 2004 ging der Nobelpreis für Medizin und Physiologie an Richard Axel (New York) und Linda Buck (Seattle). Mit der Atemluft steigen die ätherischen Öle – wie „unsichtbarer Rauch" - in die Nase. Etwa 2% der Atemluft gelangen beim Riechen an die Riechschleimhaut Mucosa, beim Schnüf-feln etwa 20%.

An den etwa 30 Milli-onen Riechzellen der Mucosa werden die Duftmoleküle von den Ge-ruchsrezeptoren empfangen. Dort docken die Duftmoleküle nach dem Schlüssel-Schloss-Prinzip an die passenden Rezeptor-Proteine an.

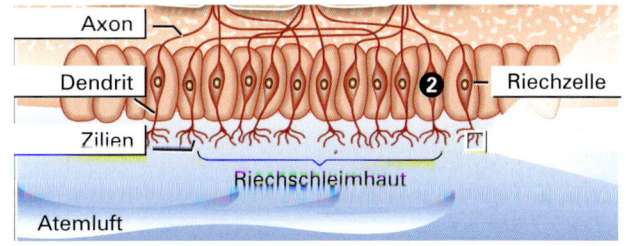

Über Dentriten gelangen die Moleküle, umgewandelt in elektrische Information (cAMP) durch das Siebbein in den Riechkolben und von dort direkt ins limbische System.

Das Duftgedächtnis im Menschen ist sehr präzise und viel besser ausgeprägt als das Bildgedächtnis. Düfte können sehr genau alte Erinnerungen oder Stimmun-gen wecken.

Im Körper werden Reaktionen und Empfindungen auf Geruchsstoffe messbar durch Beeinflussung von Atmungsrhythmik, Herzrhythmus und Gehirnaktivität.

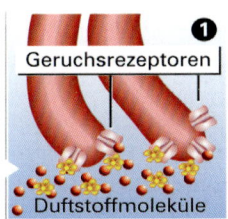

Es gibt etwa 1000 spezifische Ge-ruchsrezeptoren, die jeweils von einem spezifischen Gen kodiert werden. Da jede Riechzelle nur einen Rezeptortyp hat, gibt es ebenso viele Riechzellen!

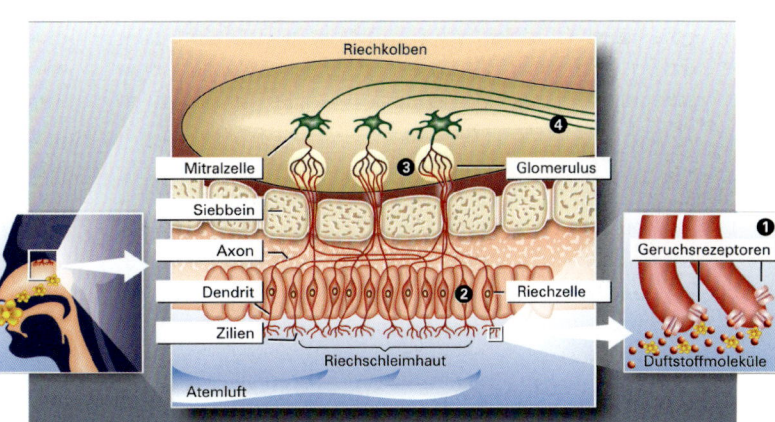

© Bühler Infografik

Möglichkeiten einer Duft-Verwandlung

*S*inn der Aromatherapie ist also nicht, unangenehme Gerüche einfach mit Blütendüften zu übertünchen, sondern unseren Geruchsinn zu sensibilisieren, damit wir sowohl die unangenehmen als auch die angenehmen Gerüche wieder bewusst wahrnehmen; denn unabhängig von unserer Wahrnehmung beeinflussen uns die verschiedenen Duftstoffe stärker als dies bisher angenommen wurde.

Wie bereits in den einleitenden Kapiteln erwähnt, wirken Düfte unmittelbar auf das urzeitliche Säugetier-Gehirn, das Limbische System, und manipulieren darüber eine Vielzahl von psychischen, emotionalen, sexuellen und physischen Steuerungsmechanismen, denen wir uns ebenso wenig bewusst sind wie dem Atem- oder Verdauungsvorgang. Dennoch ist die Wirkung unterschiedlicher Düfte und Gerüche für jeden spürbar nachvollziehbar. Wir brauchen nur an einem ganz normalen Alltag einen Nachmittag lang durch die Straßen einer Großstadt zu gehen und zu beobachten, wie wir uns dabei und danach fühlen. Den nächsten Tag gehen wir kontrasthalber zur gleichen Zeit durch den nächstgelegenen Wald spazieren und beobachten ebenfalls unsere Verfassung.

Natürlich hängt die unterschiedliche Qualität unseres Zustand auch mit dem unterschiedlichen Sauerstoffgehalt der Luft zusammen, dennoch bedrückt uns der Gang durch die Stadt, macht uns schlapp, weil einfach zu viel auf uns eindringt, was wir nicht riechen können – und nicht riechen wollen. Der Waldspaziergang hingegen tankt uns spürbar mit frischer Lebensenergie auf, der Duft des Laubes und des feuchten Waldbodens inspiriert und beflügelt uns und hinterlässt ein Gefühl der Dankbarkeit.

Anhand dieser banalen Beispiele, die jeder schon einmal in dieser Folge erlebt hat, wird deutlich, was wir uns einerseits Tag für Tag zumuten und andererseits entbehren, sobald wir uns nicht von unserer Nase leiten lassen.
Die Erkenntnis, dass unser Riechsinn Wegweiser unserer Sehnsüchte und Stimmungsbarometer unserer

wahren Empfindungen ist, bewirkt eine veränderte Wahrnehmung der Umwelt, von der kaum ein Lebensbereich verschont bleibt. Dies zieht zwangsläufig eine ganzheitliche Betrachtung unserer Lebensweise nach sich, wodurch jahrelang eingefahrene Verhaltensweisen auftauchen, faule Kompromisse sichtbar werden und unsere wahren Schnsüchte zum Vorschein kommen. Hiervon werden natürlich auch unsere zwischenmenschlichen Beziehungen, unsere Partnerschaft und unser eigenes Körperbewusstsein beeinflusst.
Indem wir unseren Geruchsinn weder ignorieren noch betäuben, sondern uns bewusst von ihm leiten lassen, kommt Klarheit in unser Leben. Meist werden natürlich die unangenehmen Gerüche an anderen Menschen eher bewusst als die eigenen. Das hängt mit der so genannten Adaption zusammen, aufgrund welcher eine Anpassung oder Gewöhnung an immer dieselben Gerüche stattfindet, so dass diese schließlich nicht mehr registriert werden. Aus den sieben Öffnungen unseres Körpers strömen die unterschiedlichsten Düfte, die Auskunft über unser Befinden, unsere Lebens- und Ernährungsweise geben. Diese unterschiedlichen Gerüche, die noch durch die Ausdünstungen über die Haut ergänzt werden, umgeben unseren physischen Körper wie ein unsichtbarer Nebel. Jeder Mensch besitzt, ebenso wie jedes Tier und jede Pflanze, einen Strahlungskörper, die so genannte Aura, welche die Gefühle, die Gemütsverfassung und die Gedanken des jeweiligen Organismus in unterschiedlichen Farben und Schwingungen an die Außenwelt abstrahlt. Die Aura, die für das menschliche Auge normalerweise nicht sichtbar ist, kann nur von einigen sehr sensiblen Menschen gesehen oder besser bewusst wahrgenommen werden. Galt ihre Existenz bis vor wenigen Jahren noch als rein spekulative, mystische Wahrnehmung, die von den empirischen Wissenschaften in die Ecke des Okkulten verdrängt wurde, so kann sie mittlerweile durch die Kirlian-Fotografie, eine spezielle Form der Ablichtungstechnik, abgebildet und für jedes Auge sichtbar gemacht werden.
Unsere Aura beinhaltet also nicht nur unsere Gefühle, Absichten und unseren Charakter, die in unterschiedlichen Farben erscheinen, sondern unsere Aura verströmt auch unseren typischen, ureigenen Körpergeruch. In der bildhaften Sprache Don Juans, der Hauptfigur in Carlos Castanedas Erzählungen, wandeln wir als leuchtende Eier durchs Leben.

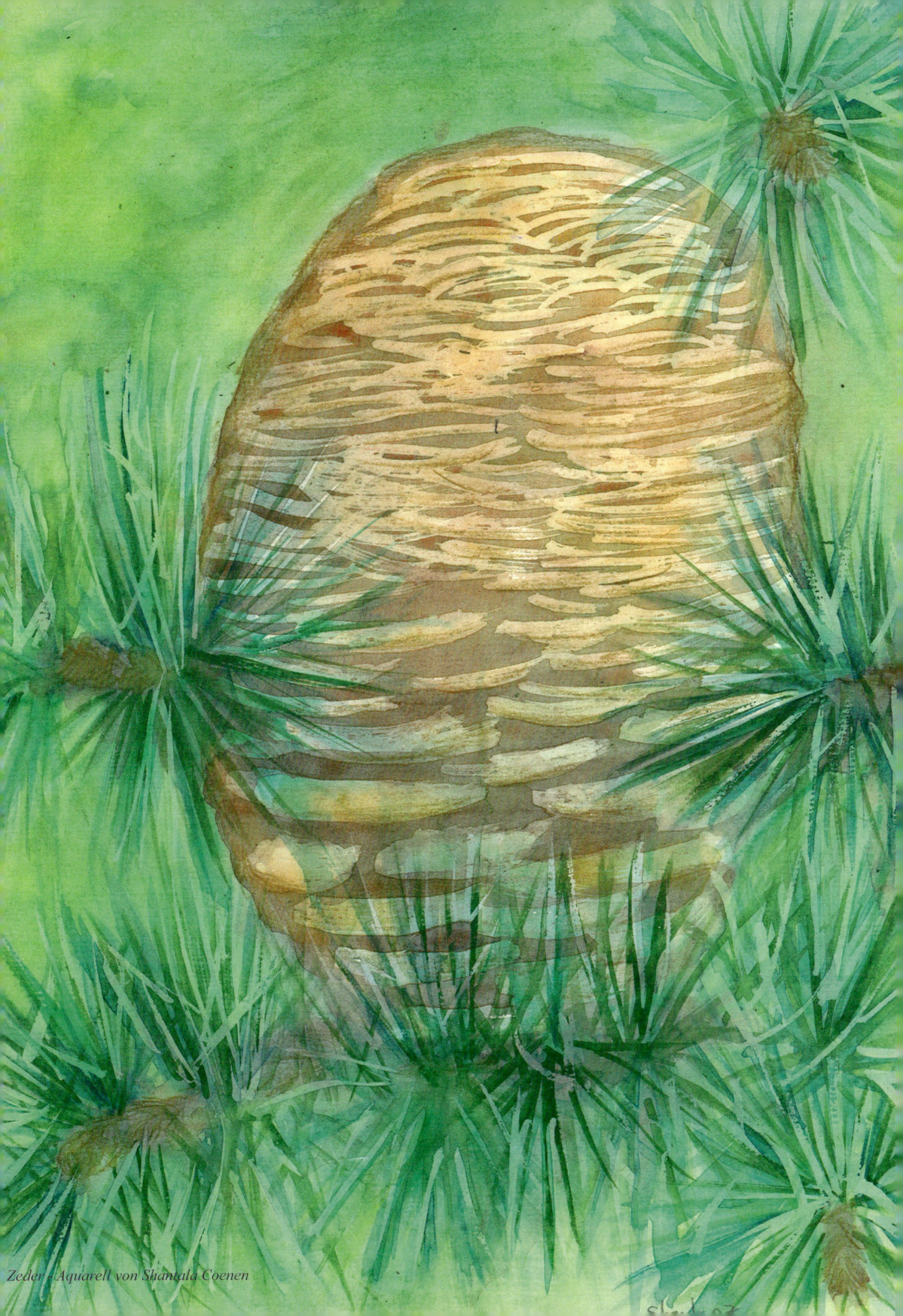

Zeder - Aquarell von Shantala Coenen

Der viel zitierte erste Eindruck, den wir – wenn überhaupt – nur für den Bruchteil einer Sekunde intuitiv wahrnehmen, entsteht durch das ganzheitliche Erfassen des feinstofflichen Strahlungskörpers, der das wahre Wesen eines Menschen ausstrahlt. Dieser Augenblick entscheidet über Sympathie oder Antipathie. Alles, was danach kommt, hat bereits die Zensur unseres rationalen Verstandes passiert, der nicht wahrnimmt, sondern vergleicht und abwägt, was zu Missverständnissen und Enttäuschungen führt. Da die rationale Einschätzung einer Person oder Situation – zumindest in unserer zivilisierten Gesellschaft – die dominierende und normale Art der Wahrnehmung ist, verwundert es kaum, dass unsere Beziehungen immer komplizierter werden und sich ein starker Trend zur völligen Beziehungsunfähigkeit abzeichnet.

Bei kleinen Kindern, deren Wahrnehmung noch nicht verfälscht ist, können wir gut beobachten, wie natürlich sie mit Situationen umgehen. Wenn ihnen jemand zu nahe kommt, den sie aus irgendwelchen Gründen nicht mögen, laufen sie fort und suchen Mamas Rockzipfel oder fangen an zu schreien. Eine ähnliche Reaktion ist bei Tieren zu beobachten, deren natürlicher Instinkt ebenfalls noch intakt ist. Ein Hund, der uns nicht riechen kann, wird uns sofort anbellen oder fluchtartig das Weite suchen.

Als „vernünftige" Erwachsene gehen wir – zu unserem eigenen Unglück – nicht mehr so natürlich miteinander um, sondern lenken in unangenehmen Situationen das Gespräch vorzugsweise auf die Kleidung oder das Wetter. Im Übrigen erreichen die körpereigenen Gerüche – mit Ausnahme der Fußausdünstungen – kaum noch fremde Nasen, da sie meist reichhaltig von Achselsprays, Parfüms, Haar- und Duschgels, Intimsprays, Pre- und Aftershaves sowie von frischen Mundsprays überlagert werden. Angesichts dieser umwerfenden Palette verschiedenartiger Duftkombinationen ist selbst die beste Nase überfordert, herauszufinden, ob ihr Eigner die entsprechende Person nun riechen kann oder nicht.

So banal dies zunächst klingen mag, doch hier liegt die Wurzel unserer chaotischen, orientierungslosen zwischenmenschlichen Beziehungen begraben. Wir können uns gar nicht mehr riechen, weil wir uns mit einer Vielzahl undefinierbarer, synthetischer Duftkombinationen dermaßen einnebeln, dass wir für den anderen *unerriechbar* geworden sind. Während sich unsere Urahnen noch auf ihren natürlichen Riechinstinkt verlassen konnten, sind wir hingegen gezwungen, uns mit jemandem erst einmal einzulassen, um ihn oder sie etwas näher beschnuppern zu können und dann herauszuriechen, ob wir uns nun von dem anziehenden Duft des Parfüms haben täuschen lassen oder nicht.

Unsere Aura strahlt also nicht nur unsere Empfindungen und körpereigenen Gerüche aus, sondern ist

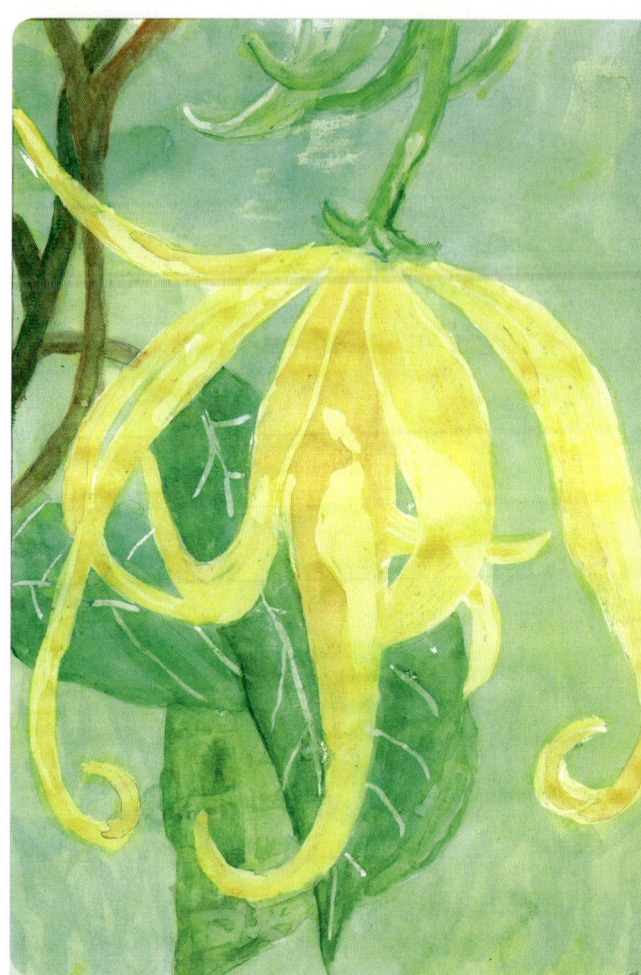

Ylang Ylang - Aquarell von Shantala Coenen

überlagert von einer Vielzahl synthetischer Duftstoffe, mit denen wir uns gegenseitig täuschen. Unser ureigener Körpergeruch bleibt hinter den neusten Duftkreationen der Parfüm- oder Kosmetikindustrie auf ähnliche Weise verborgen, wie unsere Augen hinter einer mehr oder weniger stark getönten Sonnenbrille.

Doch gerade in der heutigen Zeit, in der wir ohnehin schon genügend Konflikte zu bewältigen haben, ist es von besonderer Bedeutung, dass wir uns gegenseitig nicht auch noch *an der Nase herumführen* und uns damit zusätzliche Probleme *an den Hals* holen.

Mit Hilfe der Aromatherapie können wir lernen, mit den Düften der Natur bewusst umzugehen und sie sinnvoll einzusetzen. Durch die damit verbundene Sensibilisierung unseres Geruchsinns kommen wir auch unseren körpereigenen Gerüchen wieder auf die Spur und lernen, diese als Teil unseres Selbst zu akzeptieren – oder diese gezielt, durch eine Änderung unserer Lebens- und Ernährungsweise, zu verändern.

Was Sie schon immer
über Düfte wissen wollten

Anwendung ätherischer Öle im Alltag

Vielleicht gehören Sie zu jenen Menschen, die allem Neuen mit einer gewissen Skepsis begegnen, was im Übrigen nicht schaden kann, so lange es sich dabei um eine natürliche Vorsicht handelt und nicht um die Einhaltung bestimmter Prinzipien oder Gewohnheiten.

Um selbst herausfinden zu können, wozu die duftenden Essenzen gut sind, benötigen Sie zu Anfang nur zwei bis drei verschiedene Öle und eine kleine Duftlampe, was Sie beides in der Apotheke oder im Naturkostladen erhalten. Der Hauptanwendungsbereich ätherischer Öle sind meist die eigenen vier Wände, unser Zuhause, wo wir uns frei bewegen und nach getaner Arbeit entspannen können. Und genau hier beginnt der Einsatz der duftenden Essenzen.

Sie würden sich gerne entspannen, wissen aber nicht, wie Sie es bewerkstelligen sollen, da Sie von der Arbeit innerlich noch völlig überdreht sind.

Sie haben Kummer oder Probleme mit Ihrem Partner oder Ihren Kindern, möchten einfach etwas zur Ruhe kommen und mit klarem Kopf noch einmal alles überdenken.

Vielleicht haben Sie auch den bei uns am wenigsten geachteten Beruf der Hausfrau und möchten, nachdem die Kinder zu Bett gegangen sind, noch kreativ sein, was Ihnen aber meist nicht gelingt, da Sie die erforderliche Energie oft nicht mehr aufbringen können.

Schon an diesen drei Fallbeispielen können Sie erahnen, wie vielseitig Sie die verschiedenen Essenzen anwenden können. Zunächst wählen Sie ein auf Ihren Zustand zutreffendes Öl aus dem therapeutischen Index im Anhang aus. Von diesem Öl geben Sie je nach Raumgröße 5-7 Tropfen in das mit Wasser gefüllt Schälchen Ihrer Aromalampe. Das Wasser wird durch die Wärme eines Teelichtes erhitzt, wodurch das ätherische Öl verdunstet und seinen charakteristischen Duft im ganzen Zimmer verströmt. Dann entspannen Sie sich oder tun, was Sie gerade tun möchten oder müssen. Schon nach kurzer Zeit hat der Duft das ganze Zimmer erfüllt und Sie längst unterstützend beeinflusst – noch bevor Sie die Veränderung wahrnehmen. Weitere wichtige Informationen zu Dosierung und Mischverhältnis ätherischer Öle erfahren Sie im Anhang.

Herkunft und Anbau

Die Qualität eines ätherischen Öls wird von mehreren Faktoren beeinflusst, die für den Verbraucher beim Kauf nicht immer ersichtlich sind. Ein Faktor für die Qualität ist die Herkunft und Anbauweise der aromatischen Pflanzen, aus denen die kostbaren Öle gewonnen werden. Herkunft und Anbauweise werden unterschieden in:

Wildwuchs bzw. Wildsammlung
biologisch-dynamischer Anbau (Demeter)
kontrolliert biologischer Anbau (KbA)
konventioneller Anbau

Reine ätherische Öle aus Wildsammlung haben meist eine sehr hochwertige Qualität, da die Pflanzen an ihrem natürlichen Standort gewachsen sind. Allerdings gibt es einige Unternehmen, die ätherische Öle aus

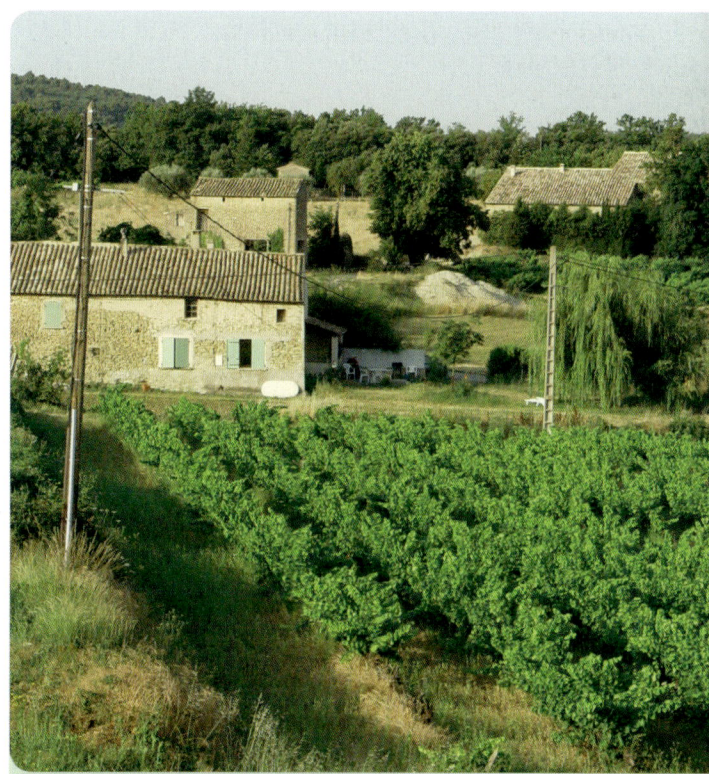

...in der Provence werden viele Pflanzen kultiviert

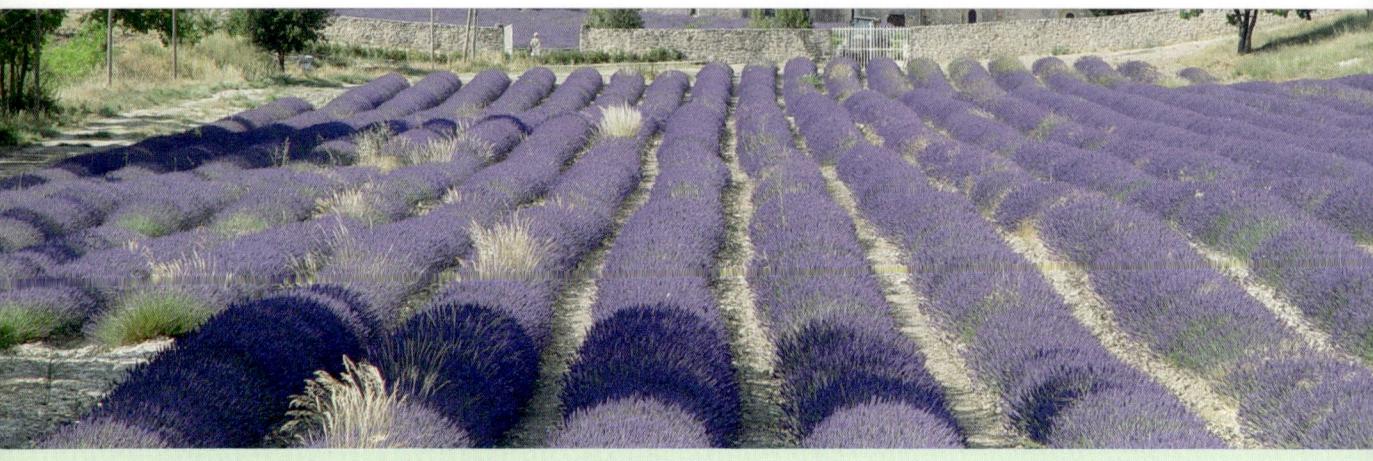

Blühender Lavendel in der Haute Provence

wild gesammelten Pflanzen nur noch begrenzt im Sortiment haben, was am Beispiel des australischen Teebaums deutlich wird. Aufgrund der großen Nachfrage wurden zu starke Einschnitte an den wild wachsenden Bäumen vorgenommen, sodass der gesamte Bestand gefährdet wurde. Die Lösung sind hier verträgliche Kulturen – am besten auf der Basis des kontrolliert biologischen Anbaus.

Öle aus Demeter- und Bio-Anbau sind, aufgrund artgerechter und giftfreier Kultur, in der Regel ebenfalls sehr gut, können aber immer noch keinen allgemein gültigen Qualitätsmaßstab setzen. Das liegt zum Teil daran, dass die Kultur, die Auswahl des richtigen Saatguts und insbesondere die Destillation eine wirkliche Kunst ist, die oft von Generation zu Generation übergeben wird.

Öle von Pflanzen aus konventionellem Anbau, die mit chemischen Dünge- und Spritzmitteln kultiviert werden, können paradoxerweise auch von sehr guter Qualität sein, obwohl diese Art der Kultur für die Umwelt und den Menschen in eine Sackgasse führt.

Zurzeit gibt es für ätherische Öle bedauerlicherweise noch keine zuverlässigen Qualitätskriterien. Wenngleich der biologisch-dynamische Anbau ebenso wie der kontrolliert biologische Anbau ein aktiver Beitrag zum Umweltschutz und eine notwendige Investition für die Zukunft sind, so ist die Qualität der aus diesen Pflanzen gewonnenen Öle nicht unbedingt besser als die Öl-Qualität der aus konventionellem Anbau stammenden Pflanzen. Besser ist bei ätherischen Ölen immer relativ, da die Qualität ganz entscheidend von dem Duft und der Duftintensität abhängig ist.

Obwohl der Ursprung der Pflanzen die Qualität der Essenzen entscheidend beeinflussen kann, so ist die Herkunft bzw. Anbauweise nur eins von sehr vielen Kriterien, das keine allgemein gültigen Aussagen zu-

lässt. Wesentlich entscheidender für die Qualität eines ätherischen Öls ist die Reinheit. Da es sich um äußerst kostbare Öle handelt, ist es für viele Großhändler ein Kavaliersdelikt, die Essenzen zu verdünnen. Dies ist aufgrund mangelnder gesetzlicher Qualitätskriterien sogar noch legitim! Hat ein verdünntes Zitronen-Öl einen nach dem Deutschen Arzneibuch (DAB) zu geringen Citralgehalt, kann dieser durch Zugabe von synthetischem Citral wieder aufgefrischt werden, ohne dass dies überhaupt bemerkt wird.

Da es für die kostbaren Essenzen keine festgesetzten Qualitätskriterien gibt, lassen einige bewusste Anbieter Rückstandskontrollen vornehmen, die Auskunft über verschiedene Pflanzenschutzmittel wie Pestizide, DDT, Lindan usw. geben. Erstaunlicherweise stellte sich dabei heraus, dass auch Bio-Öle sowie einige Öle von wildwachsenden Pflanzen, die nicht chemisch behandelt werden, Rückstände enthielten, was auf die globale Umweltbelastung zurückgeführt wird. Wenngleich einige Öle aus konventionellem Anbau relativ hoch belastet waren, so gab es auch Sorten, bei denen Wildwuchs- und KbA-Öle höhere Rückstandswerte hatten. Da es zurzeit keine gesetzlich vorgeschriebenen Grenzwerte für ätherische Öle gibt, sollte sich der qualitätsbewusste Kunde beim Kauf der kostbaren Essenzen nach Herkunft, Anbauweise und Reinheit erkundigen.

Bei so genannten Billig-Anbietern, die ätherische Öle zu Preisen anbieten, zu denen sie der Großhandel noch nicht einmal einkauft, muss davon ausgegangen werden, dass diese Öle entweder gepanscht sind oder synthetisch hergestellt wurden. Synthetische Öle, die für die Aromatherapie nicht in Frage kommen, sind um ein Vielfaches billiger als natürliche ätherische Öle.

Die ätherischen Öle von auf Aromatherapie spezialisierten Apotheken bieten zurzeit die größte Gewähr an Reinheit und Naturbelassenheit.

Natürlich oder naturrein - wie natürlich ist die Natur?

Diese Frage ist in den letzten Jahren von einigen übereifrigen Aromapflegern zur Gretchenfrage in Sachen Qualität stilisiert worden. Kaum ein Seminar oder Vortrag, auf dem ich nicht nach dem Unterschied dieser beiden wichtigen Adjektive für ätherische Öle gefragt werde.

Wie wir in den vorausgehenden Kapiteln bereits gesehen haben, ist der Unterschied zwischen natürlich und naturidentisch gewaltig. Das liegt primär daran, dass sich die Natur einfach nicht synthetisch reproduzieren lässt. Andererseits kann die Natur aber nicht natürlicher als natürlich sein. Das wird sie auch nicht durch die Bezeichnung naturrein, wenngleich einige wenige Hersteller die selbst kreierte Terminologie noch nicht aufgeben wollen. Naturrein soll quasi das „Bestesteste" darstellen. So wird behauptet, dass ein naturreines Öl sich von einem natürlichen dadurch unterscheide, dass es aus einer Destille stamme und nicht mit anderen Ölen aus anderen Destillen vermischt werden würde.

Diese Aussagen sind jedoch völlig willkürlich und entbehren zudem jeglicher rechtlichen Grundlage. Ob ein ätherisches Öl nun mit 100% rein oder 100% natürlich deklariert ist – es kann ebenso aus einer Destille stammen wie ein naturreines Öl. Umgekehrt kann ein 100% naturreines ätherisches Öl auch aus Ölen mehrerer Destillen zusammengesetzt sein. Bei der Lavendelernte in der Haute Provence wird eine

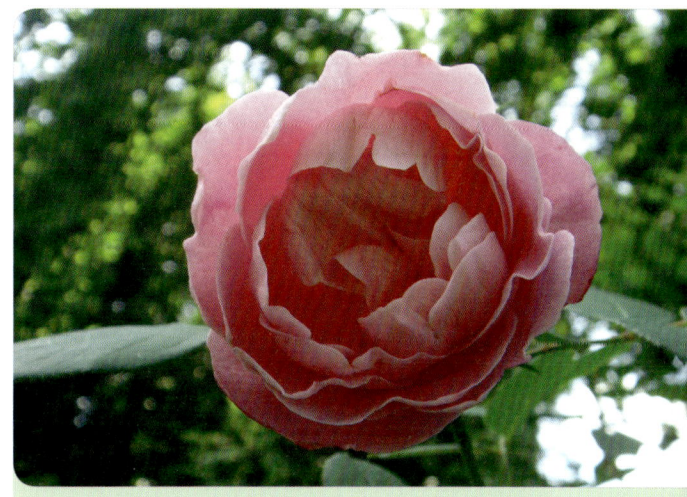

Achtung: Rosen-Öl wird besonders gern gefälscht

Destille von mehreren Bauern der Region beliefert. Die Felder liegen nicht selten 10 bis 20 km um die Destille verteilt, was ganz natürlich ist; denn nicht jeder Bauer hat seine eigene Destille. Sogar Bio Bauern nutzen oft eine gemeinsame Destille. Entscheidend für die Qualität eines hochwertigen Öls ist vielmehr, dass es sich um eine Pflanzenart handelt, in diesem Fall also um Lavendelpflanzen der Art Lavandula officinalis, die nicht mit anderen Lavendelarten oder gar dem viel billigeren Lavandin (Lavandula hybrida) vermischt werden. Ebenso sollten ätherische Öle für die therapeutische Anwendung nicht rektifiziert werden, eine Art zweite Destillation, bei der unerwünschte Inhaltsstoffe abdestilliert und auch andere hinzugefügt werden können. Dies ist bei schlechten Ölen gängige Praxis, um diese entsprechend aufzupeppen.

Einige ätherische Öle werden in Punkto Lagerung oft mit guten Weinen verglichen, die mit der Zeit erst reifen und immer besser werden. Und sehr gute Weine – übrigens auch Bio Weine – sind nicht selten so genannte Cuvées, das bedeutet, dass sie aus verschiedenen Beeren unterschiedlicher Regionen zusammengesetzt sind, was ihnen ihr ganz besonderes Bouquet verleiht, wie dem weltberühmten französischen Bordeaux Wein. Entscheidend ist hier wie bei ätherischen Ölen, dass der Inhalt korrekt deklariert ist und keine anderen minderwertigen Sorten oder Gattungen beigemischt wurden.

Lassen Sie sich also auch in diesem Punkt nicht an der Nase herumführen! Im Übrigen ist bei Lebensmitteln wie Honig die Aussage naturrein schon seit Jahren unzulässig. Aufgrund der globalen Belastung durch unzählige Schadstoffe – so der Richterspruch des Bundesverwaltungsgerichts (BVerwGE Bd. 7, S. 10 ff) – sei dieser Begriff in der heutigen Zeit für Verbraucher schlicht irreführend.

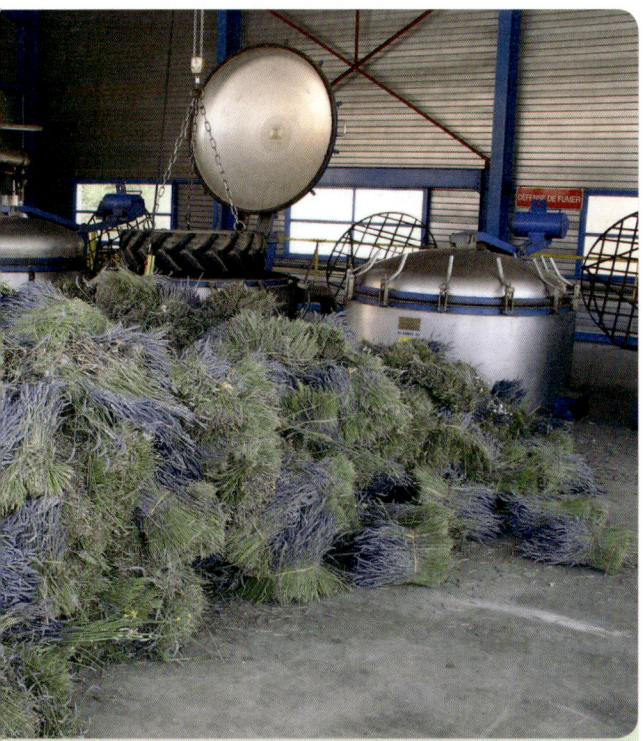

Moderne Destillationsanlage, Lavendelernte

Die Gewinnung der Essenz

Ätherische Öle können auf verschiedene Weise gewonnen werden. Die Gewinnungs-Methoden werden unterschieden in Enfleurage, Wasserdampfdestillation, Kaltpressung und Lösungsmittel-Extraktion. Der weitaus überwiegende Teil der aromatischen Pflanzen, Wurzeln und Hölzer wird durch die klassische Wasserdampfdestillation gewonnen, Zitrusfrüchte meist durch Kaltpressung der Schalen und einige kostbare Blüten durch Lösungsmittel. Die Enfleurage hat dem schnellen Wandel der Zeit nicht standhalten können und wird kaum noch praktiziert. Sie soll hier dennoch kurz erwähnt werden.

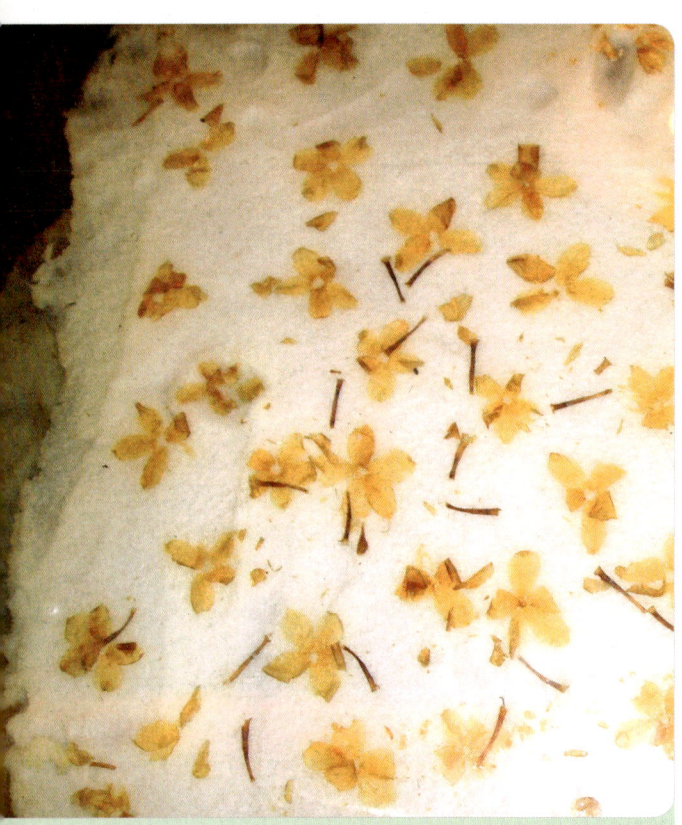

Enfleurage von Jasminblüten

Enfleurage

Enfleurage ist vom Prinzip her die einfachste Art, ätherische Öle zu gewinnen. Sie ist allerdings die aufwändigste und unergiebigste Methode, weshalb sie auch mit zunehmender Industrialisierung wegrationalisiert wurde.

Sie wurde seit dem 19. Jahrhundert zur Gewinnung einiger sehr kostbarer Essenzen angewandt, wie beispielsweise Jasmin und Tuberose, die mittels Wasserdampfdestillation nicht gewonnen werden können. Bei der Enfleurage werden Glasscheiben mit Fett bestrichen, auf welche die Blüten gelegt werden. Das Fett zieht dann das Öl aus den Blüten, was allerdings ein bis zwei Tage dauert. Dieser Vorgang wird über mehrere Wochen wiederholt, bis sich das Fett mit dem Duft voll gesogen hat. Mit anschließender Alkoholextraktion wird die Essenz von dem Fett getrennt. Zurück bleibt eine sehr kostbare, erstklassige Essenz.

Die Wasserdampfdestillation

Die Wasserdampfdestillation ist die gebräuchlichste Methode zur Gewinnung ätherischer Öle. Das erste bekannte Destillationsgerät stammt aus dem Gebiet des heutigen Pakistan und wird auf fünftausend Jahre geschätzt. Bei der Wasserdampfdestillation werden die zerkleinerten, meist angetrockneten Pflanzenteile auf Gitterroste gelegt und mit Wasserdampf beschickt, der die in den Pflanzen enthaltenen Öltropfen herauslöst. Der aufsteigende Wasserdampf wird dann durch ein gekühltes Rohr geleitet, an dessen Enden Wasser und Öl in einem Behälter aufgefangen werden. Da die meisten Öle leichter als Wasser sind, schwimmen sie an der Oberfläche und können gut abgeschöpft werden. Mit Wasserdampfdestillation gewonnene Öle sind in der Regel von sehr guter Qualität, vorausgesetzt, sie werden im Nachhinein nicht gestreckt.

Die Kaltpressung – eigentlich eher: Ritzen

Diese Art der Ölgewinnung wird ausschließlich bei Zitrusfrüchten angewandt, deren Essenz sich bekanntlich in den winzigen Öldrüsen der dicken Fruchtschalen konzentriert. Ein leichter Druck mit dem Fingernagel genügt bereits, um das Öl herausspritzen zu lassen. Während das Öl früher noch mit Handpressen aus den

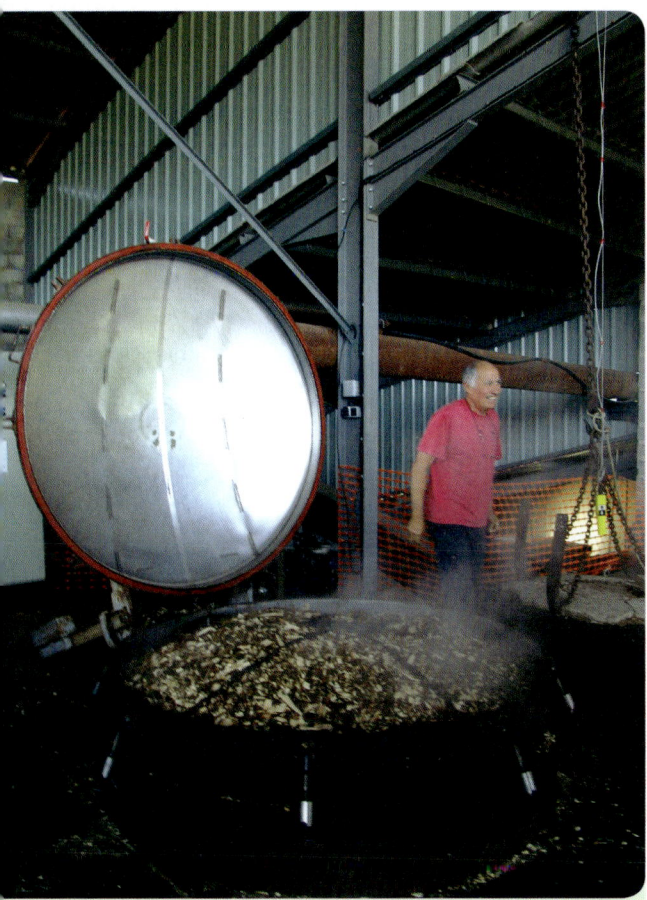

Traditionelle Wasserdampfdestillation in der Haute Provence

mittel ist das hochgiftige Hexan. Um die kostbaren Düfte einzufangen, müssen zunächst die schönsten Blüten in übelriechendes, giftiges Lösungsmittel getaucht werden. Sobald das Lösungsmittel das Öl aus den Blüten gesaugt hat, wird es meist per Vakuum-Destillation wieder von diesem getrennt. Das so entstandene Concrete, eine wachsige Masse (z.B. Rosenbutter), wird mit Alkohol ausgelaugt. Aus der entstandenen Lösung wird der Alkohol durch Destillation wieder entfernt. So entsteht das Absolue, der Extrakt. Da die Entfernung des giftigen Lösungsmittels nicht immer hundertprozentig gelingen kann, enthält manches auf diese Weise gewonnene Absolue Lösungsmittel-Rückstände. Absolues, die nicht lösungsmittelfrei sind, sind in der Aromatherapie nur begrenzt einsetzbar, da sie nicht eingenommen werden sollten! Aufgrund dieser (umstrittenen) Gewinnung setzen Aromatherapeuten Absolues nur sehr gezielt ein, während sie in der Parfumerie häufiger Verwendung finden.

Alkoholextraktion

Einige Essenzen wie beispielsweise Vanille, Kakao, Tolu und Benzoe etc. werden auch mittels Alkoholauszug gewonnen. Da für diese Auszüge keine giftigen Hilfsstoffe eingesetzt werden müssen, sondern mit reinem Alkohol gearbeitet wird, kommen die auf diese Weise gewonnenen Essenzen in der Aromatherapie häufiger zum Einsatz.

zerkleinerten Fruchtschalen gepresst wurde, erfolgt dies heute mit großen maschinellen Pressen. Dabei wird meist Wasser zugesetzt, welches anschließend durch Zentrifugieren wieder von dem Öl getrennt wird. Kaltgepresste Öle sollten möglichst nur aus ungespritzten oder biologisch kultivierten Früchten hergestellt werden, da die giftigen Pflanzenschutzmittel direkt in die Essenz gelangen. Die Kaltpressung ergibt hochwertige Pflanzen-Essenzen, die jedoch nur begrenzt haltbar sind. Als Richtwert bei korrekter Lagerung können Sie etwa ein Jahr annehmen. Durch kühle und dunkle Lagerung kann die Haltbarkeit bis etwa zwei Jahre verlängert werden.

Die Lösungsmittel-Extraktion

Der Einsatz chemischer Lösungsmittel zur Gewinnung von Speiseölen wird schon seit über zehn Jahren aufgrund der höheren Ausbeute den herkömmlichen Methoden immer mehr vorgezogen. Seit einigen Jahren werden nun auch ätherische Öle aus den Pflanzen extrahiert, allerdings nur noch selten mit chlorierten Kohlenwasserstoffen. Eines der bevorzugten Lösungs-

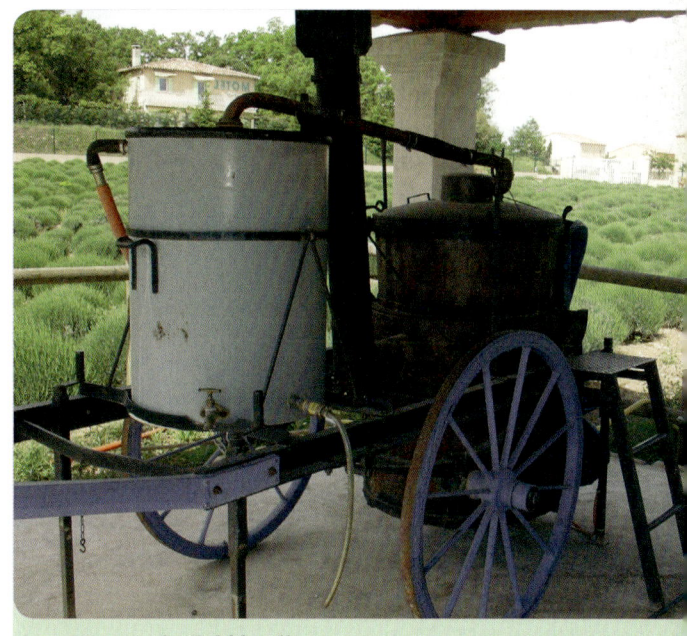

Historische Felddestille

Charakteristika aromatischer Pflanzen

Die aromatischen Pflanzen, aus denen ätherische Öle gewonnen werden, sind zum größten Teil Heilpflanzen, die der Mensch aufgrund ihrer heilkräftigen Wirkungsweise schon seit Jahrhunderten bei verschiedensten Krankheiten einsetzt. Ihre unterschiedlichen Heileigenschaften sind sehr vielfältig und bieten daher ein breites Anwendungsspektrum.

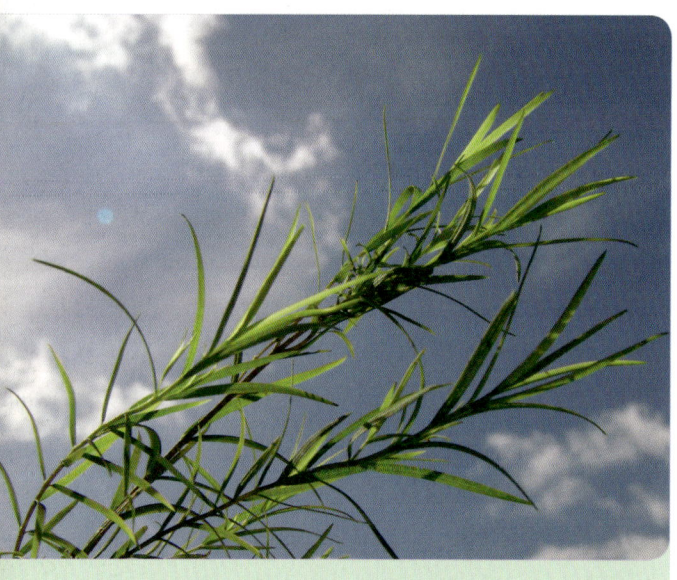

Familie der Myrtengewächse - Teebaum

Wichtige ätherische Öle liefernde Pflanzenfamilien

Um die fast unüberschaubare Vielfalt der Pflanzenwelt zu erfassen und systematisch zu gliedern, bemühten sich Heilkundige und Botaniker seit jeher, die einzelnen Pflanzen nach bestimmten, charakteristischen Kriterien größeren Gruppen zuzuordnen. Neben äußeren Merkmalen wie zum Beispiel dem Aufbau der Blüten und der Anordnung der Blätter werden hierzu auch Inhaltsstoffe und neuerdings auch genetische Informationen herangezogen. Botaniker gliedern auf dieser Grundlage das Pflanzenreich in Abteilungen, Klassen, Ordnungen, Familien und Gattungen. Die größten und wohl auch bekanntesten Pflanzenfamilien sind die Lippenblütler und Doldenblütler. Ihnen gehören die meisten aromatischen Pflanzen an.

Zur *Familie der Lippenblütler* zählen zum Beispiel die beliebten Gewürze Basilikum, Bohnenkraut, Majoran, Oregano, Pfefferminze, Thymian und Salbei. Diese stammen fast alle aus dem Mittelmeerraum bzw. aus Ostasien und werden bei uns seit langem kultiviert. Die für die Aromatherapie bedeutendsten Lippenblütler sind Melisse und Echter Lavendel. Beide besitzen eine stark harmonisierende, beruhigende, schützende und reinigende Wirkung und eignen sich besonders bei den alltäglichen Stresssymptomen wie nervöser Gereiztheit, Ruhelosigkeit und Schlafstörungen.

Zur *Familie der Doldenblütler* zählen außer den bei uns heimischen Arten wie Angelika oder Erzengelwurz und Karotte oder Möhre auch die aus südlichen Gefilden stammenden Arten Anis, Dill, Fenchel, Kreuzkümmel, Kümmel und Koriander. Die ätherischen Öle ihrer Früchte beziehungsweise Samen haben alle eine mehr oder weniger starke verdauungsfördernde, krampflösende und blähungstreibende Wirkung, die bei vielen Magen-Darmbeschwerden besonders hilfreich ist. Außerdem wirken alle sehr erwärmend und haben eine schleimlösende Eigenschaft, weshalb sie in der Aromatherapie auch oft bei Atemwegserkrankungen eingesetzt werden.

Aus der ebenfalls sehr großen *Familie der Korbblütler* werden zur Gewinnung ätherischer Öle in nennenswertem Umfang nur die beiden Kamille-Arten Echte Kamille (in der Aromatherapie als „Blaue" oder „Deutsche Kamille" bekannt) und Römische Kamille sowie Schafgarbe und Estragon genutzt. Während die beiden Kamillearten in der Aromatherapie sehr bedeutsam sind, spielen Schafgarbe und Estragon eine untergeordnete Rolle.

Weitere Pflanzenfamilien, zu denen wichtige ätherisch ölhaltige Pflanzen gehören, sind die *Liliengewächse* (z.B. Hyazinthe, Iris, Knoblauch), die *Myrtengewächse* (z.B. Eukalyptus, Teebaum, Myrte, Nelke), die *Lorbeergewächse* (z.B. Kampher, Lorbeer, Litsea cubeba) und die *Kieferngewächse* (z.B. Fichte, Tanne, Kiefer). Auch die *Rautengewächse* sind in der Aromatherapie von großer Bedeutung. Zu ihnen zählen die aus Südostasien stammenden und heute vor allem im Mittelmeergebiet kultivierten Zitrusfrüchte wie Bergamotte, Grapefruit, Limette, Mandarine, Orange und Zitrone, deren Essenz durch Kaltpressung der Fruchtschalen gewonnen wird. Neroli- und Petitgrain-Öl stammen

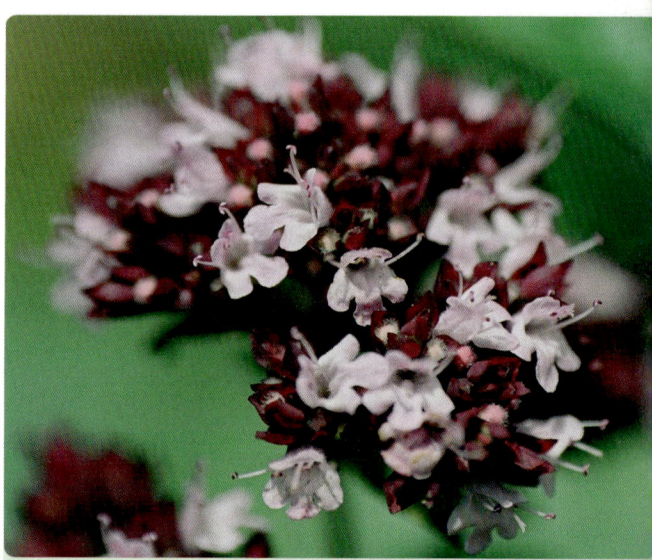

Familie der Lippenblütler - Oregano

auch vom Bitterorangenbaum, werden jedoch per Wasserdampfdestillation aus den Blüten (Neroli) oder den Blättern (Petitgrain) gewonnen.

Um die Eigenschaften eines ätherischen Öls genau nachvollziehen zu können, ist es also essentiell, sich die Botanik der entsprechenden Pflanze anzusehen. Anhand der exakten botanischen Bezeichnung und der Zuordnung zur Pflanzenfamilie können Öle unterschieden werden und Verwechslungen vermieden werden. So gibt es beispielsweise zwei völlig verschiedene Pflanzen, die mit Melisse bezeichnet werden, anhand des botanischen Namens sind sie aber sofort unterscheidbar (Melissa officinalis / Melissa indicum).

Für die Gewinnung verwendete Pflanzenteile

Für den Einsatz ätherischer Öle ist auch die Kenntnis des verwendeten Pflanzenteils sehr wichtig. Bei manchen Pflanzen werden auch mehrere Pflanzenteile zu verschiedenen Ölen verarbeitet, wie bei Zimt (Zimtblätter-Öl und Zimtrinden-Öl) oder Bitterorange, daher kann die Angabe des Pflanzenteils ein wichtiges Auswahlkriterium sein.

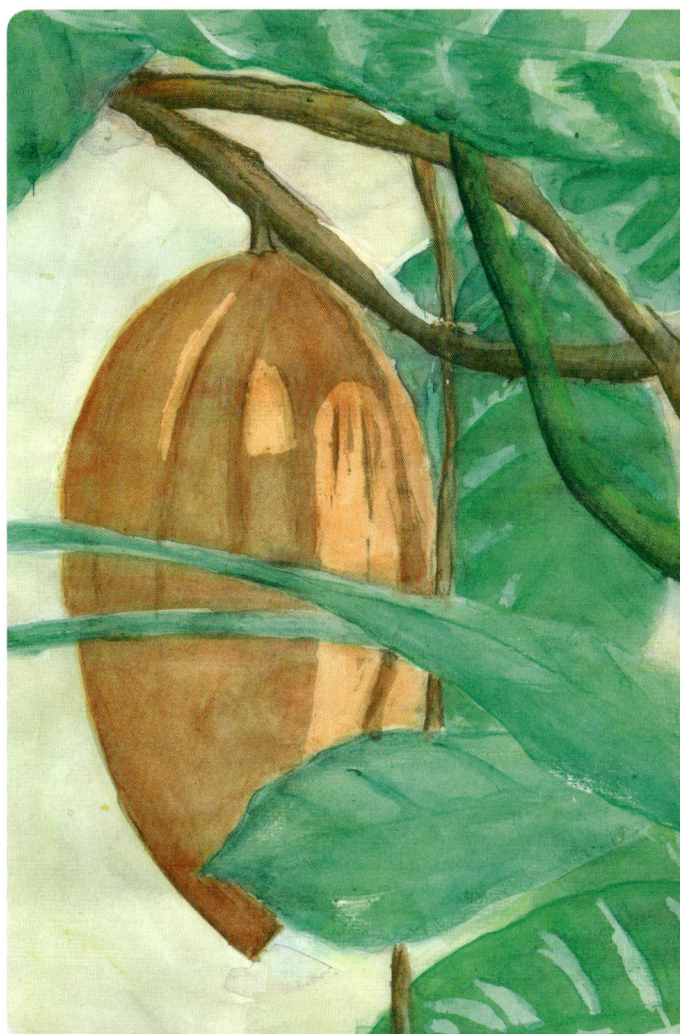

Ätherische Öle werden aus Samen gewonnen - Kakao - Aquarell von Shantala Coenen

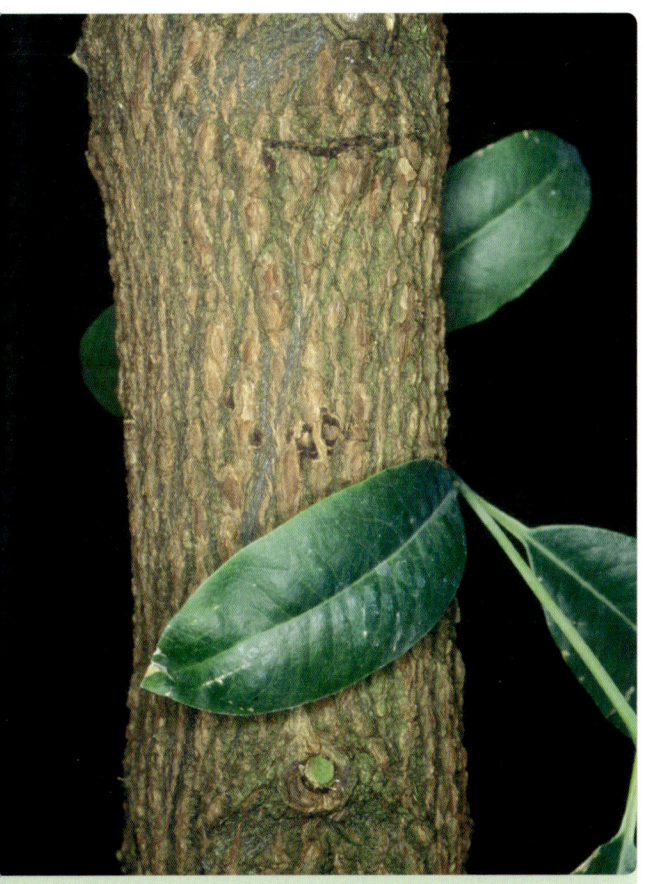

Ätherische Öle werden aus Holz gewonnen - Sandelholz

Ätherische Öle werden aus den unterschiedlichsten Pflanzenteilen gewonnen, zum Beispiel aus
- Blüten wie Rose, Jasmin etc. und dem blühenden Kraut wie Lavendel
- Blättern wie Eukalyptus bzw. dem ganzen Kraut wie Rosmarin etc.
- Wurzeln wie Narde und Vetiver
- Nadeln und Zweige wie Fichte, Kiefer oder Tanne
- Holz wie Rosenholz und Sandelholz
- Rinde wie Zimtrinde
- Harz aus Bäumen wie Weihrauch und Myrrhe
- Früchte wie Anis und Fenchel, Litsea Cubeba- Beeren und beerenartige Wacholderzapfen und Vanilleschoten
- Samen wie Kakaobohnen und Muskatnuss
- Fruchtschalen wie Orange und Zitrone

Was Sie bei ätherischen Ölen beherzigen sollten

Wenn Sie sich vorher noch nie mit ätherischen Ölen auseinander gesetzt haben, wissen Sie jetzt, nach Lesen der einleitenden Kapitel, dass es sich bei diesen zwar um natürliche, aber zugleich hochkonzentrierte Essenzen handelt, die nicht leichtfertig eingesetzt werden sollten!

Damit die duftenden Essenzen durch ihre vielfältige Anwendungsweise Ihr Leben bereichern und Ihnen eine Hilfe sind, sollten Sie, damit Ihnen kein Missgeschick widerfährt, folgende Punkte beherzigen:

1. *Achten Sie beim Einkauf auf die Qualität der Essenzen!*
Kaufen Sie nur 100 % natürliche ätherische Öle, die entweder durch Wasserdampfdestillation oder Kaltpressung gewonnen wurden. Bevorzugen Sie Öle aus Wildsammlung oder kontrolliert biologischem Anbau. Machen Sie vor dem Kauf den Schnuppertest, um zu prüfen, ob das Öl wirklich gut riecht.

2. *Aufbewahrung der Essenzen*
Setzen Sie die Essenzen keinem direkten Sonnenlicht aus. Sie sollten außerdem möglichst kühl gelagert werden.
Bewahren Sie sie an einem für Kinder unzugänglichen Ort auf.

3. *Beachten Sie bei der Anwendung auf der Haut die Dosierungshinweise im Anhang*
Die Anwendung im Bad, als Massage-Öl, Saunaessenz etc. sollte immer richtig dosiert werden. Ätherische Öle müssen zur Anwendung auf der Haut – bis auf wenige Ausnahmen – immer gut verdünnt werden!

4. *Beachten Sie die Warnhinweise!*
Bei der Beschreibung der einzelnen Öle werden mögliche Warnhinweise angegeben. Vor allem für Babys, Kinder, Schwangere und schwer kranke Menschen sollte die Ölauswahl immer sehr sorgfältig erfolgen, im Zweifelsfall immer in Rücksprache mit Ihrem naturheilkundlichen Arzt oder Apotheker.

5. *Bringen Sie die Essenzen nicht mit den Augen und Schleimhäuten in Berührung!*
Die Essenzen können in Verdünnung zwar auch eingenommen werden, sollten aber nicht in die Augen gelangen und unverdünnt mit den Schleimhäuten in Berührung gebracht werden.

6. *Verwenden Sie die Essenzen sparsam!*
In der Aromalampe genügen oft 3-5 Tropfen. Verwenden Sie nicht nur eine Essenz über mehrere Monate.

7. *Testen Sie die einzelnen Düfte!*
Verwenden Sie zu Anfang nur die einzelnen Duftnoten und beobachten Sie Ihr Wohlbefinden. Kombinieren Sie in der Duftlampe nur verträgliche Essenzen miteinander und vermeiden Sie Duftmischungen aus all zu vielen Essenzen.

8. *Betrachten Sie die duftenden Essenzen als Geschenk der Natur!*
Ätherische Öle zählen zu den kostbarsten Geschenken der Natur und sollten auch als solche angewendet werden.

Spitzen-Qualität ist schon am Etikett zu erkennen:
- Stammpflanze
- Botanischer Name
- Verwendeter Pflanzenteil
- Herkunftsland
- Gewinnungsart
- Anbauweise oder Wildsammlung
- Warnhinweise
- Kindersicherheitsverschluss
- Chargen-Nr. und BAG-Nr.
Bei kosmetischen Ölen Angabe von
- Anwendungshinweis
- Dosierung
- Ingredients (INCI)
- Mindesthaltbarkeitsdatum (MHD) oder Tiegelregelung
- frei von tierischen Bestandteilen
- keine undeklarierten Beimischungen
- ohne synthetische Zusätze

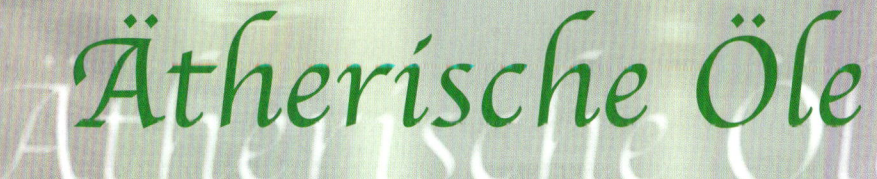

Ätherische Öle

von A - Z

Die ganze Schöpfung
ist ein Wunder der Natur...

Die Natur ist ein Meister
in Einzigartigkeit, Vielfalt
und Schönheit.
Zwischen Himmel und Erde
gibt es die wundersamsten
Wurzeln, Blüten und Früchte.
Von den über 800 verschiedenen
aromatischen Duftpflanzen
können nur aus den wenigsten
die kostbarsten Essenzen
gewonnen werden.

Entdecke selbst
die Welt reiner Düfte...

Angelika

Angelica archangelica

Familie
Apiaceae - Doldenblütler

Standort
Nord- und Mitteleuropa

Essenz
Wasserdampfdestillation aus den frischen oder getrockneten Wurzeln

Hauptwirkstoffe
α-Pinen, Angelicin

Ölgehalt
etwa 1 %

Charakteristika
abwehrstärkend, verdauungsanregend, magenstärkend

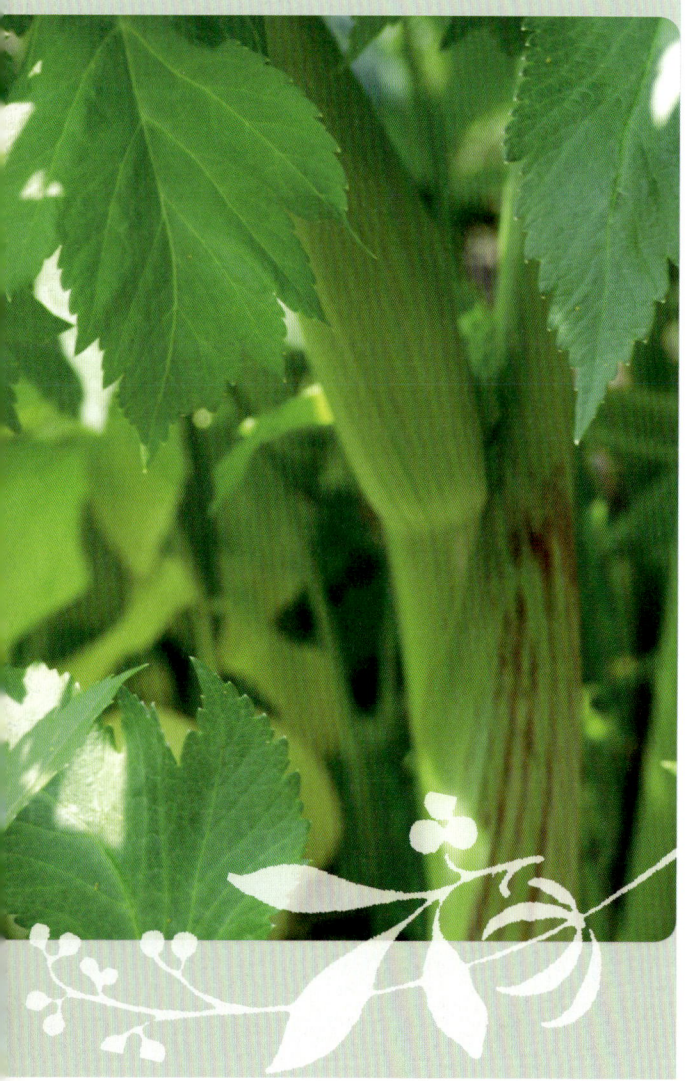

*I*n der Natur ist sie nur in wasserreichen Gebirgsschluchten, an Flussufern und feuchten Wiesen zu finden: die mächtige, alle Gräser und Kräuter überragende Angelika. Nicht umsonst nennt sie der Volksmund Engelwurz, Erzengelwurz oder auch Geistwurz, denn ihre wirkungskräftigen Bestandteile konzentrieren sich hauptsächlich im Wurzelstock, der im Spätherbst ausgegraben, gespalten und zu Zöpfen geflochten an der Luft getrocknet wird.

Pflanzenaufbau
Angelika zählt zu den Doldengewächsen und hat eine gewisse Ähnlichkeit mit Anis und Kümmel, ist jedoch von ihrer Statur viel mächtiger. Der Stängel der mehrjährigen Staude ist eine flaumig behaarte, bläuliche, hohle Röhre, die bis zu 2 m hoch wird. Die grünlichweißen Blütendolden verströmen einen honigartigen Duft.

Wirkungsweise
Angelika hat auf den gesamten Organismus eine durchwärmende, abwehrstärkende Wirkung, die auch Erkrankungen des Magen-Darmtraktes positiv beeinflusst und zudem die Nierentätigkeit anregt. Bei Lungen- und Halsleiden kann sie als auswurfförderndes Mittel Linderung herbeiführen. Im Mittelalter zu Zeiten der Pest verwendeten die damaligen Ärzte zu ihrem Schutz vor der Krankheit „Atemmasken", die mit stärkenden und desinfizierenden Essenzen wie Angelika, Wacholder und anderen getränkt waren.
Aufgrund ihrer Größe und Dominanz, die eine gewisse Selbstherrlichkeit ausstrahlt, ist Angelika ideal für Menschen, die unter mangelndem Selbstbewusstsein leiden, oft entscheidungsunfähig sind und zu Depressionen neigen.
Angelika lässt sich gut mischen mit Zitrus-Ölen wie Litsea cubeba und Zitrone, passt aber auch gut zu Kiefer und Wacholder.

Eigenschaften

aufbauend	bei nervösen Verspannungen
stärkend	bei Unentschlossenheit
motivierend	bei Depressionen
auswurffördernd	bei allen Katarrhen,
entzündungshemmend	bei Hals-und Lungenleiden
und schleimlösend	

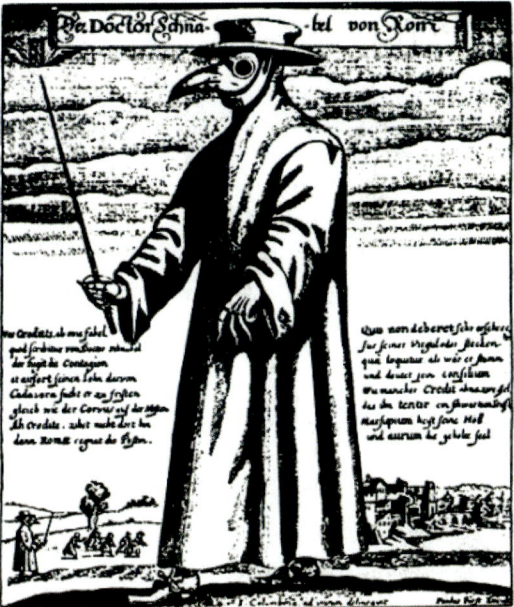
Pestarzt aus dem Mittelalter

Weitere Anwendung

äußerlich: In Form von Salbe oder als Badezusatz bei rheumatischen Beschwerden. Ein Kräuterbad empfiehlt sich besonders bei nervösen Erschöpfungszuständen, allgemeiner Niedergeschlagenheit sowie nach extremen körperlichen und geistigen Belastungen. Die Anwendung als Schnupfencreme oder auch als stärkende Einreibung auf den Fußsohlen (1 Tropfen in 1 TL Basisöl) ist ein altbewährtes Mittel für die Erkältungszeit.

innerlich: Als Tee, 1-2 Tropfen Öl in 1 Teelöffel Honig verrührt mit 1 Tasse heißem Wasser (2-3 x täglich) bei Blähungen und Appetitlosigkeit. Der Tee, der auch aus der getrockneten, zerkleinerten Wurzel zubereitet werden kann, unterstützt den Heilungsprozess von Katarrhen und bewirkt Linderung bei Magen-Darmentzündungen.
Der Aufguss der getrockneten Angelikafrüchte – 1 Teelöffel pro Tasse – wird dagegen in der Volksheilkunde seit jeher als schweiß- und urintreibendes Heilmittel geschätzt. Zahlreichen Likören und Bitterschnäpsen verleiht Angelikawurzel ihren typischen süßlich-aromatischen Geschmack.

Hinweis: Bei der Anwendung auf der Haut kann es in Kombination mit Sonneneinstrahlung zu sogenannten phototoxischen Reaktionen, das heißt zu einer erhöhten Lichtempfindlichkeit der Haut kommen (Rötungen, etc.).

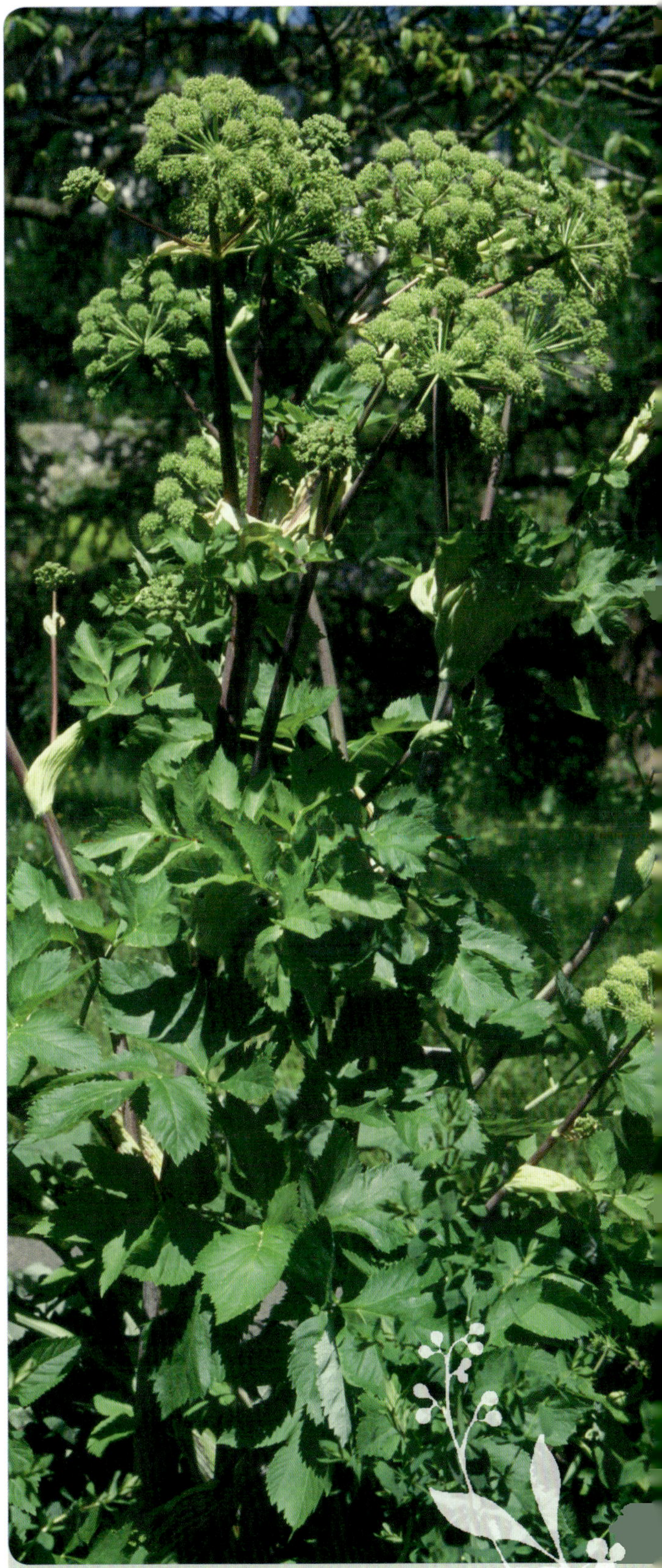

Angelica archangelica

Anis

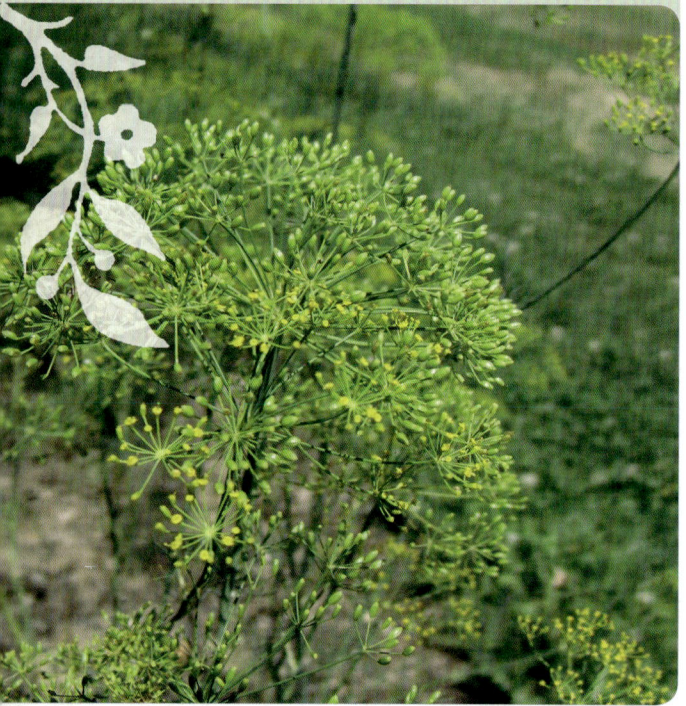

Pimpinella anisum

Familie
Apiaceae – Doldenblütler
Standort
Mittelmeergebiet
Essenz
Wasserdampfdestillation aus den getrockneten Früchten
Hauptwirkstoff
Anethol
Ölgehalt
2-6 %
Charakteristika
krampf- und schleimlösend, auswurffördernd

*A*nis gedeiht am besten in den sonnig warmen Mittelmeerländern, wo er hauptsächlich kultiviert wird. Seine Blütezeit ist von Juli bis August, seine Erntezeit reicht bis in den September. In seinen Heilwirkungen ähnelt er dem Fenchel.

Pflanzenaufbau
Einjähriges Kraut; die fein behaarte Pflanze entwickelt einen etwa ½ m hohen, hohlen Stängel. Die in Dolden angeordneten weißen Blütchen bilden die heilkräftigen, 3 – 5 mm langen, eiförmigen Früchte aus.

Wirkungsweise
Anisfrüchte werden hauptsächlich aufgrund ihrer verdauungsfördernden, blähungstreibenden und krampflösenden Wirkung angewendet. Die blähungstreibende Eigenschaft von Anis ist noch stärker als die von Fenchel. Einen besonders positiven Einfluss hat Anis auf Frauen. Er wirkt menstruationsfördernd und milchbildend, wobei sich die beruhigende Wirkung des Anis zum Teil sogar über die Muttermilch auf den Säugling überträgt.

Das ätherische Öl Anisi aetheroleum hat einen eigenartig süßlich-frischen und zugleich beruhigenden Duft, der alles durchdringt. Anis-Öl sollte äußerst sparsam und bewusst verwendet werden, da eine zu hohe Dosierung eine betäubende, rauschähnliche Wirkung zur Folge haben kann.

Eigenschaften

erwärmend, ausgleichend	bei Überreiztheit
beruhigend	bei innerlicher Unruhe
krampflösend	bei Verspannungen
verdauungsanregend, magenstärkend	bei Beschwerden der Verdauungsorgane
schleimlösend, auswurffördernd	bei Erkältung, Husten und Heiserkeit

Weitere Anwendung
äußerlich: Als Badezusatz für entspannende, beruhigende Kräuterbäder (3-5 Tropfen gelöst auf eine Wannenfüllung); als Massage-Öl (2-3 Tropfen Anis-Öl auf 1 Esslöffel fettes Öl wie z.B. Jojoba- oder Mandel-Öl); bei Verspannungen, Blähungen und Magenkrämpfen.

innerlich: Als Kräutertee, 1-2 Tropfen Anis-Öl auf 1 Teelöffel Honig in 1 Tasse heißem Wasser gelöst (nicht öfter als 1-2 x täglich!) oder als Aufguss der getrockneten, zerstoßenen Samen (1 Teelöffel auf 1 Tasse) bei ungenügender Muttermilchbildung und Menstruationsschmerzen. Der Tee bewirkt auch Linderung bei Erkrankung der Atemwege, insbesondere bei kratzendem Husten, Bronchialkrämpfen, Hals- und Brustverschleimung. Eine Mischung zu gleichen Anteilen Anis-, Salbei- und Pfefferminz-Öl wirkt als lauwarmes Gurgelwasser hervorragend bei Halsentzündungen: Auf 1 Tasse lauwarmes Wasser je 1 Tropfen Öl. Anis-Öl wird in großen Mengen in der Parfümindustrie einge-setzt und auch zu Likören und Kräuterschnäpsen ver-arbeitet (z.B. griechischer Ouzo, französischer Pastis). Äußerst sparsam dosiert eignet sich das Öl auch für Gewürzbrote und -kuchen in der Vollkorn-Bäckerei.

Hinweis: Nicht für Babys, Kleinkinder und Schwangere geeignet.

Sternanis

Illicum verum

Familie
Illiciaceae – Sternanisgewächse
Standort
China, Vietnam
Essenz
Wasserdampfdestillation aus den Früchten
Hauptwirkstoffe
Anethol, Estragol
Ölgehalt
5-9%

In der Verwendung sehr ähnlich wie Anis aus Pim-pinella anisum, obwohl die Inhaltsstoffe nicht ganz übereinstimmen. Vom Geruch unterscheiden sich die beiden Öle.
In der chinesischen Medizin hat das Steranisöl eine lange Tradition in der Verwendung gegen Bronchitis und Hustenreiz, aber auch als krampflösende, blä-hungstreibende Einreibung für den Bauch und gegen Rheumatismus. Zum Aromatisieren von alkoholischen Getränken wird meist das preiswertere Sternanisöl ver-wendet.

Pflanzenaufbau
Immergrüner, bis zu 10 m hoher Baum mit birkenähn-licher Rinde, ca. 12 cm langen lanzettförmigen Blättern und gelblichen Blüten, die sich zu den charakteristi-schen achtzackigen Früchten entwickeln. Jede Zacke enthält einen braunen, glänzenden ovalen Samen.

Hinweis: Nicht für Babys, Kleinkinder und Schwangere geeignet.

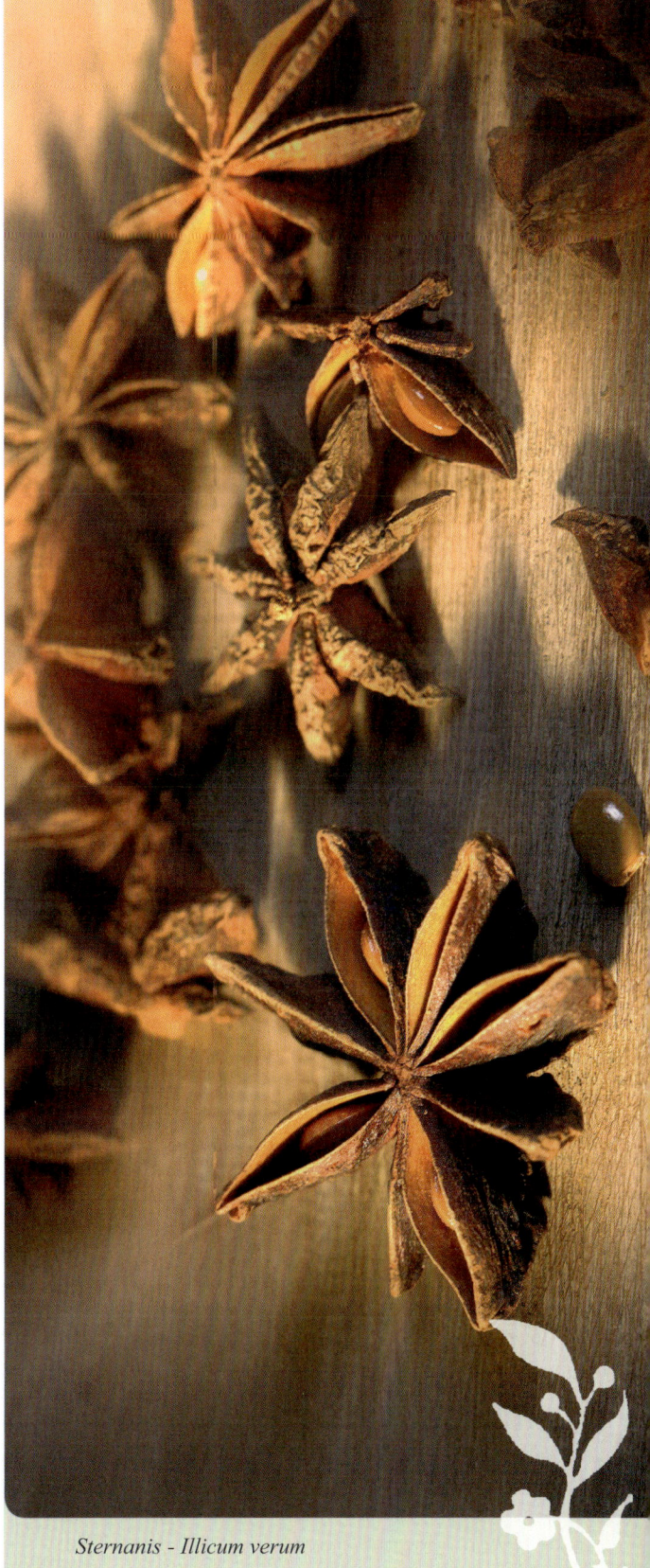
Sternanis - Illicum verum

Basilikum

Ocimum basilicum

Familie
Lamiaceae – Lippenblütler

Standort
Mittel- und Südeuropa

Essenz
Wasserdampfdestillation aus dem Kraut

Hauptwirkstoffe
Estragol, Linalool

Ölgehalt
etwa 0,7 %

Charakteristika
magenstärkend, darmreinigend

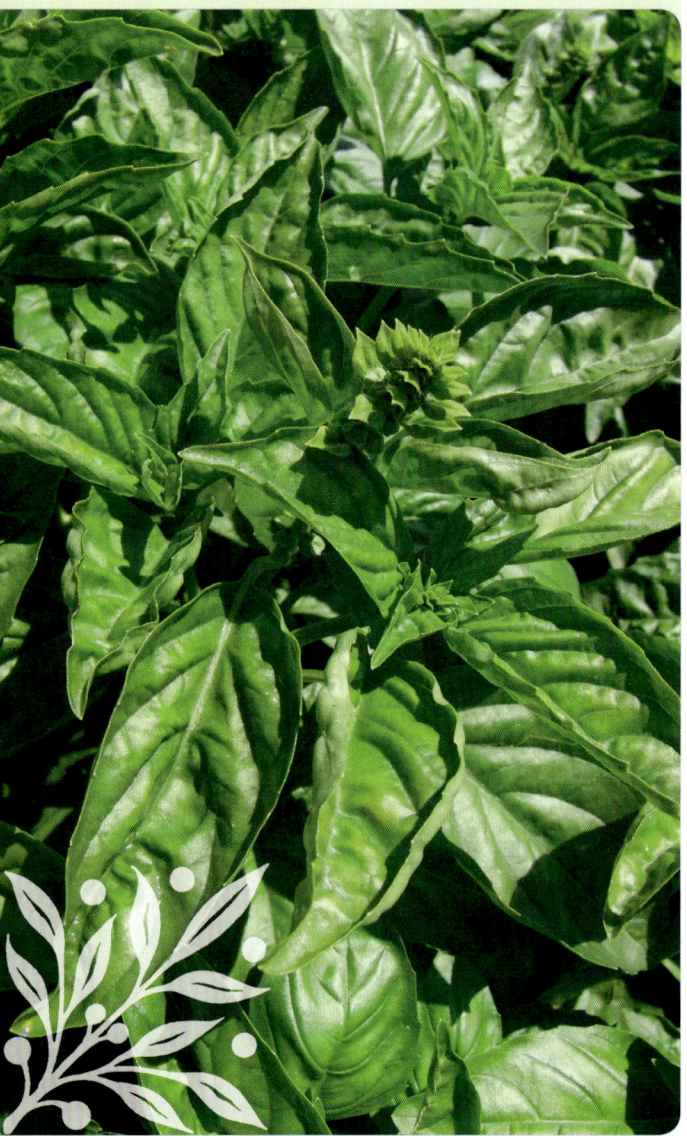

*B*asilicon bedeutet im Griechischen die „königliche Medizin". Seinen Ursprung hat das Basilikum jedoch in Indien, wo es zu den gottgeweihten Pflanzen zählt und in der Ayurveda-Medizin, der indischen Naturheillehre, am häufigsten Verwendung findet. Reste von Pflanzenteilen, die bereits 3.500 v. Chr. in den Grabkammern ägyptischer Pyramiden gefunden wurden, lassen darauf schließen, dass bereits die alten Hochkulturen die außergewöhnlichen Heilkräfte dieser Pflanze kannten.

Pflanzenaufbau
Basilikum ist ein buschig verzweigtes, einjähriges Kraut, das etwa 50 cm hoch wird und rosa-weiße bis purpurfarbene Blüten hat.

Wirkungsweise
Basilikum hat einen starken Einfluss auf die Verdauungsorgane und den Magen-Darmtrakt. Es ist nicht nur ein appetitanregendes Mittel, sondern ein wirkungsvolles Therapeutikum bei der Behandlung von Magenkatarrh, Darmentzündungen und Vergiftungserscheinungen. Darüber hinaus wird es mit Erfolg bei der Behandlung von Lungenerkrankungen und Keuchhusten eingesetzt.
Der würzig frische, etwas scharfe Duft des Basilikums wirkt motivierend auf Geist und Seele. Er vertreibt negative Gedanken, nimmt Schwermut, befreit das Herz von allen Sorgen und schafft eine Atmosphäre der Erleichterung, Heiterkeit und Freude.
Basilikum harmoniert besonders gut mit Bergamotte, Geranie, Melisse, Rosenholz, Wacholder und Zypresse.

Eigenschaften

aufbauend	bei Traurigkeit, Depressionen
erfrischend	bei Melancholie
motivierend	bei Sentimentalität
magenstärkend	bei Magenkrämpfen, katarrhen
entzündungshemmend	bei Erkrankungen der Atemwege
krampflösend	bei Erkältung, Bronchitis

Weitere Anwendung

äußerlich: Als Salbe bei Entzündungen der Stirn- und Nebenhöhlen, ebenso als Wundsalbe bei Quetschungen oder als Teeumschlag (etwa 3-5 Tropfen Öl auf 1 Glas Wasser) bei schlecht heilenden Wunden und Eiterungen.

In der indischen Ayurveda-Heilkunde wird der frische Saft des Basilikums auch mit Erfolg bei Skorpionstichen und Schlangenbissen mit folgender Bewusstlosigkeit eingesetzt. Als Dosierung werden 1-2 Teelöffel des frischen Saftes in 2-3-stündlichen Abständen empfohlen.

innerlich: Zur Inhalation bei Erkältung, Husten, auch Keuchhusten, Bronchitis, Asthma; als Kräutertee 1-2 Tropfen Öl auf 1 Teelöffel Honig in 1 Tasse warmem Wasser gelöst, oder als Aufguss 1 Teelöffel getrocknetes Kraut auf 1 Tasse heißes Wasser.

Basilikum eignet sich auch hervorragend zum Gurgeln bei Halsschmerzen und Erkältungen: hierfür werden 2-3 Tropfen Öl verrührt in 1 Tasse warmem Wasser genommen.

Basilikum - Ocimum basilicum

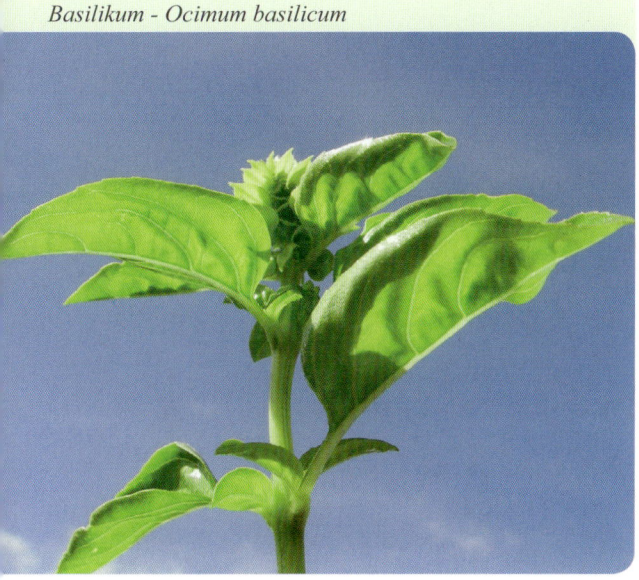

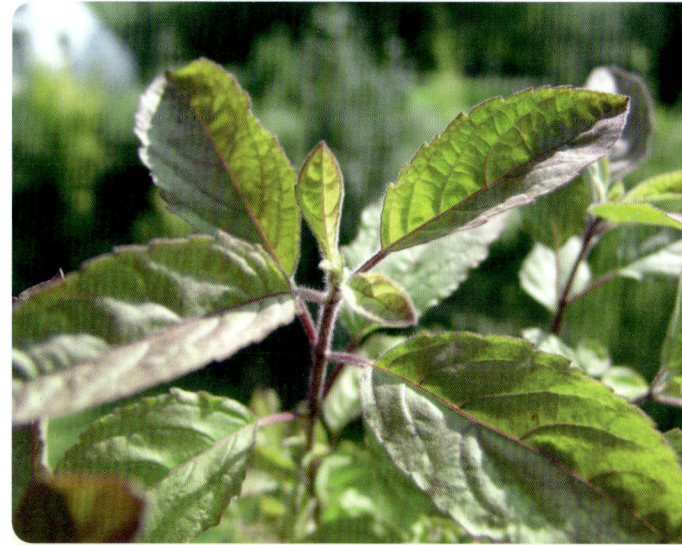

Tulsi - Ocimum sanctum

Tulsi

Ocimum sanctum
(Indisches oder Königs-Basilikum)

Familie
Lamiaceae – Lippenblütler
Standort
tropisches und subtropisches Asien, Nordaustralien
Essenz
Wasserdampfdestillation aus dem Kraut
Hauptwirkstoffe
Estragol, Linalool
Ölgehalt
0,4-0,8%
Charakteristika
magenstärkend, darmreinigend

Pflanzenaufbau

Indisches Basilikum wächst als bis zu 100 cm hohe Staude mit vielen fein behaarten Zweigen und einem an der Basis verholzenden Stamm. Die länglichen, leicht gezähnten und fein behaarten, bis zu 3 cm langen Blätter sitzen auf 1 bis 2,5 cm langen Stielen.

In Indien als „heiliges Basilikum" bekannt und häufig verwendet, auch für rituelle Zwecke. Es hat eine große Bedeutung im Ayurveda, der traditionellen indischen Heilkunst und wird in Süd- und Südostasien in der Küche und zum Vertreiben von Insekten verwendet. Wegen des meist höheren Estragolgehaltes als beim europäischen Basilikum wird es bei uns nicht so oft gebraucht.

Bay

Pflanzenaufbau
Bay oder Westindischer Lorbeer ist ein robuster, immergrüner Strauch oder Baum und kann bis über 20 m hoch werden. Die Früchte ähneln denen von Piment, sind jedoch länglicher und für den Gebrauch als Gewürz weniger geeignet.

Wirkungsweise
Das Öl, das aus den Blättern gewonnen wird, ist sehr stark desinfizierend - antibakteriell, antiviral und antimykotisch.

Es wird verwendet bei Erkältungen, aber auch für schmerzlindernde, durchblutungsfördernde Einreibungen für Muskeln und Gelenke. Bay-Öl wurde um 1900 zur Pflege der Kopfhaut verwendet und galt als Haarwuchsmittel. Auch der Einsatz in Haarwässern für fettiges Haar wird beschrieben.

Bay-Öl sollte für die Anwendung immer gut verdünnt und nur nach genauen Dosierungsvorgaben angewendet werden.

Hinweis: Nicht für Babys, Kinder und empfindliche Personen und nicht für die innerliche Einnahme geeignet.

Pimenta racemosa

Familie
Myrtaceae – Myrtengewächse
Standort
Karibik
Essenz
Wasserdampfdestillation aus den Blättern
Hauptwirkstoffe
Myrcen, Linalool, Eugenol
Ölgehalt
etwa 2%
Charakteristika
stark krautige Essenz

Benzoe

Styrax tonkinensis

Familie
Styraceae – Styraxgewächse
Standort
Südostasien
Essenz
Alkoholextraktion des Harzes
Hauptwirkstoffe
Benzoesäure, Coniferylbenzoat
Ölgehalt
etwa 5 %
Charakteristika
harmonisierend, antiseptisch, herz- und nervenstärkend

*B*enzoe ist das Harz des in Südostasien beheimateten Benzoebaumes. Um das wohlriechende Harz zu erhalten, müssen die vorwiegend in Thailand, Vietnam und Sumatra kultivierten Bäume jedoch tief eingekerbt werden. Relativ langsam beginnen die Bäume dann das nach Vanille duftende Harz durch die Einschnitte in der Rinde abzusondern. Ein Verzicht auf dieses Öl ist daher verständlich. Wer es dennoch verwenden möchte, sollte es bewusst und sparsam einsetzen.

Pflanzenaufbau
Bis zu 20 m hoch werdender Baum mit muskatnussähnlichen Früchten.

Wirkungsweise
Benzoe wird in seinen Ursprungsländern traditionell als Zusatz für Räuchermischungen verwendet, um böse Geister zu vertreiben. Benzoetinktur und ein Benzoe enthaltender Wundbalsam wirken antiseptisch und werden mit Erfolg bei Geschwüren, eiternden Wunden und Entzündungen eingesetzt. Auf Atemwege und Schleimhäute hat Benzoe-Öl eine äußerst positive Wirkung. Aufgrund seiner schleimlösenden Eigenschaft bewirkt es bei Heiserkeit, Husten und Erkältung einen beschleunigten Auswurf und unterstützt somit einen schnellen Heilungsprozess.

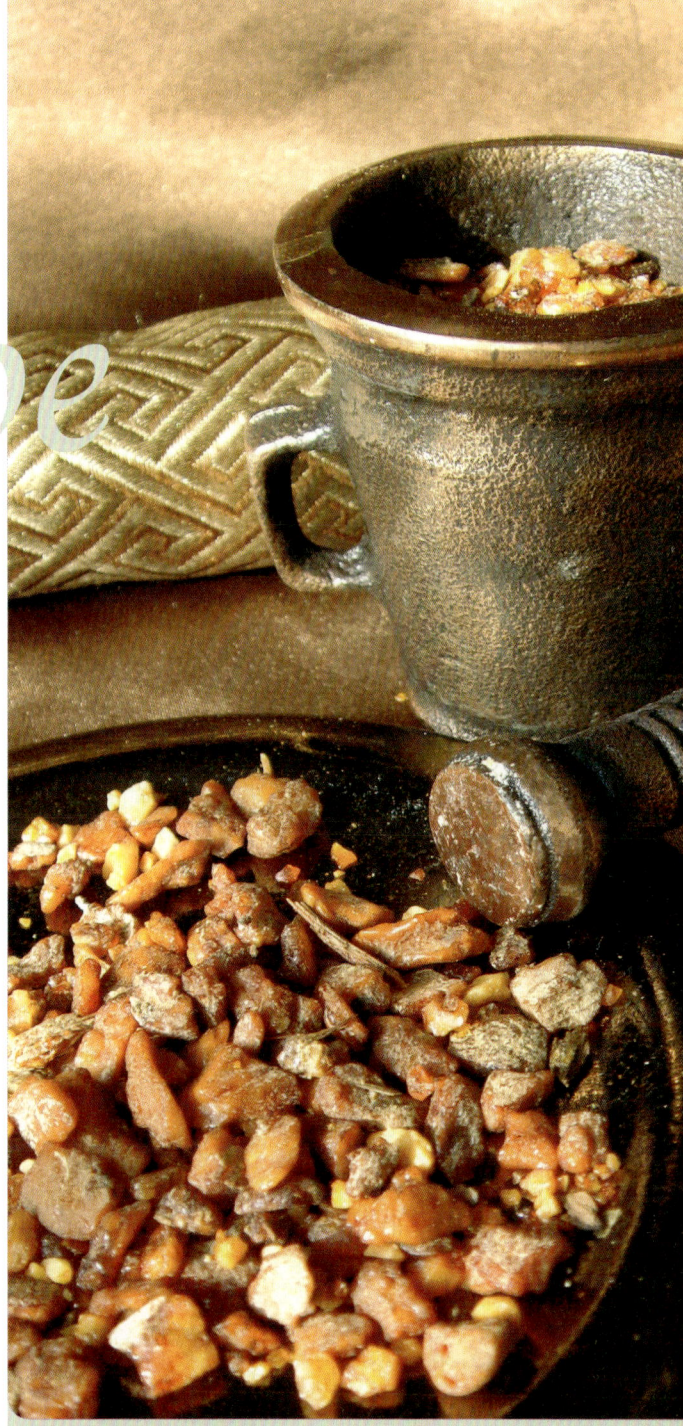

Benzoe

Der an Vanille und Sirup erinnernde Duft von Benzoe verbreitet in der Duftlampe eine wohltuende entspannende Atmosphäre, die auf Herz und Nerven gleichermaßen beruhigend wirkt. Es eignet sich daher besonders für „Hitzköpfe", denen es schwer fällt, sich vom Alltagsstress zu befreien und Ruhe zu finden. Auch Kinder mögen diesen weichen heimeligen Duft! Benzoe bildet aufgrund seiner Zusammensetzung ein natürliches Fixativ und eignet sich von daher besonders für die unterschiedlichsten Parfumkompositionen. Es mischt sich gut mit Geranie, Weihrauch, Rose und Zeder.

Eigenschaften

beruhigend	bei Überreiztheit
harmonisierend	bei nervöser Anspannung
antidepressiv	bei Stress und Depression
entzündungshemmend	bei grippalen Infekten
schleimlösend	bei Husten, Bronchitis, Heiserkeit
auswurffördernd	bei Erkältung
stärkend	auf Herz und Nerven

Benzoe - Styrax tonkinensis

Weitere Anwendung

äußerlich: Als Tinktur und Zusatz zu Wundbalsam bei schlecht heilenden und eiternden Wunden, Entzündungen und Hautreizungen.

innerlich: Zur Inhalation 3-5 Tropfen Öl auf 1 Schale heißes Wasser: Bei Grippe, Husten, Heiserkeit und Bronchitis, oder zum Gurgeln 2-3 Tropfen Öl auf 1 Teelöffel Honig in 1 Tasse lauwarmem Wasser.

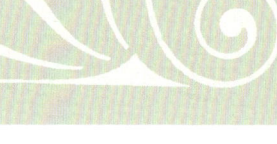

Bergamotte

Bergamotte

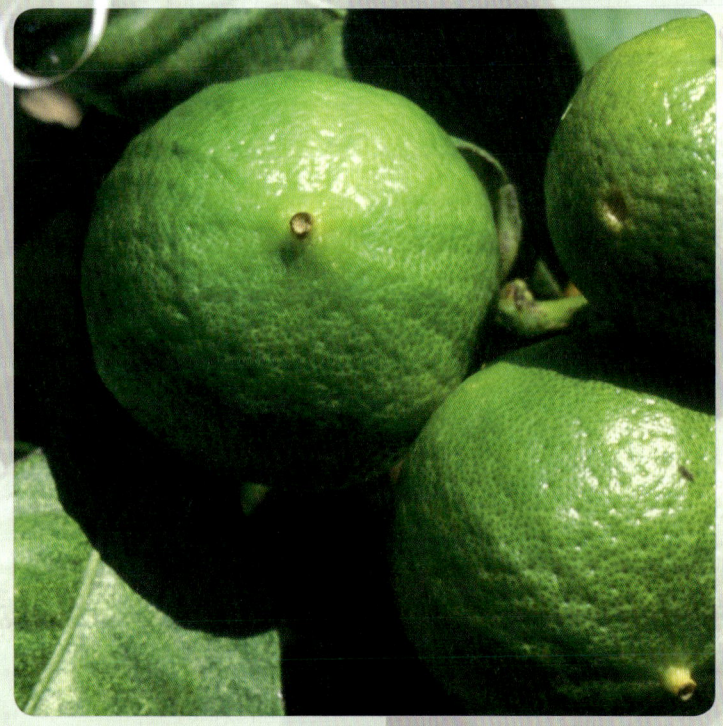

Citrus aurantium var. bergamia

Familie
Rutaceae – Rautengewächse

Standort
Italien, Mittelmeergebiet

Essenz
Kaltpressung aus den Fruchtschalen

Hauptwirkstoffe
Limonen, Linalool, Bergapten, Linalylacetat

Ölgehalt
unter 1 %

Charakteristika
ausgleichend, krampflösend, entzündungshemmend

*B*ergamotte ist die Frucht des sagenumwobenen Bergamottebaumes, der fast ausschließlich entlang eines schmalen, etwa einhundert Kilometer langen Küstenstreifens in der Umgebung der süditalienischen Stadt Reggio di Calabria wächst. Die genaue Herkunft dieses Baumes konnte bis heute noch nicht vollständig enträtselt werden. Unklar ist auch der Ursprung des Namens. Manchen Angaben zufolge verdankt die Bergamotte ihren Namen der in der Lombardei / Norditalien liegenden Stadt Bergamo, in deren Umgebung der kleine Baum ursprünglich angebaut worden sein soll. Andere Quellen besagen, dass der Name Bergamotte wegen der birnenartigen Form der Frucht vom Türkischen „Beg-ar mu di" = Fürst der Birnen stammt.

Pflanzenaufbau

Der etwa 5 m hohe Bergamottebaum ist vermutlich eine Kreuzung aus Zitrone oder Limette und Bitterorange. Aus den kleinen, fruchtig-süß duftenden Blüten entwickeln sich die runden bis birnenförmigen Früchte, die zur Reifezeit in goldgelber Farbe erstrahlen.

Wirkungsweise

Das fruchtig-blumig duftende Bergamotte-Öl hat eine ausgesprochen positive Wirkung auf alle Menschen, die depressiv veranlagt sind und häufig unter Angstzuständen leiden. In Verdünnung ist es ein erfrischendes Desinfektionsmittel bei Zahnfleischentzündungen und schlechtem Atem. Bei Infektionen der Harnwege und Blase wirkt es ebenfalls antiseptisch.

Der erfrischende Duft des Bergamotte-Öls hat die Kraft, gereizten Situationen die Spannung zu nehmen und eine Schwingung zu erzeugen, in der es leicht fällt, sich zu entspannen und neue Energie zu sammeln. Es wirkt sowohl beruhigend und entspannend als auch belebend und erfrischend.

Es lässt sich besonders gut mischen mit Angelika, Lavendel, Limette, Mandarine, Sandelholz und Zypresse.

Eigenschaften

ausgleichend	bei Depressionen, Angst
beruhigend	bei nervösen Verspannungen
belebend	bei Stresssymptomen
entzündungs-hemmend	bei Halsentzündungen
krampflösend	bei Darmkoliken

Weitere Anwendung

äußerlich: In starker Verdünnung (auf 3 Esslöffel fettes Öl 1 Tropfen Öl) als heilungsförderndes Mittel bei Hautausschlägen und -entzündungen wie Akne, Ekzemen und Schuppenflechte; auch geeignet bei übermäßiger Talg- und Schuppenproduktion der Kopfhaut sowie bei Krätze. Seit seiner erstmaligen Erwähnung 1750 ist das Bergamotte-Öl ein unerlässlicher Bestandteil vieler Parfums und gibt insbesondere dem Kölnisch Wasser seinen typischen Geruch.

innerlich: In Verdünnung (1-2 Tropfen auf ½ Glas Wasser 2 x täglich) wirkt es wohltuend und krampflösend auf den Magen-Darmtrakt, regt Appetit und Verdauung an. Bei Hals- und Zahnfleischentzündungen sowie schlechtem Atem kann diese Verdünnung auch gut als Gurgelwasser eingesetzt werden.

In der Volksheilkunde Italiens gilt Bergamotte-Öl auch als fiebersenkend und als bewährtes Mittel gegen Würmer. Daneben wird Bergamotte zur Herstellung von Earl-Grey-Tee verwendet.

Hinweis: Bergamotte-Öl sollte niemals unverdünnt auf die Haut gebracht werden, da dies bei Sonneneinstrahlung Reizungen, Entzündungen und Verfärbungen der Haut zur Folge haben kann!

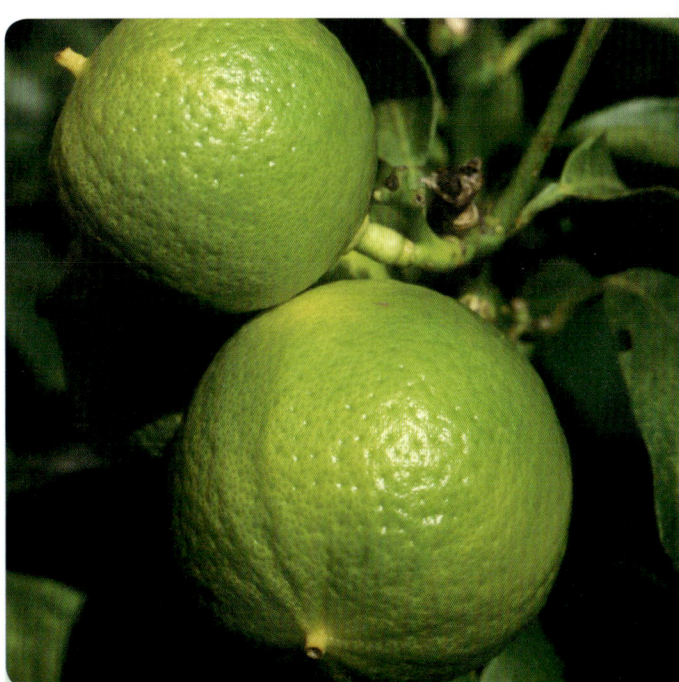

Bergamotte - Citrus aurantium var. bergamia

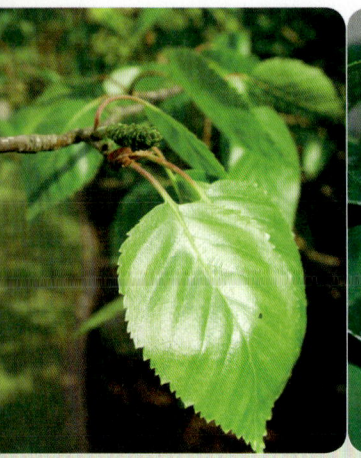
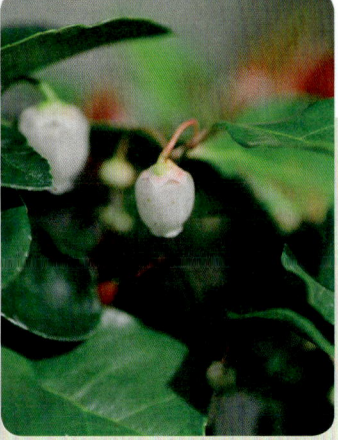

Birke   *Wintergrün*

Birke

Betula lenta

Familie
Betulaceae – Birkengewächse
Standort
Kanada, USA, Europa
Essenz
Trockendestillation aus der frischen Rinde,
die in warmem Wasser eingeweicht wird
Hauptwirkstoff
Methylsalicylat
Ölgehalt
unter 1 %
Charakteristika
antirheumatisch, harntreibend

D ie Birke hat eine sehr effektive Verbreitungsstrategie, denn sie hat die Fähigkeit, ihre winzigen Samen mit dem Wind über 100 km weit zu verstreuen und stellt zudem äußerst geringe Ansprüche an den Boden.

Pflanzenaufbau

Von den verschiedenen Birkenarten ist bei uns die Weiß- oder Hängebirke (Betula pendula) am bekanntesten, der auch in der Volksheilkunde die größte Beachtung geschenkt wird, v.a. für die Teetherapie von Harn- wegs- und Blasenentzündungen. Die bis zu 25 m hoch werdenden Bäume fallen besonders durch ihre typisch weiße Rinde auf. Die Blätter sind relativ klein, herzförmig und fein behaart. Die nordamerikanische Zuckerbirke (Betula lenta) ist ein großer Baum, deren angeritzte Zweige nach Kaugummi riechen.

Wirkungsweise

Die Blätter der Weißbirke mit ihrem hohen Flavonoid- und Gerbstoffgehalt wirken stark harntreibend und haben einen positiven Einfluss auf alle Krankheiten, bei denen sich übermäßige Wasseransammlungen im Kör- per nachteilig auswirken, wie zum Beispiel Rheuma, Gicht, Nieren- und Blasenentzündungen, Lebererkran- kungen und Kreislaufstörungen. Birkenblättertee wird auch gerne zur Unterstützung von Fastenkuren einge- setzt.

Das ätherische Öl der Zuckerbirke wirkt schmerz- lindernd und entzündungshemmend und wird des- halb in niedrigen Dosierungen für Einreibungen schmerzender Muskeln und Gelenke eingesetzt. Der strenge, an Leder erinnernde Geruch der Zucker- birke, der auch dem Parfum Russisch Leder seine un- verwechselbare Duftnote verleiht, spielt somit in der Raumluft eine untergeordnete Rolle. Der Geruch ist uns nicht unbekannt, da das synthetisch hergestellte Öl zum Aromatisieren von Kaugummi, Zahnpasten usw. verwendet wird.

Eigenschaften

schmerzlindernd,   bei akuten und
entzündungshemmend   chronischen Beschwerden
                         des Bewegungsapparates

Hinweis: Nur in starker Verdünnung verwenden und nicht zum Dauergebrauch. Nicht einnehmen.

Wintergrün

Gaultheria procumbens - Ericaceae

Essenz
Wasserdampfdestillation aus den Blättern

Schon seit Jahren ist am Weltmarkt kaum noch natürlich hergestelltes Birken-Öl erhältlich, son- dern nur synthetisch produziertes. Aus diesem Grund wird in der Aromatherapie häufig als Alternative Wintergrün-Öl (Gaultheria procumbens) eingesetzt, welches ebenso wie das Birken-Öl zu 98% aus Methylsalicylat besteht. Es gelten die gleichen Anwendungsgebiete und Vorsichtsmaßnahmen. Da das Öl sehr stark wirkt und Überdosierungen gefähr- lich sein können, ist es für den Verbraucher pur nicht im Handel erhältlich, sondern wird nur von ausgebil- detem Fachpersonal, beispielsweise in der Apotheke manchen Mischungen in einer sicheren Dosierung zugesetzt.

*N*eben dem in unseren heimischen Gärten kultivierten, einjährigen Bohnenkraut gibt es das mehrjährige Bergbohnenkraut, das als Halbstrauch wild auf den felsigen, sonnenbestrahlten Hügeln des südlichen und östlichen Mittelmeerraumes wächst. Es ist eine äußerst wärmebedürftige Pflanze, deren ätherischer Ölgehalt umso höher ist, je mehr Licht sie bekommt.

Pflanzenaufbau

Bohnenkraut ist eine einjährige Pflanze, die in unseren Breitengraden selten überwintert und in ganz Mitteleuropa als Gewürzpflanze kultiviert wird. Es besitzt ausgeprägte Wurzeln und buschig verzweigte, am Ansatz verholzende Äste. Das etwa 40 cm hoch werdende Bohnenkraut hat schmale, stumpfe Blätter und kurzstielige, kleine weißliche bis helllila Blüten mit grünlich-violetten Kelchen. Das Öl des winterharten Bergbohnenkrauts (Satureja montana) wird in der Aromatherapie bevorzugt.

Wirkungsweise

Bohnenkraut, welches aufgrund seines scharfen Geschmackes häufig als Pfefferersatz in der Küche verwendet wird, hat neben der Eigenschaft als Gewürz auch eine krampflösende Wirkung bei Magen-Darmverspannungen. Ferner wirkt es heilend bei Durchfall und Brechreiz. Als Teeaufguss wird es bei Erkrankungen der Leber und Galle eingesetzt. Das Öl wird aufgrund seiner Wirkung gegen verschiedene Bakterien, Viren und auch Pilze in stark verdünnter Form in der aromatherapeutischen Praxis eingesetzt. Auf die Atemwege hat Bohnenkraut eine schleimlösende Wirkung.

Der frische, kräuterartige Duft des Bohnenkrautes verbreitet eine belebende, erfrischende Atmosphäre, die sich nicht nur bei allgemeiner Antriebsschwäche und geistiger Überarbeitung positiv auswirkt, sondern auch leicht sexuell anregend wirkt. Es lässt sich gut mischen mit Lavendel, Rosmarin und Thymian.

Eigenschaften

erfrischend	bei Schwächezuständen
anregend	bei Energielosigkeit
aufbauend	bei Melancholie
entzündungshemmend	bei Darminfektionen
krampfstillend	bei nervösen Magen- beschwerden
schleimlösend	bei Asthma und Bronchitis

Bohnenkraut

Satureja hortensis / Satureja montana

Familie
Lamiaceae – Lippenblütler
Standort
Mittelmeergebiet
Essenz
Wasserdampfdestillation aus dem ganzen Kraut
Hauptwirkstoffe
Carvacrol, Cymen, Pinen
Ölgehalt
etwa 1 %
Charakteristika
anregend, krampf- und schleimlösend

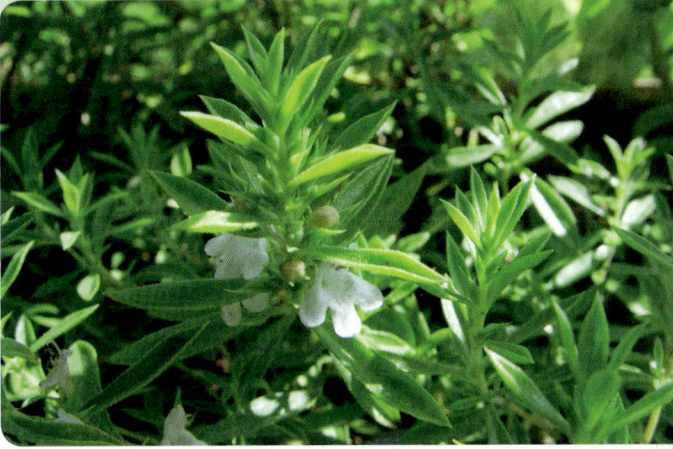

Wirkungsweise

äußerlich: Auf Insektenstichen werden die frischen Blätter verrieben oder als Teeumschlag die Essenz in 2-3 %-iger Verdünnung (3-5 Tropfen Öl auf ½ Tasse Wasser) aufgetragen.

innerlich: Als Teeaufguss: 1 Teelöffel des getrockneten Krautes auf 1 Tasse heißes Wasser 2-3 x täglich hilft bei Durchfall, Magenbeschwerden, Darminfektionen und Parasiten. Der Teeaufguss des getrockneten Bohnenkrautes stillt ein übermäßiges Durstgefühl. Es wird daher auch als durststillender Diabetikertee empfohlen, der jedoch unbedingt ungesüßt getrunken werden sollte.

Verwendung in der Küche: Als empfehlenswerter Pfefferersatz für pikante Speisen. Das gartenfrische Bohnenkraut eignet sich auch hervorragend für knackige Rohkostsalate und Kräuter-Dressings.

Cajeput

Melaleuca leucadendron oder cajeputll

Familie
Myrtaceae – Myrtengewächse

Standort
Indien, Südostasien, Australien

Essenz
Wasserdampfdestillation aus den Blättern und kleinen Zweigen

Hauptwirkstoffe
1,8-Cineol, β-Pinen

Ölgehalt
etwa 1 %

Charakteristika
antiseptisch, desinfizierend

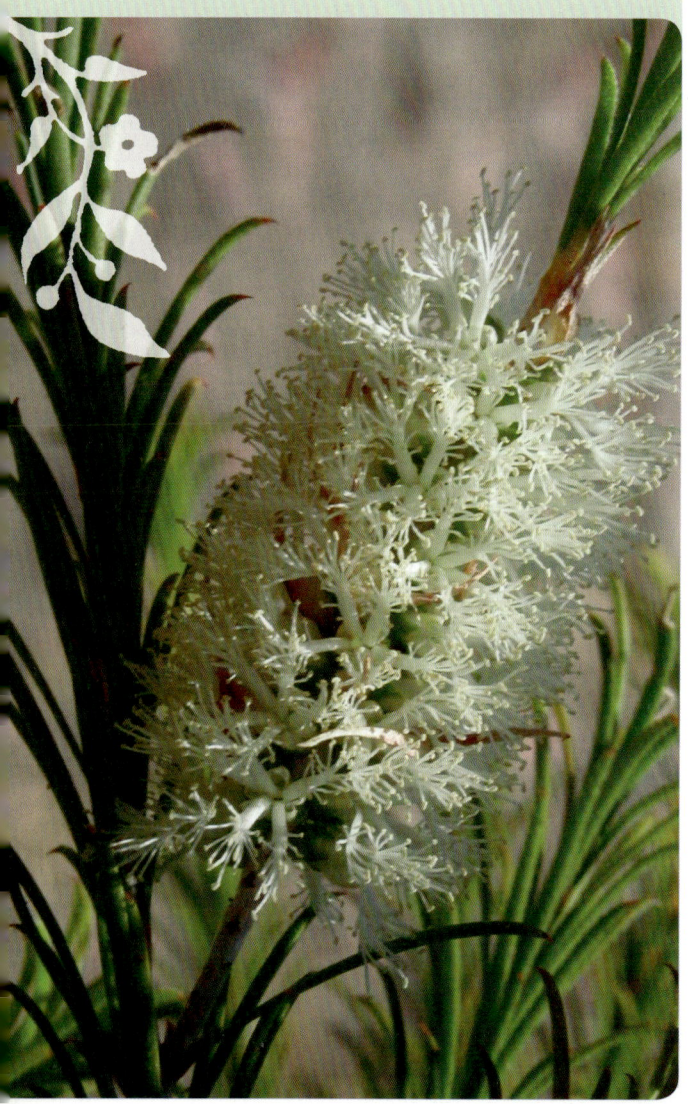

Pflanzenaufbau
Das Cajeput-Öl wird aus den Blättern, Zweigen und kleinen Knospen des immergrünen, bis zu 25 m hohen Cajeputbaumes mit auffallend heller, weißlicher Rinde, gewonnen, der in Indien, Indonesien, Malaysia und auf den Philippinen beheimatet ist.

Wirkungsweise
Cajeput ist aufgrund der natürlichen Zusammensetzung seiner Inhaltsstoffe ein starkes Antiseptikum, das sich besonders bei Infektionen der Atemwege, aber auch bei Blasen- und Harnröhrenentzündungen anbietet. Als schmerzlinderndes, heilungsunterstützendes Mittel ist es ebenfalls bei chronischer Bronchitis angezeigt. Cajeput ist eine milde Alternative zu Ölen wie Eukalyptus oder Teebaum und wird deshalb auch gerne in niedrigen Dosierungen für Kinder oder auch ältere Menschen verwendet.

Eigenschaften
krampflösend   bei innerer Unruhe
entspannend   bei nervösen Verspannungen
schleimlösend   bei Erkältungsbeschwerden

Weitere Anwendung
äußerlich: Als Salbe zum Einreiben bei Grippe, Erkältung, Bronchitis, bei Ohrenschmerzen kann ein in Öl getauchter Wattestift Erleichterung bewirken.

innerlich: 1-2 Tropfen Öl auf 1 TL Honig in ½ Tasse warmem Wasser gelöst, 2-3 x täglich.

Cardamom

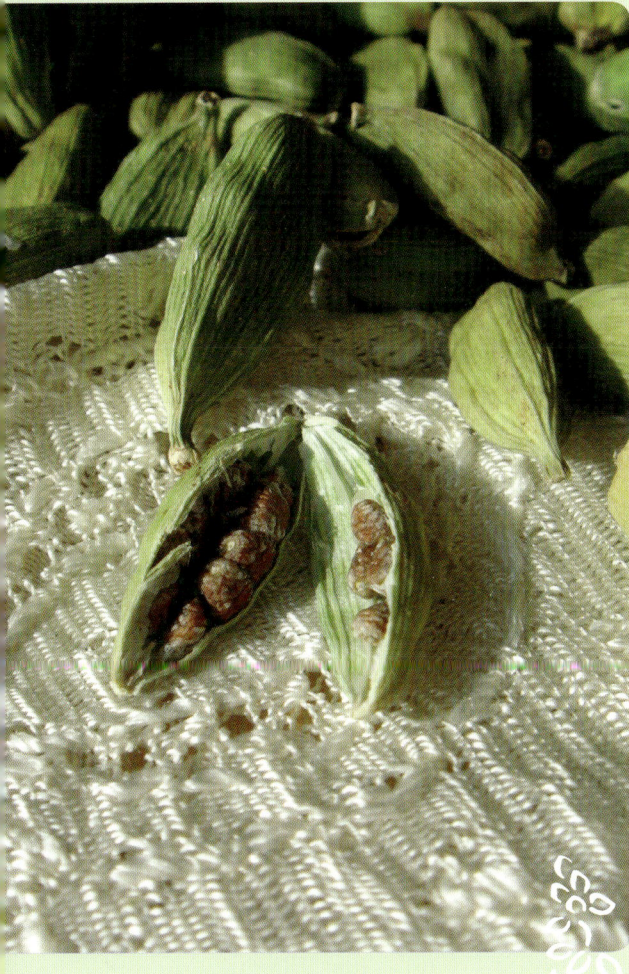

Pflanzenaufbau
Staude mit kräftigem Wurzelstock. Die Fruchtkapseln enthalten in 3 Fächern je mehrere Samen.

Wirkungsweise
Zur Gewinnung des Öls werden die Samen destilliert. Kardamom hat eine lange Tradition als Aromatikum, da es die Produktion von Verdauungssäften aktiviert. Es wird eingesetzt bei Blähungen und anderen Verdauungsbeschwerden, manchmal kombiniert mit Fenchel-, Kümmel- oder auch Anis-Öl. Die Essenzen können verdünnt in Mandel-Öl zu Einreibungen des Bauches verwendet werden. Darüber hinaus gibt es Kardamomölhaltige Fertigpräparate.

Kardamom ist ein beliebtes Gewürz in der arabischen Küche und findet bei uns in der Weihnachtsbäckerei, zum Aromatisieren von Kaffee oder als Zusatz von Likören Verwendung.

Der Duft des Kardamom-Öls baut uns auf und verleiht neue Kraft und Energie. Vor allem in Zeiten nervlicher Anspannung und Stress gibt es das nötige Durchhaltevermögen.

Kardamom harmoniert gut mit anderen Gewürzdüften und Zitrusessenzen.

Eigenschaften

karminativ	bei Blähungen
Speichelfluss anregend	zur Appetitanregung
krampflösend	auf den Verdauungsapparat
schleimlösend	bei Erkältungskrankheiten
stabilisierend und stärkend	bei Stress und Belastungen

Elettaria cardamomum

Familie
Zingiberaceae – Ingwergewächse
Standort
Indien, Tropen
Essenz
Wasserdampfdestillation aus den Samen
Hauptwirkstoffe
1,8-Cineol, Terpinylacetat
Ölgehalt
4-10%
Charakteristika
wärmend kräftigend

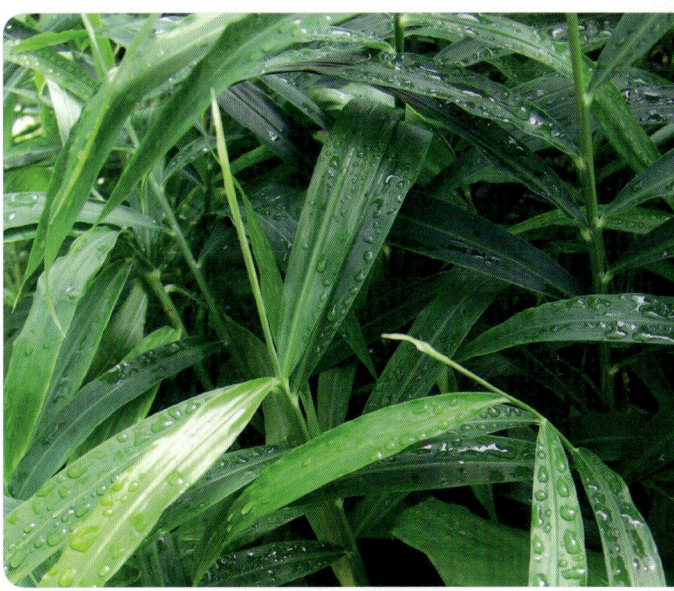

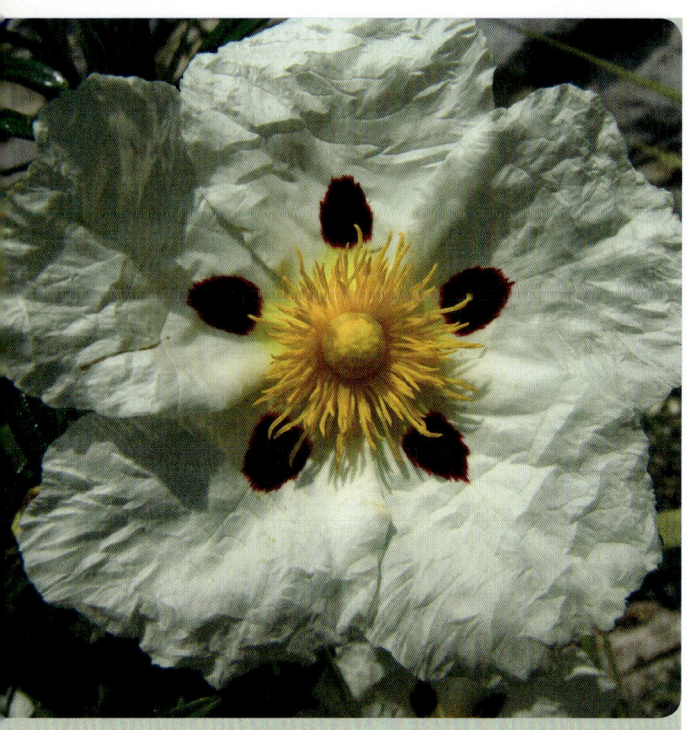

*C*istrosen-Sträucher wachsen vornehmlich auf kargen Berghängen des Mittelmeergebiets, wo sie aufgrund ihrer Blütenpracht im Frühling und Frühsommer wie Farbtupfer in der Landschaft wirken.

Pflanzenaufbau

Die Lack-Cistrose ist ein etwa 2 m hoch werdender Strauch mit dunkelgrünen, klebrigen Blättern und creme-farbenen, am Grunde oft dunkelrot gefleckten, zarten Blüten.

Wirkungsweise

Der würzig-warme Duft der Cistrose wirkt auf den gesamten Organismus erwärmend und entspannend. Seine antiseptische, entzündungshemmende Eigenschaft kann besonders bei Hauterkrankungen und schlecht heilenden Wunden in Form von Kompressen, Salben oder Pflegeölen von Nutzen sein. In der Aromatherapiepraxis wird Cistrose gerne verwendet für milde Salben und Öle zur Pflege bei Neurodermitis und Schuppenflechte.

Das leicht verknitterte Aussehen der Cistrose wird oft mit der empfindsamen Seele des Menschen verglichen, wenn sie im Ungleichgewicht ist.

Da das Öl ein sehr intensives Aroma hat, ist es ratsam es mit anderen gut duftenden Ölen zu kombinieren und keine zu hohen Konzentrationen zu verwenden.

Cistrose passt gut zu Lavendel, Jasmin, Neroli, Orange und Zitrone.

Cistrose

Cistus ladaniferus

Familie
Cistaceae – Cistrosengewächse

Standort
Westliches Mittelmeergebiet und Kanaren

Essenz
Wasserdampfdestillation aus den Blättern und Zweigen

Hauptwirkstoffe
Harze, Pinene, Borneol

Ölgehalt
etwa 5 %

Charakteristika
antiseptisch, erwärmend, anregend

Eigenschaften

erwärmend	bei Gefühlskälte
entspannend	bei nervösen Verspannungen
anregend	bei Unlust, gestörter Erotik
ausgleichend	bei gereizter Haut

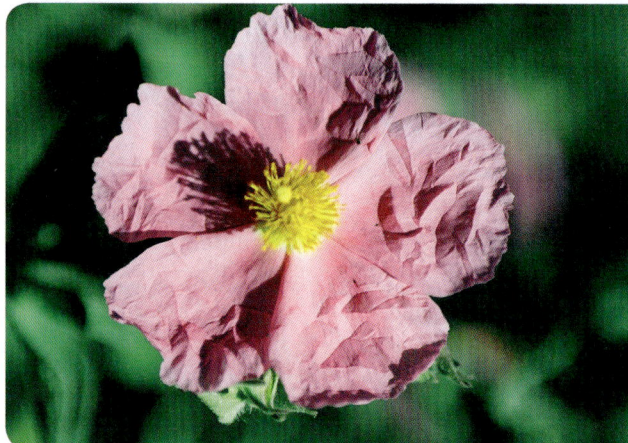

Cistrose

Dill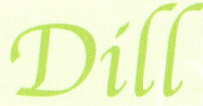

Anethum graveolens

Familie
Apiaceae – Doldenblütler
Standort
Mitteleuropa, Amerika
Essenz
Wasserdampfdestillation aus dem ganzen
Kraut oder den Früchten
Hauptwirkstoffe
Carvone, Phellandren, Limonen
Ölgehalt
etwa 4 %
Charakteristika
entspannend, erwärmend

In den Pharaonengräbern von Theben aus der Zeit um 1.500 v. Chr. wurden in alten Tongefäßen Dillzweige zwischen dem darin aufbewahrten Weizen gefunden. Dill diente im Altertum nicht nur zum Würzen in der Küche, sondern wurde aufgrund seiner vielfältigen Wirkungen auch als Heilpflanze geschätzt. Alten Überlieferungen zufolge sollen römische Gladiatoren ihre Körper vor Kampfeinsätzen mit Dill-Öl eingerieben haben.
In ganz Europa wird die in Südwestasien beheimatete Pflanze seit alters her kultiviert, und verwildert im klimatisch milden Südeuropa gelegentlich.

Pflanzenaufbau
Dill ist einjährig, hat einen runden, weißlich gestreiften, kahlen, blaugrünen Stängel, der bis zu 1 m hoch werden kann. Die fadendünnen Blättchen sind dunkelgrün, die großen Blütendolden gelb.

Wirkungsweise
Dill gleicht in seiner krampflösenden und erwärmenden Wirkung der von Fenchel und Kümmel. Während Dill in der Volksheilkunde als Heilpflanze geschätzt wird, spielt das Dill-Öl in der Aromatherapie nur eine äußerst untergeordnete Rolle. In Einreibungen wirkt er blähungswidrig und leicht harntreibend, bei stillenden Müttern milchbildend und bei kleinen Kindern beruhigend.

Seine Wirkungen in der Raumluft sind so subtil, dass sie in der Regel als kaum wahrnehmbar empfunden werden.

Eigenschaften
erwärmend
entspannend
krampflösend   bei nervösen Verspannungen

Weitere Anwendung
äußerlich: Aus dem grünen Dillkraut kann ein Absud für Sitzbäder gekocht werden, das bei Magen-Darm-koliken und Gebärmutterschmerzen eine schnelle Linderung herbeiführt.

innerlich: Bedeutsame Anwendung als Teeaufguss der getrockneten, zerstoßenen Samen (1 Teelöffel Dillsamen für 1 Tasse Aufguss) zur Steigerung der Milchbildung, bei schmerzhaften Magenbeschwerden, Schluckauf, Erbrechen und Blähungen. Dillsamen ergeben besonders in Kombination mit Anis, Kamille und Hopfen einen vorzüglichen Beruhigungstee, der auch bei Schlaflosigkeit seine Wirkung zeigt.

In der Küche: Der frische Dill eignet sich besonders für pikante Kräuterdips und -dressings, für Gemüsegerichte und Getreidebratlinge.

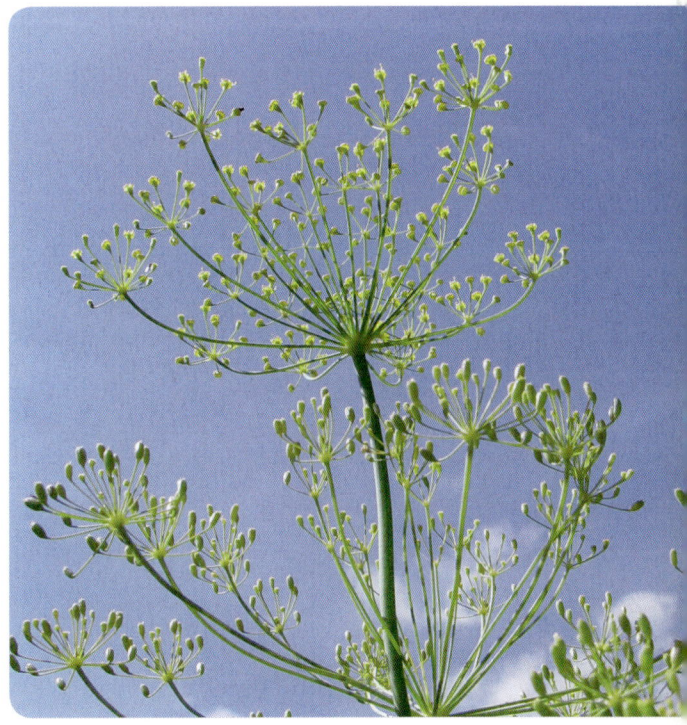

Dill

Edeltanne

Edeltanne

Oh Tanne, edler Nadelduftbaum,
liegt Dein Aroma schon im Raum?
Dein Duft gibt Kraft,
stärkt und belebt –
jedem der ihn liebt,
schätzt und versteht.

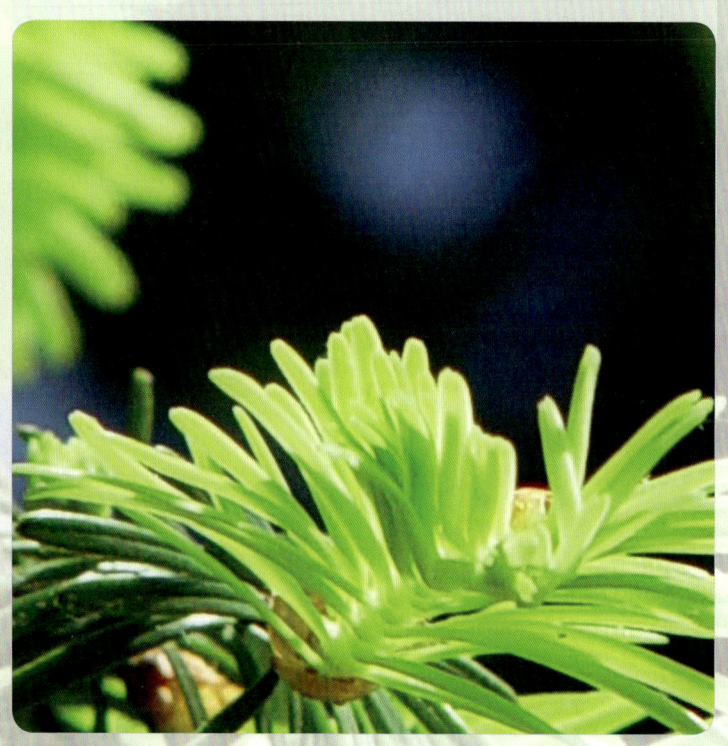

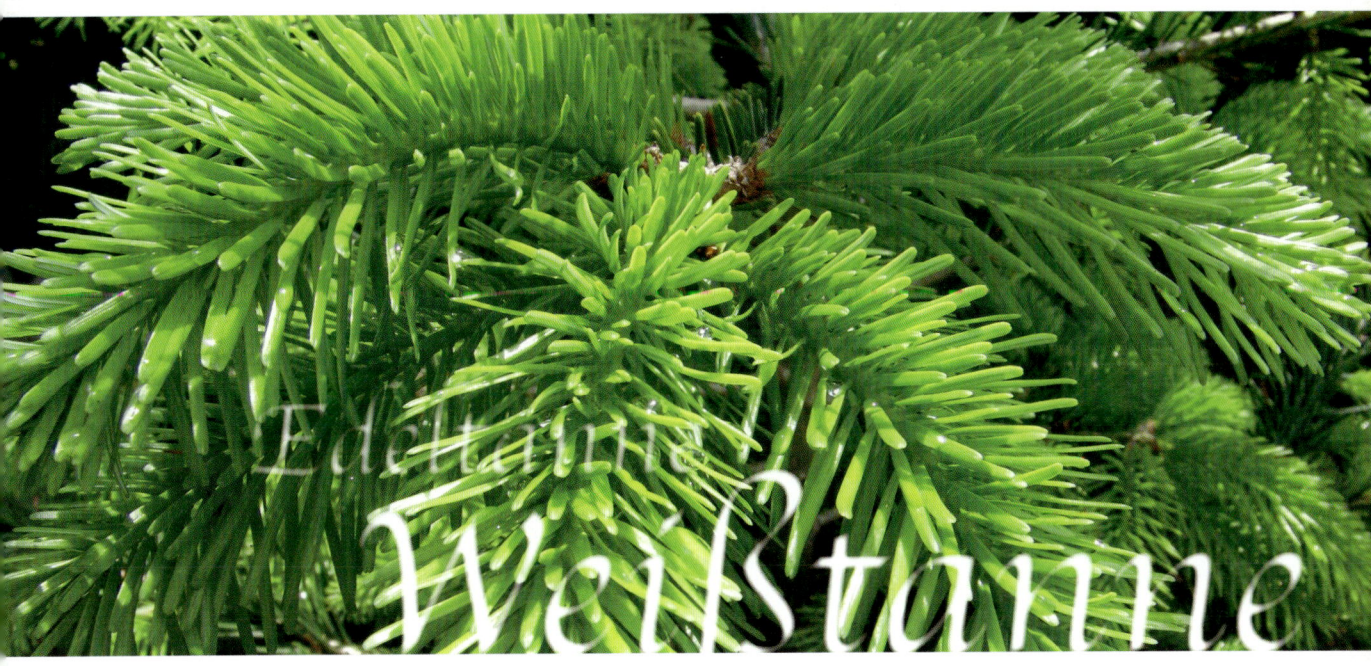

Pflanzenaufbau

Die Edel- oder Weißtanne ist ein immergrüner, bis zu 50 m hoch werdender, mächtiger Nadelbaum mit kräftigem, oft dickem Stamm. Sie wächst bei uns natürlicherweise nur in den höheren Mittelgebirgsregionen oberhalb von etwa 700 m sowie in den Alpen. Sie wird häufig mit der Fichte verwechselt, unterscheidet sich von dieser aber durch aufrecht stehende Zapfen, wohingegen die bei uns viel häufigere und auch im Flachland wachsende Fichte hängende Zapfen bildet. Die Rinde der Tanne ist glatt, später etwas rissig und schuppig, die Krone schmal kegelförmig. Ihre Nadeln sind ziemlich dick, biegsam und besitzen unterseits mit 2 weiße Streifen.

Wirkungsweise

Die Anwendung der Essenz aus der Weißtanne hat in unseren Regionen lange Tradition. Vor allem während der Erkältungszeit erfrischt der Duft die Raumluft und hilft durch seine desinfizierenden Eigenschaften, uns vor Ansteckung zu schützen. Auch als Badezusatz wird Tannenöl gerne verwendet. Als Zusatz im Badewasser empfiehlt sich in jedem Fall eine geringe Dosierung und möglichst frisches, nicht oxidiertes Öl zu verwenden, welches gut mit einem unparfumierten Badeöl vermischt wurde.

Auch zum Einreiben von Muskeln und Gelenken ist Edeltannenöl sehr beliebt, oft kombiniert mit Fichte oder Kiefer. Das Öl fördert die Durchblutung und wirkt deshalb aktivierend beispielsweise zur Anwendung vor und nach dem Sport oder auf schmerzenden Bereichen.

Als Saunazusatz ist das Edeltannenöl ebenfalls emp-fehlenswert. Es vertieft die Atmung und hilft bei der Reinigung und Regeneration des Körpers.
Tannenduft in der Raumluft ist besonders beliebt in der Winter- und Weihnachtszeit.

Eigenschaften

auswurffördernd	bei Erkältungskrankheiten
desinfizierend	auf die Raumluft
hautreizend	zum Einreiben bei Rheuma
durchblutungsfördernd	bei Muskelverspannungen

Edeltanne

Abies alba

Familie
Pinaceae – Kieferngewächse

Standort
Gebirgsregionen Europas

Essenz
Wasserdampfdestillation aus den Zweigen

Hauptwirkstoffe
Limonen, Pinen, Camphen

Ölgehalt
etwa 1%

Charakteristika
stärkend belebend

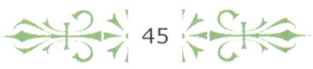

Eisenkraut

Zitronenverbene

Aloysia triphylla, auch Lippia citriodora und Lippia triphylla

Familie
Verbenaceae – Eisenkrautgewächse
Standort
Frankreich, Nordafrika, Südamerika
Essenz
Wasserdampfdestillation aus den Blättern
Hauptwirkstoff
Citral
Ölgehalt
unter 1 %
Charakteristika
herzstärkend, krampflösend, erfrischend

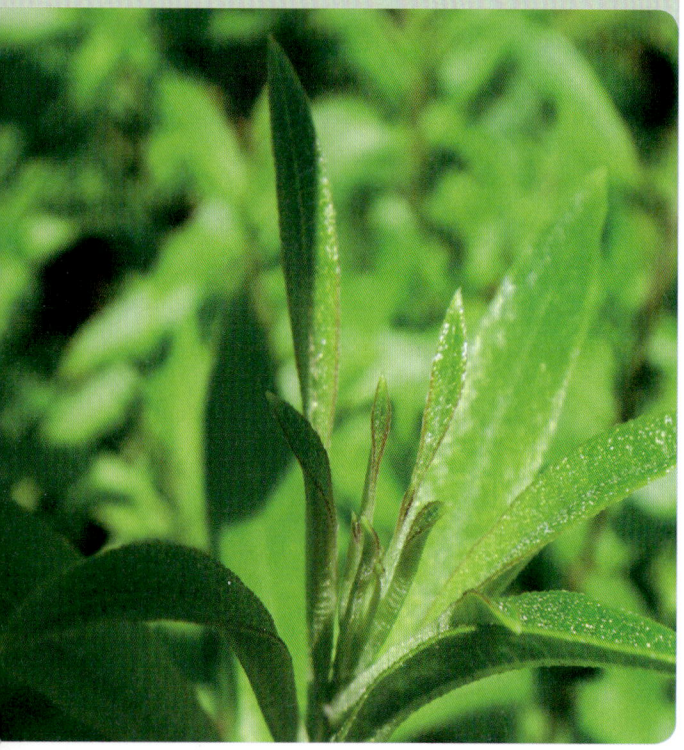

S eit dem 18. Jahrhundert ist der aus Südamerika stammende Strauch Zitronen-Eisenkraut in Europa als Zier- und Kübelpflanze bekannt. Das bei uns einheimische und als alte Heilpflanze bekannte, wild an alten Mauern, Wegrändern und Hecken wachsende, nicht duftende Echte Eisenkraut (Verbena officinalis) mit zarten, weißen bis bläulich-purpurnen oder auch lebhaft blauen Blüten gehört zur selben Familie der Eisenkrautgewächse, liefert jedoch kein ätherisches Öl.

Pflanzenaufbau
Zitronen-Eisenkraut oder Zitronenverbene ist ein hoher Strauch mit lang zugespitzten, lanzetlichen Blättern, die beim Zerreiben nach Zitrone duften. Die zweilippigen kleinen Blüten sind weiß bis blasslila und sitzen in endständigen, zu Rispen vereinigten Ähren.

Wirkungsweise
Neben seiner herzstärkenden, krampflösenden Eigenschaft wirkt Eisenkraut auch milchbildend, wundheilend und stimulierend. Es regt die Magensäfte an und fördert die Verdauung.

Der leicht balsamische, etwas an Zitrone und Limette erinnernde Duft des Eisenkrautes schafft eine wohltuende Atmosphäre, in der es leicht fällt, zur Ruhe zu kommen und neue Lebensenergie zu tanken, die dann häufig gleich wieder umgesetzt werden will. Es bietet sich vor allem für Menschen an, die oft unter Lustlosigkeit, mangelnder Kreativität und Einfallsgabe leiden. Eisenkraut eignet sich auch für alle, die immer dazu tendieren, sich selbst im Weg zu stehen.

Eigenschaften

anregend	bei allgemeiner Unlust
erfrischend	bei Abgespanntheit
motivierend	bei Desinteresse
aktivierend	bei Konzentrationsproblemen
krampflösend	bei Verdauungsstörungen
beruhigend	bei Verspannungen

Weitere Anwendung
äußerlich: In Form von Salbe oder Massage-Öl für erfrischende Massagen.

innerlich: Als Teeaufguss „Tee vervaine" (1 Teelöffel getrocknetes Kraut auf 1 Tasse Aufguss) 2-3 x täglich bei Verdauungsbeschwerden, zur Stärkung des Herzens, der Abwehrkräfte sowie zur Anregung der Milchbildung.

Hinweis: Während der Schwangerschaft sollte Zitronen-Eisenkraut weder eingenommen noch in der Duftlampe verwendet werden! Hautempfindliche Menschen sollten eisenkrauthaltiges Massage-Öl meiden.

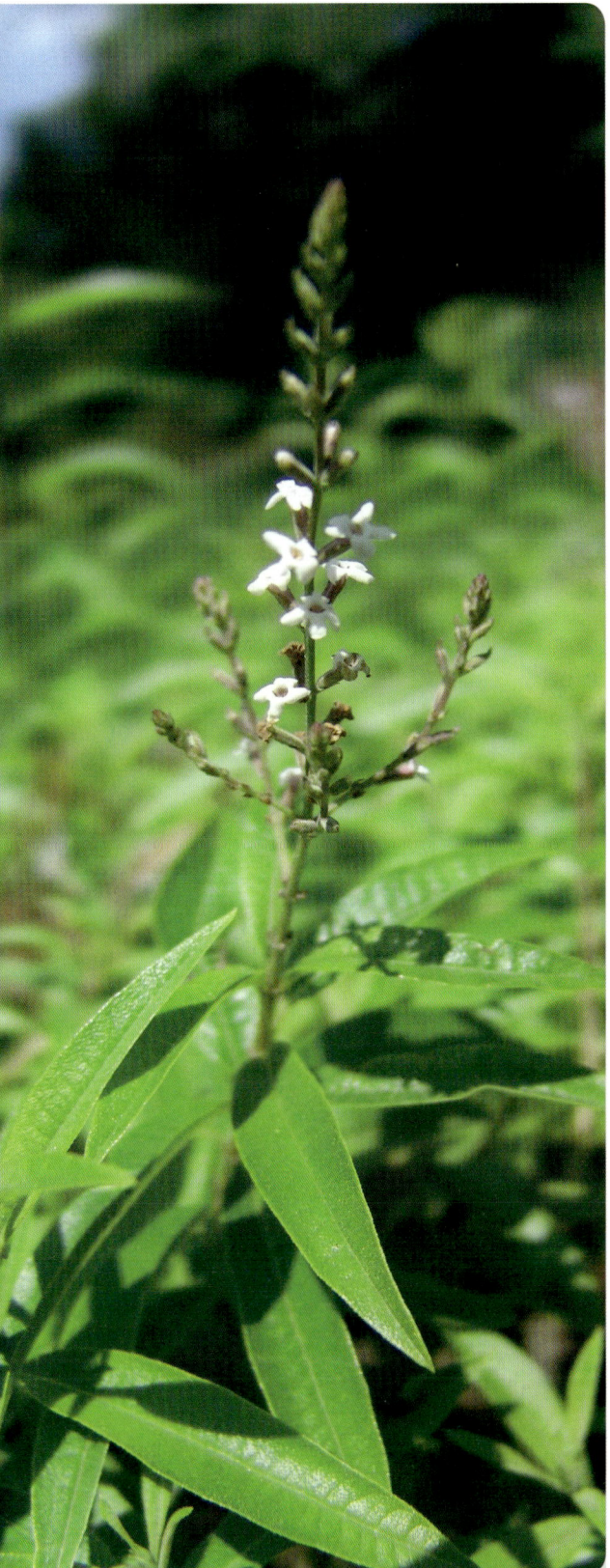

senkraut - *Aloysia triphylla*

Elemi

Canarium luzonicum

Familie
Burserceae – Balsamgewächse

Standort
Südostasien

Essenz
Wasserdampfdestillation des Harzes

Hauptwirkstoffe
Elemicin, Limonen, Phellandren

Ölgehalt
etwa 20 %

Charakteristika
harmonisierend, schleimlösend, entzündungshemmend

*E*lemi bezeichnet sowohl den bis zu 30 Meter hohen, vorwiegend in Südostasien vorkommenden Baum (*Canarium luzonicum*) als auch das daraus gewonnene Harz. Es zählt zu den Exoten unter den Duftölen und ist nicht überall erhältlich.

Wirkungsweise
Elemi verströmt einen würzig-frischen Duft mit einer archetypischen Komponente, die Assoziationen an feuchte, vermooste Urwaldpfade aufkommen lässt. Es bietet sich an für Meditationen, spirituelle Sitzungen und Astralreisen.

Eigenschaften
harmonisierend   bei Unausgeglichenheit
aufbauend   gegen Zerstreuung
inspirierend   zur inneren Sammlung

Weitere Anwendung
äußerlich: In Verdünnung zur Wundheilung und beschleunigten Narbenheilung.

Estragon

Artemisia dracunculus

Familie
Asteraceae – Korbblütler

Standort
Süd- und Mitteleuropa

Essenz
Wasserdampfdestillation aus dem Kraut

Hauptwirkstoffe
Estragol, Ocimen

Ölgehalt
unter 1 %

Charakteristika
anregend, magenstärkend,
verdauungsfördernd

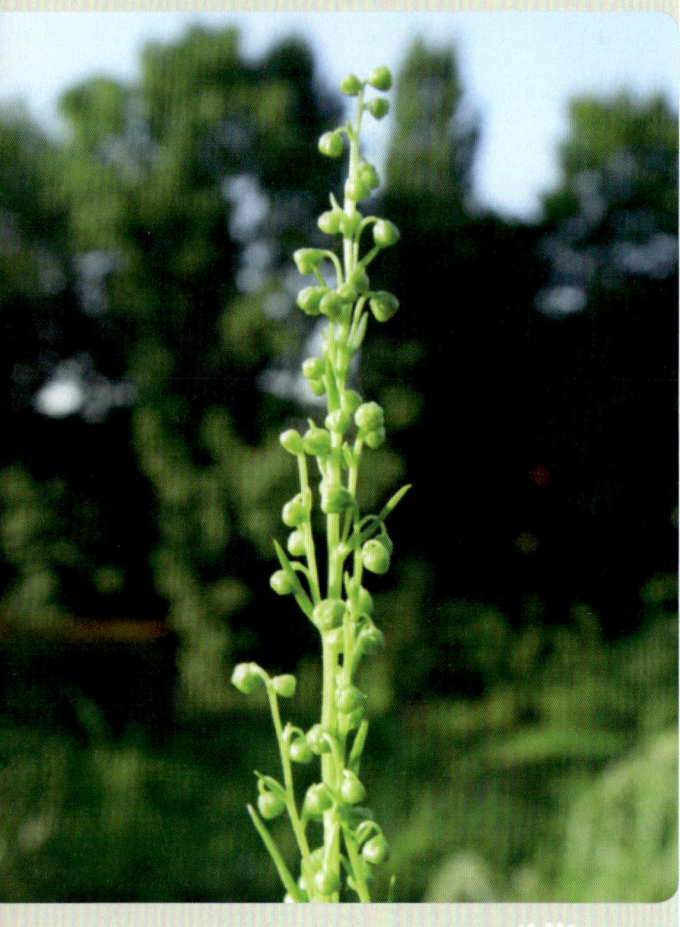

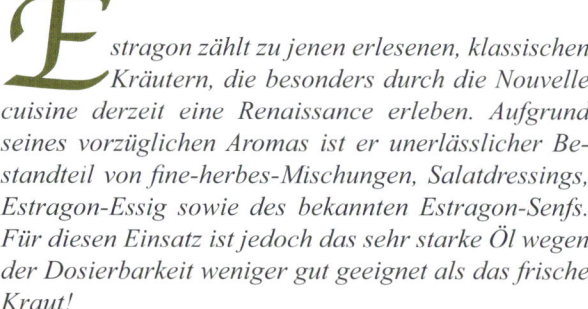

*E*stragon zählt zu jenen erlesenen, klassischen Kräutern, die besonders durch die Nouvelle cuisine derzeit eine Renaissance erleben. Aufgrund seines vorzüglichen Aromas ist er unerlässlicher Bestandteil von fine-herbes-Mischungen, Salatdressings, Estragon-Essig sowie des bekannten Estragon-Senfs. Für diesen Einsatz ist jedoch das sehr starke Öl wegen der Dosierbarkeit weniger gut geeignet als das frische Kraut!

Pflanzenaufbau

Estragon ist eine fast kahle, bis 1,20 m hoch werdende, mehrjährige Staude mit zahlreichen verzweigten Stängeln, die mit schmalen lanzettförmigen Blättern besetzt sind. Die kleinen gelblichen Röhrenblüten sind in kugeligen, nickenden Köpfchen angeordnet.

Wirkungsweise

Estragon enthält das ätherische Öl Oleum Dracunculi, das einen positiven Einfluss auf das neurovegetative Nervensystem hat. Aufgrund seiner krampflösenden Eigenschaft wird Estragon in der Volksheilkunde als verdauungsanregendes und magenstärkendes Heilmittel empfohlen, das auch bei Katarrh und Stoffwechselerkrankungen angezeigt ist. Das aromatisch-würzige Estragonöl würde in der Duftlampe unwillkürlich Assoziationen zu pikanten Rohkostsalaten und feinen Kräuterdressings wecken, weshalb es als Duftöl nicht empfehlenswert ist.

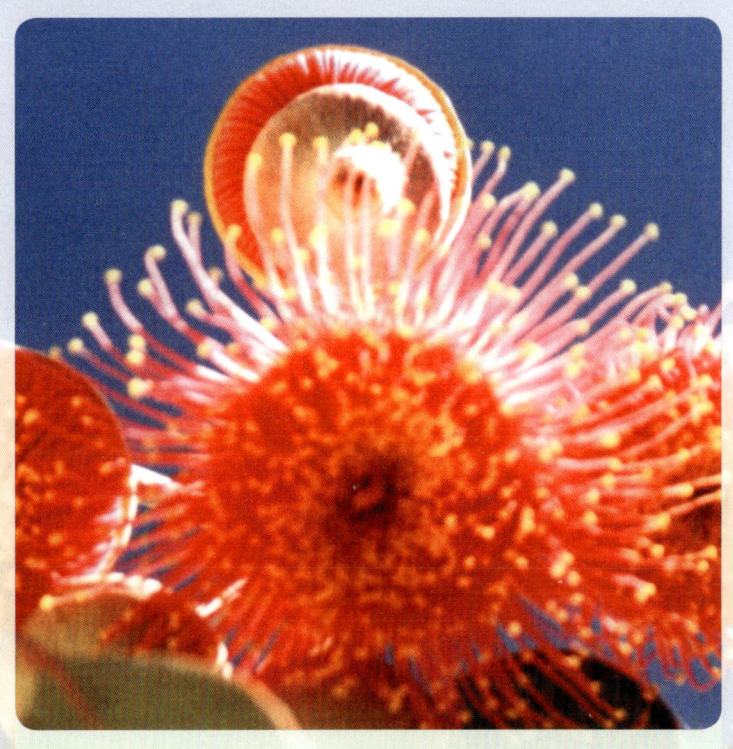

Du Eucalyptus globulus -
Kraft ist Dein wahrer Obolus.
Klarheit, Reinheit ist die Botschaft,
die Dein Duft verströmt so lebhaft.

Eukalyptus

Eukalyptus

Eukalyptus

Eucalyptus globulus

Familie
Myrtaceae – Myrtengewächse
Standort
Australien, Mittelmeergebiet, Indien, Südamerika
Essenz
Wasserdampfdestillation aus den Blättern
Hauptwirkstoff
1,8-Cineol
Ölgehalt
etwa 2 %
Charakteristika
antiseptisch, hustenlösend, anregend

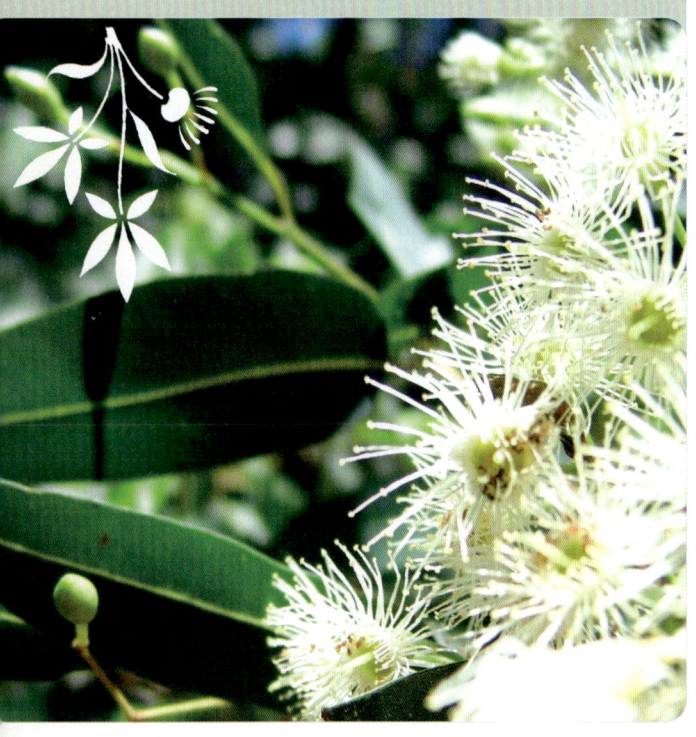

Das Ursprungsland der Gattung Eukalyptus mit mehr als 600 Arten ist Australien. Der Riesen-Eukalyptus (Eucalyptus regnans) gilt als der höchste Laubbaum der Erde und kann etwa bis zu 120 m hoch werden. Da der Eukalyptusbaum für seinen schnellen Wuchs extrem viel Wasser benötigt, bedienten sich seiner die Spanier schon zu Kolonialzeiten, um in tropischen Ländern die von Malaria geplagten

Sumpfgebiete trockenzulegen. Der hohe Wasserbedarf des Eukalyptusbaums stellt im Plantagenanbau ein großes ökologisches Problem dar. Darüber hinaus eignet er sich für die Gewinnung von Honig, liefert Harz und dient als Brennholz.

Pflanzenaufbau

Eukalyptus globulus ist ein immergrüner Laubbaum mit zähen, blaugrünen und aromatisch duftenden, meist länglichen, sichelförmigen Blättern und hartem Holz. Typisch ist die sich in Streifen ablösende, gräuliche Borke.

Wirkungsweise

Das Hauptcharakteristikum des Eukalyptus ist seine keimtötende, entzündungshemmende Wirkung auf die Atemwege. Er wird deshalb überwiegend zur Inhalation oder als schleimlösender Tee bei Husten, Heiserkeit und Erkältung empfohlen. Ferner wirkt er fiebersenkend und gilt in Einreibungen verwendet als Antirheumatikum.

Da viele Medikamente Eukalyptus enthalten, werden mit dem Duft des Eukalyptus-Öls unwillkürlich Medizin und Sterilität assoziiert. In der Duftlampe wirkt Eukalyptus besonders positiv auf die Atemwege und eignet sich sowohl bei Husten, Erkältung und Stirnhöhlenentzündungen als auch bei Asthma und Bronchitis. Beim Einatmen werden die roten Blutkörperchen aktiviert, wodurch in der Lunge mehr Sauerstoff absorbiert werden kann und die einzelnen Körperzellen besser mit Sauerstoff versorgt werden.

Bei Trägheit und Lustlosigkeit wirkt Eukalyptus belebend und motivierend. Er steigert die Konzentrationsfähigkeit und eignet sich daher auch als unterstützender Duft während der geistigen Arbeit.

Eukalyptus kann gut mit Lavendel, Melisse oder Zitrone gemischt werden.

Eigenschaften

stärkend	bei Lethargie und Schwäche
anregend belebend	bei Konzentrationsschwäche
antibakteriell	bei Erkältung, Husten
krampf- und	bei Entzündungen
schleimlösend	der Atemwege

Weitere Anwendung

äußerlich: Versprüht wirkt Eukalyptus stark keimtötend und desinfizierend. Die Emulsion einer 2 % Eukalyptus-Essenz tötet bis zu 70 % der im Raum schwebenden Staphylokokken. Deshalb werden ätherische Öle in der

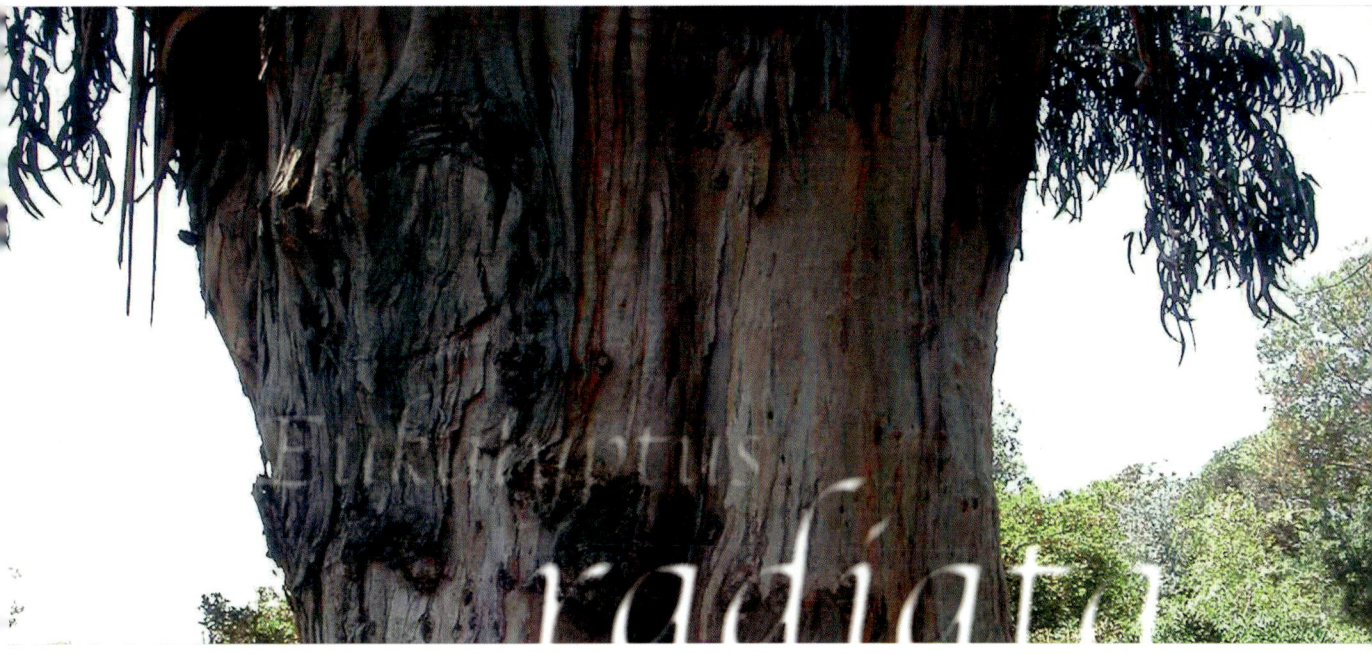
Eukalyptus radiata

Erkältungszeit gerne als Raumspray zur Desinfektion der Raumluft angewendet.

innerlich: Teeaufguss der getrockneten Blätter oder 1-2 Tropfen Öl auf 1 Teelöffel Honig in 1 Tasse warmem Wasser gelöst als krampf- und schleimlösendes Mittel bei Entzündungen der Atemwege.

Hinweis: Manche Homöopathen raten vom Einsatz während einer homöopathischen Behandlung ab. Für Babys und Kleinkinder sollte das Öl nicht verwendet werden.

Wirkungsweise:
Das Öl eignet sich für Kinder oder ältere Menschen besser als der Eukalyptus globulus, da das Aroma sanfter und nicht so stechend ist und die Verträglichkeit besser ist. Bei Babys sollte das Öl jedoch trotzdem nicht verwendet werden.

Anwendung: Ideal zum Inhalieren oder als Zusatz für eine milde Hustensalbe.

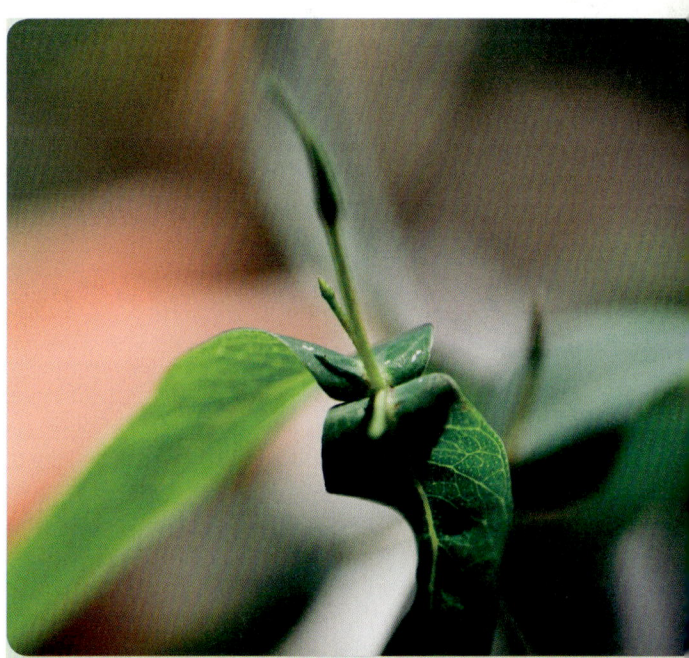
Eukalyptus radiata

Eukalyptus radiata

Hauptwirkstoffe
Limonen, Pinen, 1,8-Cineol

Charakteristika
Erfrischend schleimlösend, im Aroma etwas weicher als Eukalyptus globulus

Die Bäume von Eukalyptus radiata wachsen tendenziell nicht so hoch wie andere Eukalyptusbäume, sie werden nur ungefähr bis zu 30m hoch und haben schmale, spitze Blätter.

*F*enchel ist eine in den Mittelmeerländern beheimatete anmutige Staude, die mittlerweile in ganz Europa kultiviert wird und bei uns gelegentlich auch wild vorkommt. Schon die Römer kannten die außergewöhnliche Wirksamkeit dieser Pflanze und benutzten sie als Heilmittel für die verschiedensten Leiden.

Pflanzenaufbau

Fenchel hat eine zweijährige Wurzel, aus der ein glatter, fein gestreifter Stängel empor treibt, der bis zu 2 m hoch wird. Die bläulich-grünen Blätter sind doppelt gefiedert, die Blättchen fadendünn. Die großen goldgelben Blütendolden entwickeln kleine länglich gerippte Früchte.

Wirkungsweise

Neben Anis und Kümmel zählt Fenchel zu den Ölen mit der besten erwärmenden Wirkung. Fenchel-Öl wirkt blähungstreibend und krampflösend auf den Magen- und Darmtrakt und dient als Bestandteil in antirheumatischen Salben. Besonders hervorzuheben ist auch die äußerst positive Wirkung auf die Atemwege. Mit Honig gesüßter Fencheltee ist ein altbewährtes Heilmittel bei Keuchhusten und Bronchitis. Fenchel-Öl wirkt bei Husten, Heiserkeit, Erkältung und Bronchitis krampf- und schleimlösend. Es sollte aber besser Öl des süßen Fenchels verwendet werden, das milder ist als Bitterfenchel. Aufgrund der östrogenartigen Wirkung beeinflusst das Öl den weiblichen Hormonhaushalt und wirkt damit ausgleichend für Frauen.

Das angenehme süßlich duftende Fenchel-Öl verbreitet in der Duftlampe eine Atmosphäre der Geborgenheit, die nicht nur überstrapazierte Nerven beruhigt, sondern auch vor innerer Kälte erstarrte Gemüter zum Auftauen bringt und das geschwächte Selbstbewusstsein stärkt. Fenchel mischt sich u.a. gut mit Anis, Melisse, Minze und Rose.

Eigenschaften

erwärmend	bei Gefühlen der Verlassenheit
stärkend	bei innerer Schwäche, Nervosität
ermutigend	bei mangelndem Selbstbewusstsein
schleim- und krampflösend	bei Entzündungen der oberen Atemwege

Weitere Anwendung

äußerlich: Als Kompresse aus zerstoßenen Samen und Blättern (wie Teeaufguss, jedoch zähflüssiger) bei Schwellungen, insbesondere bei geschwollenen Brüsten, die durch Stauungen des Milchflusses bedingt sind.

Das Öl wird gerne verwendet für Einreibung gegen Winde; gemischt mit Cardamom und Kreuzkümmel in fettem Kamillenöl. Diese Anwendung hilft nicht nur Babys, sondern auch Erwachsenen, am besten auf dem Bauch im Uhrzeigersinn einreiben und dann warm halten.

innerlich: Als Teeaufguss der zerstoßenen Samen (1 Teelöffel Samen auf 1 Tasse Aufguss) bei Blähungen, Verdauungsstörungen, Magen-Darm-beschwerden, Übelkeit und Brechreiz sowie zur Förderung der Menstruation. Statt der zerstoßenen Samen kann auch das reine ätherische Öl verdünnt eingenommen werden: 1-2 Tropfen auf 1 Teelöffel Honig in 1 Tasse warmem Wasser gelöst 2-3 x täglich.

Hinweis: Nicht für Schwangere! Süsses Fenchelöl (var. dulce) ist milder als das Bitterfenchelöl (var. amara).

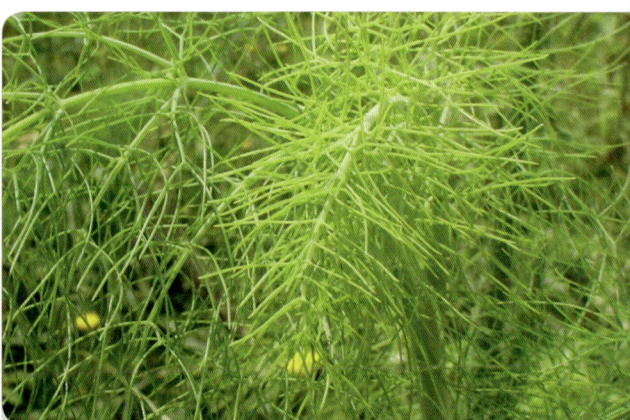

Fenchel

Foeniculum vulgare

Familie
Apiaceae – Doldenblütler
Standort
Mittelmeergebiet
Essenz
Wasserdampfdestillation aus den Früchten
Hauptwirkstoffe
Pinen, Limonen, Anethol, Fenchon
Ölgehalt
etwa 5 %
Charakteristika
erwärmend, krampflösend, milchbildend

Fichtennadel

Abies sibirica

Familie
Pinaceae - Nadelhölzer

Standort
Mittel- und Nordeuropa, Nordamerika, Russland

Essenz
Wasserdampfdestillation
aus den Zweigen mit Nadeln

Hauptwirkstoffe
Bornylacetat, Camphen

Ölgehalt
unter 1 %

Charakteristika
anregend, kräftigend, schweißtreibend

*D*ie Fichte ist besonders in den Wäldern Nord-Russlands und Sibiriens verbreitet. Der angenehm würzige Duft des Splintholzes, des Harzes und der Zapfen strömt einem auch bei ausgedehnten Waldspaziergängen in unseren heimischen Fichtenwäldern (Picea abies) entgegen.

Pflanzenaufbau

Die Sibirische Fichte ist ein immergrüner, pyramidal wachsender Nadelbaum und unterscheidet sich von der europäischen Fichte (Picea abies) durch dünnere eikegelförmige Zapfen und eine etwas andere Schuppenform. Der Stamm ist von einer schuppigen, rotbraunen Rinde überzogen. Die Äste stehen waagerecht vom Stamm ab, die Zweige sind ringsum mit Nadeln besetzt. Die Fichte ist einhäusig und die weiblichen Blüten entwickeln sich zu walzenförmigen hängenden Zapfen.

Wirkungsweise

Junge Fichtensprossen sind ebenso wie das Harz und die Nadeln ein altbewährtes Heilmittel bei Bronchitis. In alten Kräuterbüchern werden Fichtennadeln und -sprossen auch als Badezusatz bei rheumatischen Schmerzen, Gicht und Durchblutungsstörungen empfohlen. Das Fichtennadel-Öl wird gerne für Hustenbalsame eingesetzt, außerdem zur Zubereitung von aktivierendem Franzbranntwein.
Fichtennadel-Öl verbreitet in der Duftlampe eine angenehme belebende Atmosphäre, die sich besonders bei Erschöpfung und geschwächter innerer Verfassung positiv auswirkt. Es hat auch eine aktivierende Wirkung, die Mut macht und frische Lebenskraft verströmt. Fichtennadel-Öl passt u.a. gut zu Eukalyptus, Lavendel und Thymian.

Eigenschaften

anregend	bei Schwächezuständen
belebend	bei Lustlosigkeit
entzündungs-hemmend	bei Schnupfen und Bronchitis
energiespendend	bei Grippe und Erkältung

Weitere Anwendung

äußerlich:

Zur Inhalation (2 Tropfen Fichtennadel-Öl, 1 Tropfen Thymian-Öl, 3 Tropfen Eukalyptus-Öl auf 1 Esslöffel Honig gelöst auf 1 Schale kochendes Wasser) bei grippalen Infekten, Bronchitis und Stirnhöhlenvereiterung.
Diese Mischung kann ebenfalls als durchblutungsfördernder und belebender Badezusatz verwendet werden, der sich auch besonders bei rheumatischen Erkrankungen, Gicht und Muskelverhärtungen anbietet. Hierfür kann das möglichst frische Öl auch in Milch gelöst werden. Fichtennadel-Öl als Badeextrakt bewirkt durch die bessere Durchblutung des Gesamtorganismus auch eine Stoffwechselförderung und Leistungssteigerung. Auch für den Saunagang ist es gut zu verwenden.

innerlich: Aus den im Frühjahr frisch gesammelten Fichtenknospen, Triebspitzen und jungen Nadeln wird der bekannte Tannenwipferltee zubereitet. Hierfür werden 1-2 Teelöffel dieser Knospen und Triebe für 1 Tasse Aufguss benötigt. Das Wasser sollte heiß, aber nicht mehr kochend sein. Zum Süßen nur Honig verwenden. Dieser Tee gilt nicht nur als vorzügliches Heilmittel bei Husten, Heiserkeit und Verschleimung, sondern ebenso bei Blasenkatarrh. Aufgrund seines hohen Vitamin-C-Gehaltes wird er auch mit Erfolg bei Frühjahrsmüdigkeit eingesetzt.

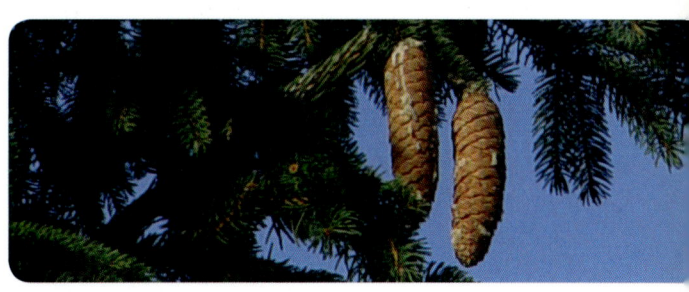

Fichtennadel

Galbanum

Ferula gummosa

Familie
Apiaceae – Doldenblütler

Standort
Syrien, Türkei, Irak, Iran

Essenz
Extraktion des Resinoids und anschließende Wasserdampfdestillation

Hauptwirkstoffe
α, β -Pinen

Ölgehalt
etwa 10 %

Charakteristika
beruhigend, harmonisierend

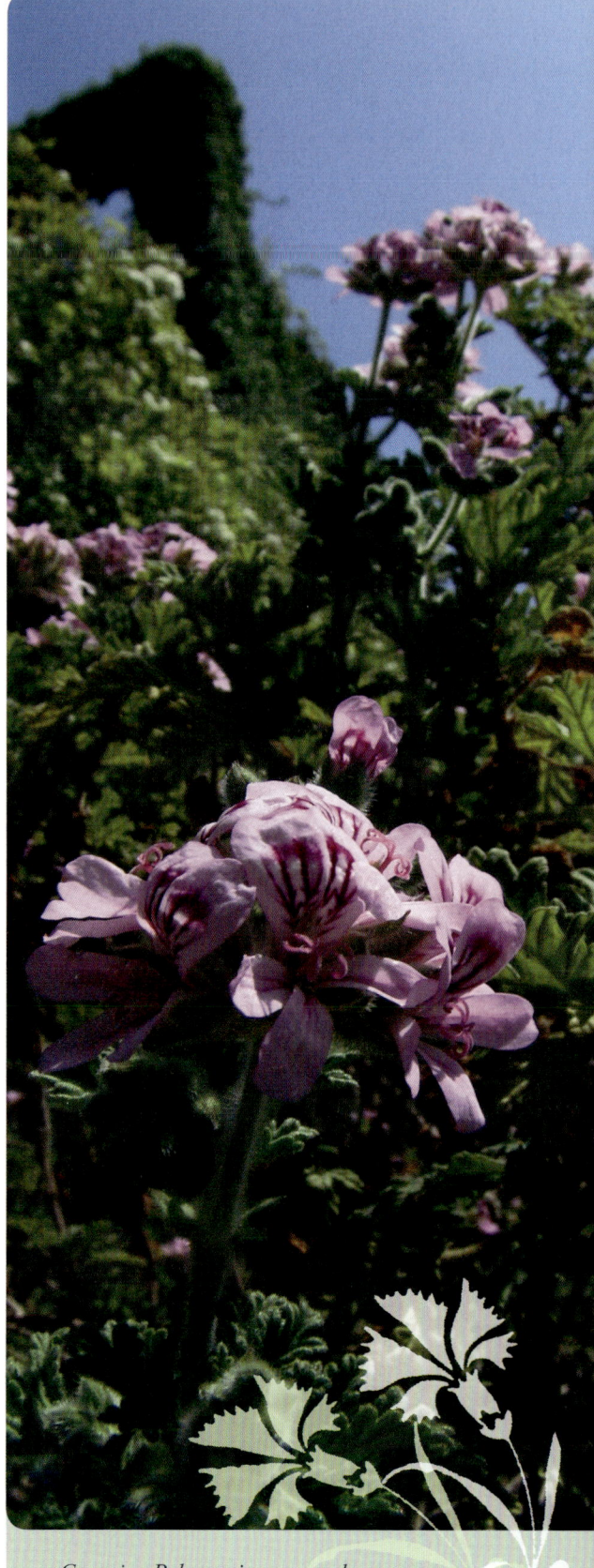

Geranie - Pelargonium graveolens

*D*ie Galbanum-Essenz wird aus der Galbanum-Wurzel gewonnen, indem man sie anschneidet und aus dem austretenden Harz zunächst ein Resinoid extrahiert. Durch Wasserdampf-destillation entsteht schließlich das balsamartige ätherische Öl.

Pflanzenaufbau

Galbanum ist ein mehrjähriger, sehr kräftiger, bis zu 3 m hoch werdender, fenchelähnlicher Doldenblütler mit großen, reich verzweigten, kugeligen, sattgelben Dolden und vielfach gefiederten Blättern.

Wirkungsweise

Das herb würzig duftende Galbanum-Öl ist ein hervorragendes Anti-Stress-Mittel, das bei allen stress-bedingten Verspannungen, bei Ärger, innerer Verbitte-rung und Verhärtung schnell Erleichterung verschafft. Es wird vor allem bei der Herstellung von Natur-parfums als herbe Komponente eingesetzt.
Aufgrund ihrer entzündungshemmenden Eigenschaft wird die Galbanum-Essenz u.a. bei Akne und Furun-keln empfohlen.

Eigenschaften

beruhigend bei allgemeinen Stresssymptomen
harmonisierend bei Ärger, Verbitterung
krampflösend bei Verspannungen, die durch Angst und Nervosität bedingt sind

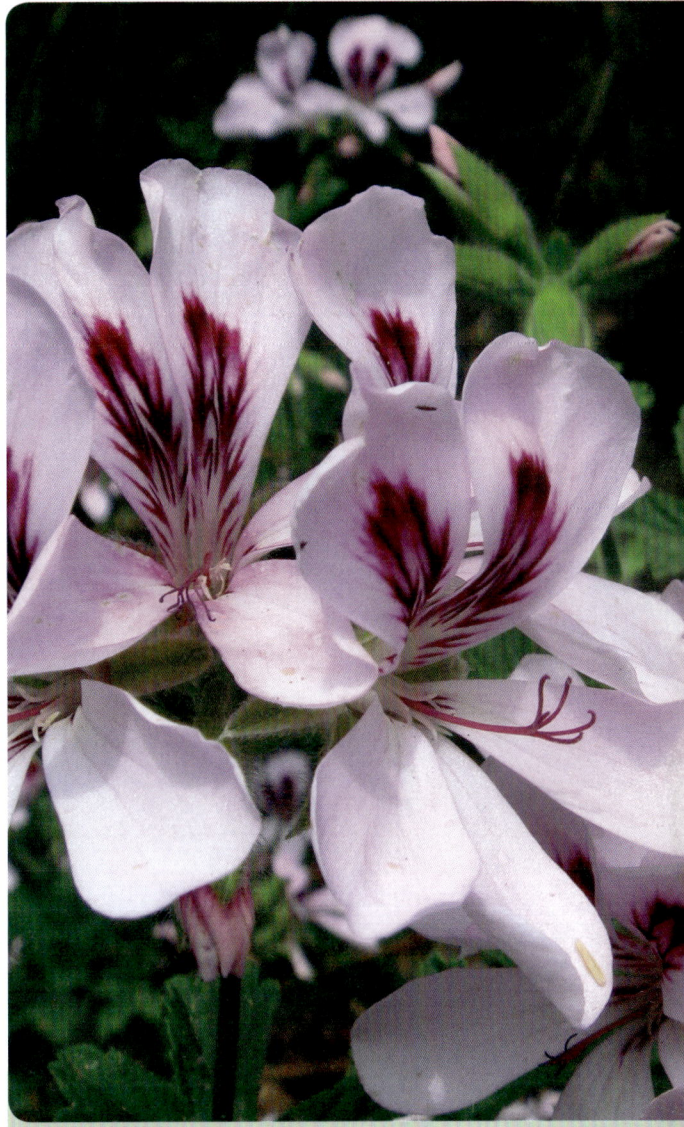

Zur Pflanzengattung Pelargonium gehört eine Vielzahl verschiedener Arten mit meist etlichen Unterarten oder Varianten, die selbst fachkundige Botaniker kaum differenzieren können. Auch von Pelargonium graveolens existieren einige Unterarten, so dass die Essenz ein recht breites Duftspektrum von zitrusfrisch bis balsamisch-blumig besitzt.

Pflanzenaufbau

Pelargonium graveolens ist wie die meisten Pelargonium-Arten eine mehrjährige, krautige Pflanze, mit verholztem stark verzweigtem Stängel und handförmig, tief gelappten, beim Zerreiben stark duftenden Blättern. Die 5-blättrigen Blüten sind rosa bis purpurfarben.

Wirkungsweise

Das blumig frisch duftende Rosengeranien-Öl bietet sich vor allem bei starken Gefühlsbelastungen und Unausgeglichenheit an, die meist mit einer allgemeinen Körperschwäche und Energielosigkeit einhergehen. Geranie eignet sich auch hervorragend zum Vertreiben aufdringlicher Insekten.

Rosengeranien-Öl kann wegen seiner hormonähnlichen Inhaltsstoffe vor allem für Frauen stabilisierend und ausgleichend wirken, am besten gemischt mit den individuellen Lieblingsdüften. Da das Öl ähnliche Inhaltsstoffe wie die Rose hat und wesentlich preiswerter ist, wird es industriell oft zum Verfälschen von Rosen-Öl verwendet.

Es mischt sich gut mit Zitrus-Ölen, Rose und Basilikum.

Eigenschaften

stimulierend	bei Unzufriedenheit und Unlust
ermunternd	bei Depressionen und Lethargie
stärkend	bei allgemeiner Körperschwäche
entzündungs-hemmend	bei Hautproblemen

Weitere Anwendung:

außerlich: Zur Wundbehandlung bei schlecht heilenden Wunden und Geschwüren aller Art: In 2 %-iger Verdünnung gut verschüttelt in destilliertem Wasser oder reinem Rosenwasser <u>ohne</u> Alkohol aufsprühen oder mit getränkter Kompresse abtupfen. Die Verwendung ist auch gemischt in einem „fetten" Basis-Öl als Massage-Öl möglich, das aber nur um die Wunde herum aufgetragen wird.

Geranie

Pelargonium graveolens

Familie
Geraniaceae – Storchschnabelgewächse

Standort
Afrika, Reunion, Madagaskar, Russland

Essenz
Wasserdampfdestillation aus den Blättern

Hauptwirkstoffe
Geraniol, Citronellol, Linalool

Ölgehalt
unter 1 %

Charakteristika
stärkend, stimulierend

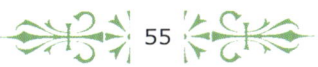

Grapefruit

So leuchtend wie die Abendsonne
bringst Du Übermut und Wonne.
Strömt Deiner Früchte Duft ins Zimmer,
spiegelt er des Glückes Schimmer.

Grapefruit

Grapefruit

Citrus paradisi

Familie
Rutaceae – Rautengewächse

Standort
Mittelmeergebiet, Ostasien

Essenz
Kaltpressung aus den Fruchtschalen

Hauptwirkstoffe
Limonen, Citral, Sinensal

Ölgehalt
etwa 1 %

Charakteristika
antidepressiv, erfrischend

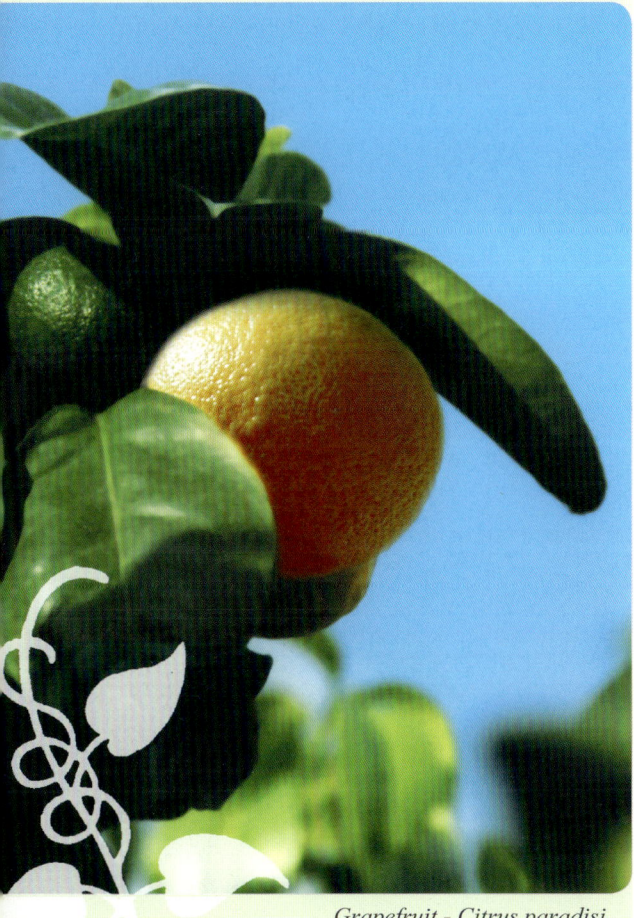

Grapefruit - Citrus paradisi

Der Grapefruitbaum (Citrus paradisi) ist vermutlich eine natürliche Kreuzung aus der Orange (Citrus sinensis) und der Pampelmuse (Citrus maxima). Der Name Grapefruit leitet sich von den Früchten ab, welche büschelweise (engl. grape = Traube) am Baum hängen.

Pflanzenaufbau

Der immergrüne Baum ist normalerweise etwa 5-6 m hoch, kann aber bis zu 13-15 m hoch werden. Die Blätter sind dunkelgrün und bis zu 15 cm lang. Aus den weißen, vier- bis fünfblättrigen Blüten mit einem Durchmesser von etwa 5 cm entwickeln sich gelbschalige Früchte von etwa 10-15 cm Durchmesser mit säuerlich schmeckendem, gelbem bis rötlichem Fruchtfleisch.

Wirkungsweise

Dem Grapefruit-Öl wird eine stimulierende Wirkung auf den Thalamus, einen Bestandteil des Zwischenhirns zugeschrieben. Diese löst die Schüttung von Botenstoffen aus, die die Gefühle beflügeln.

Die Grapefruit-Essenz verströmt in der Duftlampe einen angenehm frischen positiven Duft, der bei Niedergeschlagenheit, Erschöpfung und Lustlosigkeit aufbauend und stimulierend wirkt. Bei depressiven, bedrückenden und beklemmenden Gefühlen wirkt Grapefruit-Öl erheiternd und aufhellend.

Grapefruit harmoniert gut mit Fichte, Kiefer, Muskatellersalbei, Sandelholz und Ylang Ylang.

Eigenschaften

erfrischend   bei Niedergeschlagenheit
stimulierend   bei Erschöpfung und Lustlosigkeit
antidepressiv   bei Depressionen und Trauer

Weitere Anwendung

äußerlich: Grapefruit ergibt in Kombination mit anderen Essenzen in fettem Öl gemischt erfrischende, durchblutungsfördernde Massage-Öle. Es wird deshalb auch eingesetzt für Cellulite Massage-Öle oder zur unterstützenden, hautstraffenden Einreibung zum Abnehmen. Darüber hinaus eignet es sich für aktivierende „Gute Laune" Duschgels und als Badezusatz.

Ho Blätter

Cinnamomum camphora

Familie
Lauraceae – Lorbeergewächse

Standort
Südostasien

Essenz
Wasserdampfdestillation aus den Blättern

Hauptwirkstoff
Linalool

Ölgehalt
etwa 2%

Charakteristika
erfrischend belebend

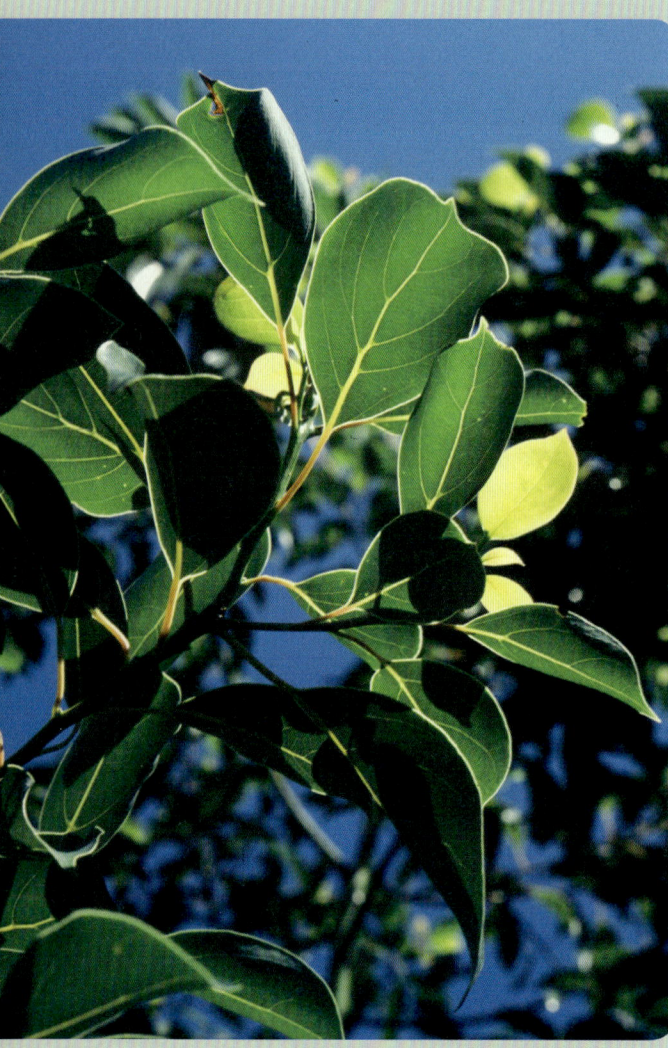

Ho Blätter - Cinnamomum camphora

*H*o Blätter stammen von einer Kampher-Baumart, deren ätherisches Öl allerdings ganz anders zusammengesetzt ist als das des Kampher-Holzes. Das ätherische Ho-Blatt-Öl kann aufgrund seiner ähnlichen Inhaltsstoffe als Ersatz für das Öl des bedrohten Rosenholzbaums verwendet werden.

Pflanzenaufbau

Der bis zu 50 m hohe, knorrig verzweigte Baum besitzt eine weit ausladende Krone und immergrüne, ganzrandige, ledrig glänzende Blätter. Die kleinen grünlich weißen Einzelblüten sind zu rispenartigen Blütenständen angeordnet.

Wirkungsweise

Wegen der sehr ähnlichen Inhaltsstoffzusammensetzung wie Rosenholzöl (ca. 90% Linalool) wird Ho-Blatt-Öl gerne als Ersatz für dieses verwendet, wobei das Aroma nicht identisch ist. Der frische weiche Duft der Ho Blätter eignet sich gut zur Raumbeduftung. Es entsteht eine Atmosphäre von Gelassenheit und Entspannung. Das Öl lässt sich gut kombinieren mit Sandelholz, Zypresse, Lavendel und Rose. Wegen seiner desinfizierenden und dabei sehr gut verträglichen Eigenschaften eignen sich Ho Blätter auch als mildes Öl für den Einsatz während der Erkältungszeit bei Kindern.

Eigenschaften

anregend und belebend bei Schwäche

desinfizierend bei Infektionen der Atemwege

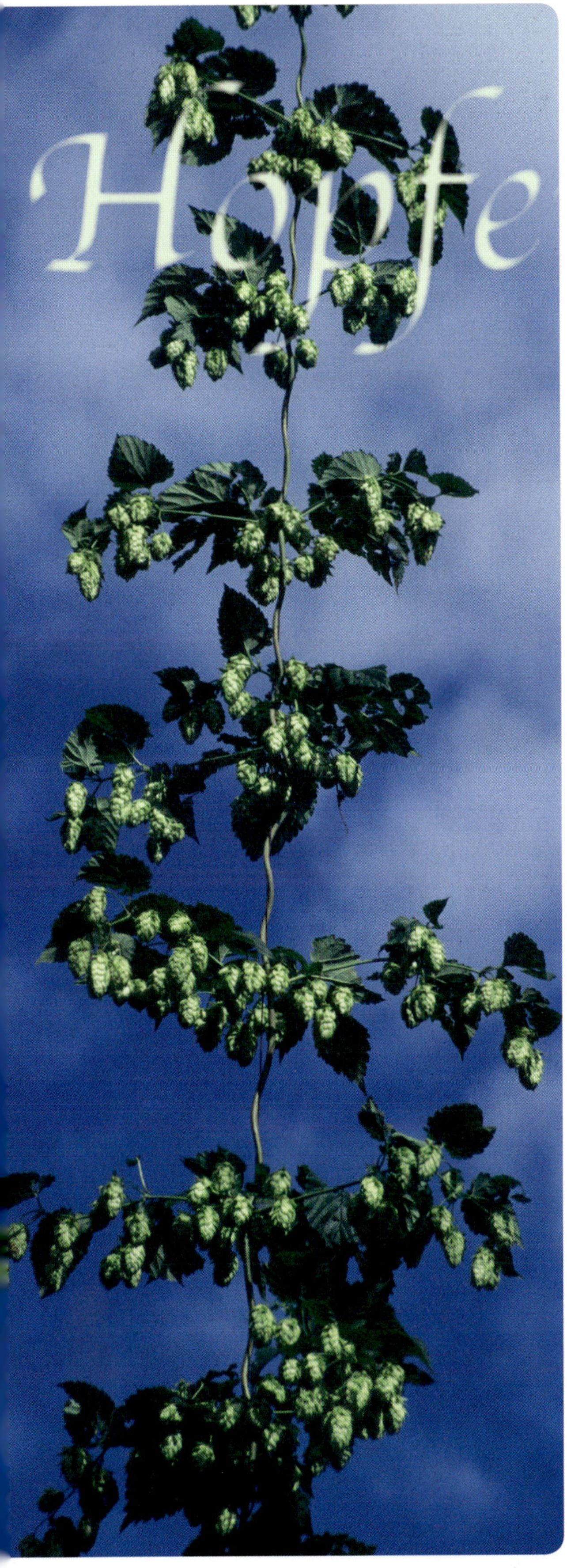

Die Wildform des Hopfens wächst bei uns in feuchten Auwäldern und -gebüschen sowie an Flussufern und wird zum Bierbrauen sowie als Arzneipflanze in vielen Ländern der Welt kultiviert. Hopfen ist zweihäusig, das heißt, es gibt rein männliche und weibliche Pflanzen. Zum Gewinnen der begehrten sogenannten „Hopfenzapfen" oder „Hopfendolden" werden nur die weiblichen Pflanzen an warmen, niederschlagsreichen Standorten angebaut.

Pflanzenaufbau

Hopfen ist eine ausdauernde Kletterpflanze und klimmt mit Hilfe von rauen Haaren an Büschen und Bäumen sowie in Kultur an eigens dafür eingerammten Holzstangen bis zu 7 m empor. Er ist im Gegensatz zu fast allen anderen Schlingpflanzen rechtswindend. Die gestielten Blätter sind 3- bis 7-lappig, die weiblichen Pflanzen entwickeln eiförmige Fruchtzapfen.

Wirkungsweise

Hopfen wirkt stark beruhigend, entspannend und schlaffördernd. Er bietet sich bei extremer Nervosität, Überreiztheit und sexueller Übererregbarkeit an. Sein starker aromatischer Geruch kann in höheren Dosierungen sogar betäubend wirken! Hopfen sollte daher in der Raumluft äußerst sparsam und bewusst eingesetzt werden. Die meisten Menschen bevorzugen als Einschlafhilfe die beliebteren Öle wie Lavendel, Mandarine, Neroli oder ein „frisch Gezapftes vom Faß".

Aus den getrockneten Hopfenzapfen kann auch ein Teeaufguss bereitet werden (1 Teelöffel Hopfenzapfen auf 1 Tasse Aufguss).

Hopfen

Humulus lupulus

Familie
Cannabaceae – Hanfgewächse
Standort
Mitteleuropa
Essenz
Wasserdampfdestillation aus den Blütendolden
Hauptwirkstoffe
Caryophyllen, Myrcen
Ölgehalt
etwa 1 %
Charakteristika
stark beruhigend, schlaffördernd

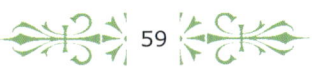

Hyazinthe

Hyacinthus orientalis

Familie
Liliaceae - Liliengewächse

Standort
Mitteleuropa

Essenz
Absolue aus den Blüten

Hauptwirkstoffe
Benzyl- und Zimtalkohol

Ölgehalt
unter 0,1 %

Charakteristika
harmonisierend, entspannend, aphrodisierend

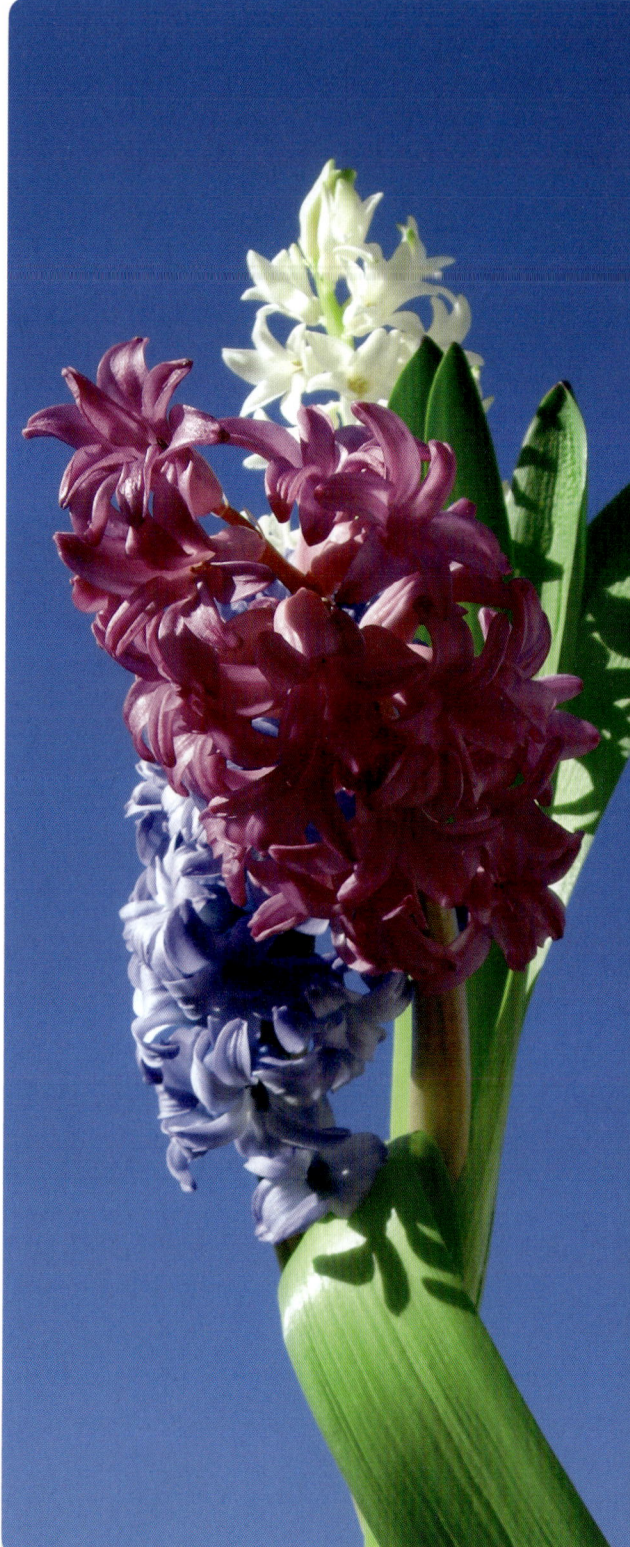

Hyazinth-Öl zählt zu den kostbarsten Essenzen. Für 1 kg Öl werden über 5.000 kg frische Blüten benötigt! Das entspricht etwa der Menge, die für 1 kg Rosen-Öl erforderlich sind.

Wirkungsweise

Der süße, blumige, fast etwas schwere Duft des Hyazinth-Öls wirkt bei nervösen Menschen zunächst entspannend und beruhigend. Mit dem sich ausbreitenden Duft entsteht allmählich eine stimulierende und aktivierende Atmosphäre, die u.a. auch Eisblöcke zum Schmelzen bringt und das sinnliche Empfinden steigert.

Das teure Hyazinth-Öl ist heute sehr selten in natürlicher Qualität erhältlich. Als Alternative eignet sich das Magnolien-Öl.

Eigenschaften

entspannend   bei Nervosität
stimulierend   bei geistiger Erschöpfung

aufbauend und   bei mangelndem sinnlichem
aphrodisierend Empfinden und sexueller Unlust

Weitere Anwendung

äußerlich: In Verdünnung mit fettem Öl für aphrodisierende Vollbäder und erotische Ganzkörper-Massagen.

Hyazinthe - Hyacinthus orientalis

Immortelle – die „Unsterbliche" heißt die kleine Blume, die fast im ganzen Mittelmeergebiet verbreitet ist und auch Italienische Strohblume genannt wird. Sie stellt an den Boden kaum Ansprüche und ist auf Geröllhalden, steinigen Berghängen und Straßenrändern zu finden.

Pflanzenaufbau

Die Immortelle ist ein süßlich-schwer duftender Halbstrauch, der 40-50 cm hoch wird. Ihre lanzettenförmigen Blätter sind grau-weiß filzig behaart. Die fast kugelförmigen, goldgelben Blütenköpfchen sind aus Röhrenblütchen zusammengesetzt.

Wirkungsweise

Auf die Atemwege wirkt Immortelle schleimlösend, antibakteriell und entzündungshemmend, was vor allem bei Erkältungskrankheiten, Husten, Heiserkeit und Bronchitis deutlich spürbar wird. Außerdem wirkt sie entkrampfend bei Magen-Darmentzündungen. Wegen ihrer hautverträglichen Eigenschaften eignet sie sich auch als Zusatz in hautpflegenden Salben und Cremes.

Besonders hervorzuheben ist auch ihre geistig-seelische Wirkung, die sich vor allem Menschen zu Nutze machen können, die an Problemlösungen arbeiten, zu Nervosität neigen und nur schwer innere Ruhe erlangen können.

Immortelle hat einen würzig erdigen Duft, der auch sehr erdend wirkt und besonders Menschen, die sich häufig in ihren Fantasien verlieren, auf den Boden der Realität zurückholt. Nachts kann der Duft der Immortelle auch die Träume intensivieren. Immortelle hat eine erwärmende und anregende Wirkung, die sich als unterstützender Duft bei der Bewältigung von Problemlösungen und beim Brainstorming anbietet. Immortelle harmoniert gut mit Bergamotte, Orange, Zitrone und Zypresse.

Eigenschaften

erdend	bei geistigen Höhenflügen
anregend	bei Konfliktbewältigungen
entzündungshemmend	bei Erkältung
schleimlösend	bei Husten, Heiserkeit

Weitere Anwendung

äußerlich: Waschungen und Kompressen bei unreiner und entzündeter Haut; als Zusatz in Sonnenschutz- und Massage-Öl.

Einreibungen mit Immortelle-Massage-Öl steigern den Lymphfluss und fördern die Entgiftung über Leber und Niere.

Als Kompresse mit fettem Arnikaöl auf Prellungen oder andere stumpfe Verletzungen aufgelegt, hilft das Öl, dass keine blauen Flecken entstehen oder diese schneller wieder abklingen.

Immortelle

Helichrysum italicum

Familie
Asteraceae – Korbblütler

Standort
Mittelmeergebiet, Nordwestafrika

Essenz
Wasserdampfdestillation aus dem blühenden Kraut

Hauptwirkstoffe
Nerol, Nerylacetat, Italidion

Ölgehalt
unter 1 %

Charakteristika
stimulierend, schleimlösend, entzündungshemmend

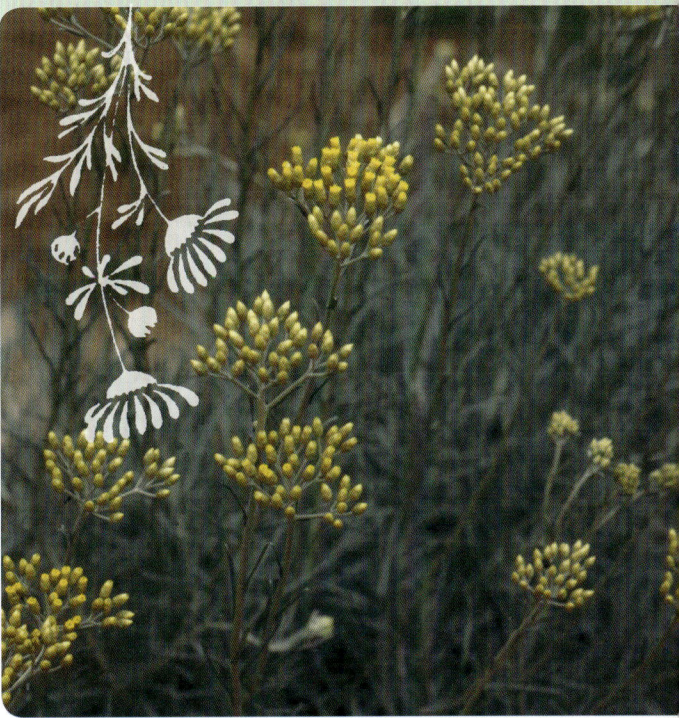

Immortelle

Ingwer

Zingiber officinale

Familie
Zingiberaceae – Ingwergewächse

Standort
Indien, China, Java

Essenz
Wasserdampfdestillation aus dem Wurzelstock (Rhizom)

Hauptwirkstoffe
Zingiberen, Zingiberol

Ölgehalt
etwa 2 %

Charakteristika
erwärmend, verdauungsfördernd

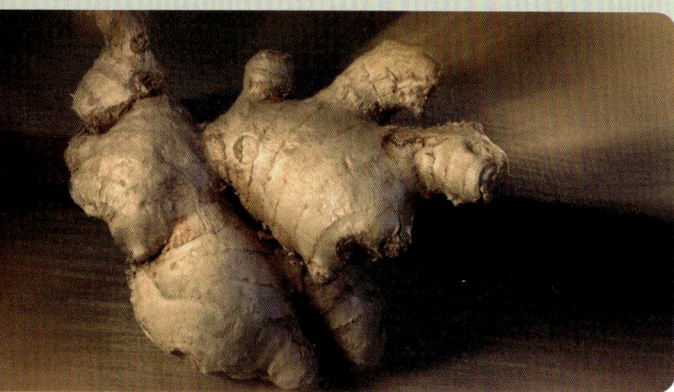

Ingwer ist in Asien, insbesondere in Indien, China und auf Java seit jeher nicht nur ein geschätztes Gewürz, sondern ein ebenso anerkanntes Heilmittel für die verschiedensten Krankheiten.

Pflanzenaufbau

Ingwer ist eine bis zu 2 m hoch werdende Staude mit schilfähnlichen Stängeln und schmalen Blättern, die jedes Jahr absterben, um dann erneut aus dem unterirdischen Rhizom auszutreiben. Der Blütenstiel endet mit einem länglichen leuchtend rot-gelben ährenartigen Blütenstand. Wildformen des echten Ingwers sind nicht bekannt. Er wird in den tropischen und subtropischen Klimazonen Asiens ausschließlich kultiviert.

Wirkungsweise

Durch seine entzündungshemmende Kraft ist Ingwer bei allen Erkältungskrankheiten, Grippe und Rheuma angezeigt und bietet sich auch hervorragend zur Krankheitsvorbeugung an. Darüber hinaus wirkt er magenstärkend, appetitanregend und allgemein kräftigend.

Kaum wegzudenken ist Ingwer aus der asiatischen Küche, in der er zu den bedeutendsten Gewürzen zählt. In unserer heimischen Küche wird er überwiegend zum Backen verwendet. Ingwer-Scharfstoffe wie Gingerol im frischen Ingwer (Anmerkung: die Scharfstoffe sind im Ingwer-Öl nicht enthalten) erregen die Wärmerezeptoren in der Mundschleimhaut, was reflektorisch die Speichel- und Magensaftsekretion erhöht und dadurch die Verträglichkeit von Speisen erhöht.

Der Duft des Ingwer-Öls wirkt nicht nur erwärmend und kräftigend, sondern er löst auch innere Spannungen und Verhärtungen. Er bringt gefrorene Gefühle zum Tauen und wirkt besonders bei Männern potenzsteigernd. In Afrika soll es einen Eingeborenenstamm geben, in dem sich Frauen aus Ingwerknollen Gürtel basteln, die sie immer umlegen, wenn sie die eingeschlafene Liebeskraft ihrer Männer wieder erwecken wollen.

Eigenschaften

erwärmend	bei innerer Verhärtung
aphrodisierend	bei Gefühllosigkeit
entzündungshemmend	bei Grippe, Erkältung
anregend	auf die Verdauungsorgane

Weitere Anwendung

äußerlich: Ingwer-Tinktur oder das Öl verdünnt in fettem Basisöl zum Einreiben bei rheumatischen Beschwerden und Muskelverspannungen. Bei Mandelentzündung: 1-2 Tropfen Essenz auf 1 Teelöffel Honig in 1 Tasse lauwarmem Wasser gelöst. Als Zusatz zu aphrodisierenden Massage-Ölen.

innerlich: In Verdünnung eingenommen (1-2 Tropfen Öl auf 1 Teelöffel Honig in 1 Tasse warmem Wasser gelöst, nach den Mahlzeiten) ist Ingwer ein ideales Mittel gegen Impotenz. Auch gegen Reiseübelkeit findet der Ingwer Anwendung.

Ingwer ist ein wichtiger Bestandteil des indischen Chai, eine Art Milchtee, der aus schwarzem Tee, Milch, Ingwer, Zimt und Cardamom zubereitet wird. Dieser Tee wirkt zur kalten Jahreszeit erwärmend und stimulierend, im Sommer dagegen erfrischend und belebend. In unseren Breitengraden ist Ingwer ein beliebter Zusatz von gesüßten Getränken wie zum Beispiel Ginger Ale.

Iris

Iris pallida, Iris germanica, Iris florentina

Familie
Iridaceae – Schwertliliengewächse
Standort
Südeuropa, Indien, USA
Essenz
Wasserdampfdestillation aus dem getrockneten Wurzelstock (Rhizom)
Hauptwirkstoffe
Iron, Methylionon
Ölgehalt
etwa 0,1 %
Charakteristika
erlösend, harmonisierend

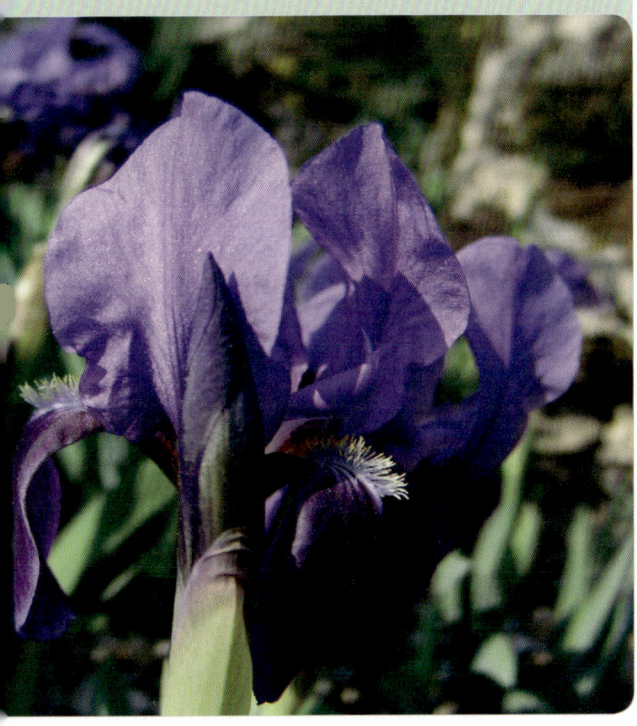

Die Indianer Nordamerikas kannten die Iriswurzel schon vor vielen Jahrhunderten als heilkräftige Pflanze und schätzten sie als vorzügliches Mittel gegen Wassersucht. Sie sammelten hauptsächlich den Wurzelstock, den sie im Herbst ausgruben, reinigten und an luftiger, schattiger Stelle zum Trocknen aufhängten. Erst nach ein bis zwei Jahren, wenn er vollkommen durchgetrocknet war, wurde er zerkleinert, meist pulverfein vermahlen und dann sowohl als

heilender Tee als auch für Kompressen verwendet. Auch heute muss das Rhizom erst 2 – 3 Jahre ruhen, bevor es destilliert wird, da der charakteristische Duft sonst nicht entwickelt ist.

Pflanzenaufbau
Die blaue Schwertlilie hat einen walzigen, kriechenden Wurzelstock, aus dem die schwertförmigen, schmalen Blätter hervorsprießen. Der Blütenstängel wird etwa 50 cm hoch und entfaltet 2-3 große zart lila, bei Zuchtformen weiße, cremefarbene oder gelbe Blüten. (Anmerkung: Iris germanica blüht blau und purpurviolett).

Wirkungsweise
Die Iriswurzel ist ein hervorragendes Mittel gegen Migräne und ebenso wirksam bei Magen-Darmentzündungen und mangelnder Funktion der Bauchspeicheldrüse. Das Öl wirkt stark schleimlösend, auswurffördernd, hautpflegend und psychisch stabilisierend in Krisensituationen
Der blumig einhüllende Duft der Iris-Essenz wird oft als der himmlische Duft bezeichnet. Iris-Öl verbreitet in der Tat eine unvergleichbar befreiende und erlösende Schwingung, welche die härtesten Blockaden und Verspannungen wie Butter schmelzen lässt. Die Schwermut verfliegt und ein von Liebe durchdrungenes Wonnegefühl strömt in unser Herz. Iris duftet auch gut mit Cassia, Jasmin, Orange, Neroli und Rose.

Eigenschaften
erlösend　　　　　　bei inneren Blockaden
harmonisierend　　　bei Spannungen, Schwermut
inspirierend　　　　　beim kreativen Schaffen

Weitere Anwendung
äußerlich: Iris ist ein edler Bestandteil vieler Parfümmischungen. Iris-Öl ist reinigend und zugleich hautpflegend. Bei Geschwüren und Brandwunden werden die frisch gesammelten Blätter zerquetscht und aufgelegt.

innerlich: Als Teeaufguss aus der getrockneten und pulverisierten Wurzel (½ Teelöffel auf 1 Tasse Kaltansatz, 6-8 Stunden ziehen lassen, dann abseihen und bei Bedarf den Tee etwas erwärmen) bei Magen-Darmentzündungen, Stirnhöhlenkatarrh und Migräne.

Iris

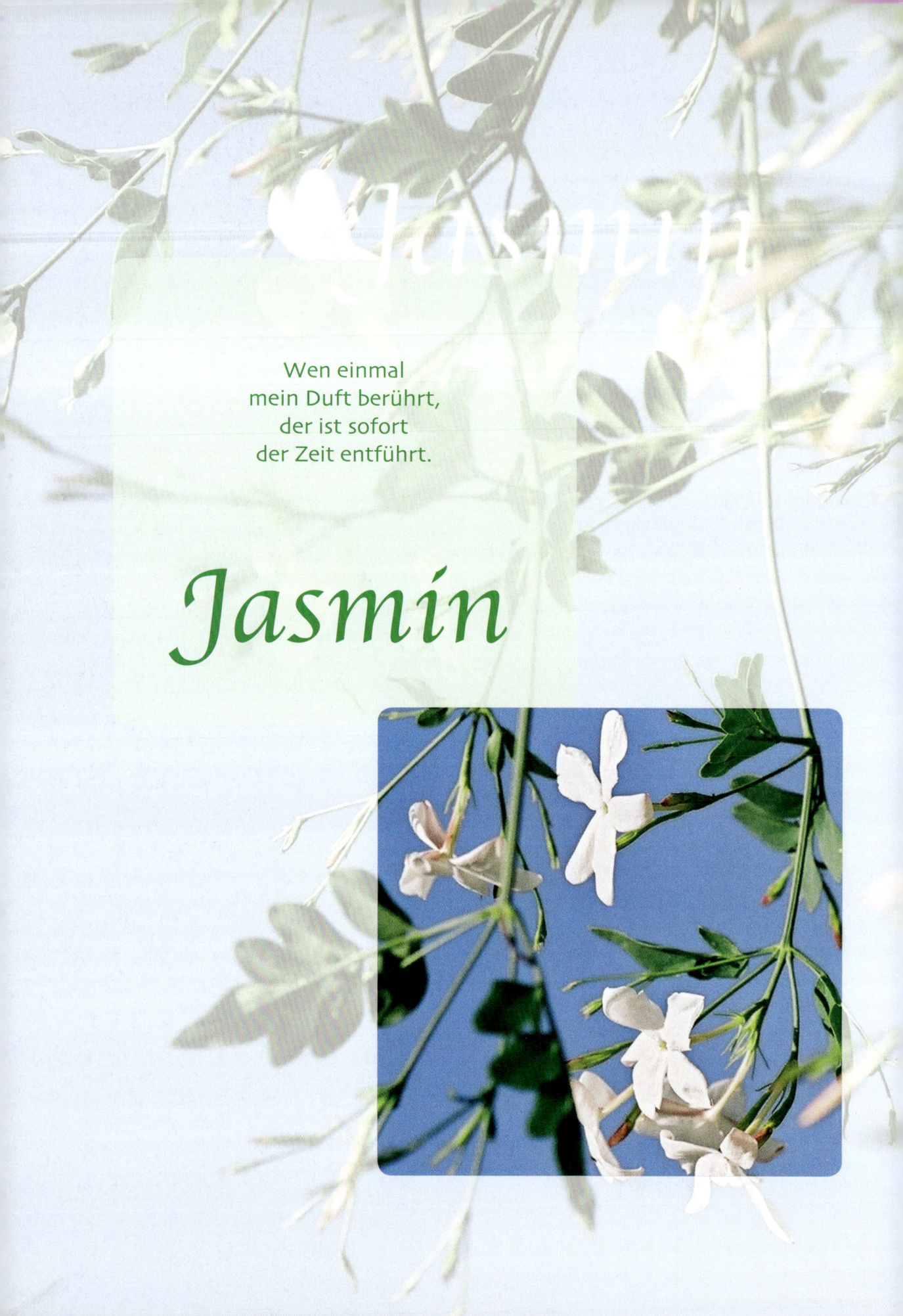

Wen einmal
mein Duft berührt,
der ist sofort
der Zeit entführt.

Jasmin

Jasmin

Jasminum officinale oder
Jasminum grandiflorum

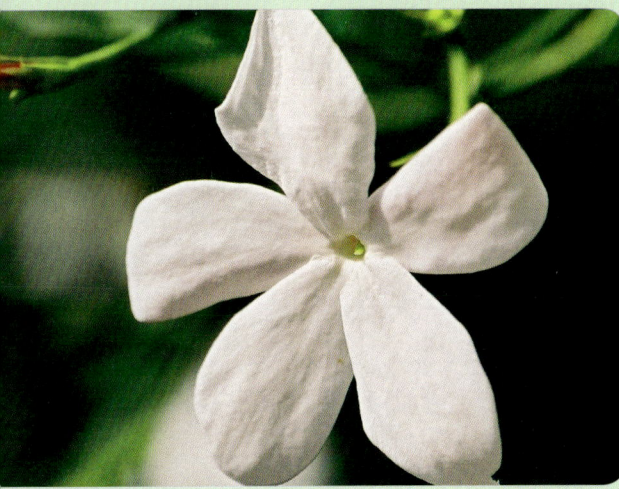

Familie
Oleaceae – Ölbaumgewächse

Standort
Indien, Ägypten, China, Mittelmeergebiet

Essenz
Extraktion mit Lösungsmittel aus den Blüten/
Absolue

Hauptwirkstoffe
Benzylacetat, Jasmon, Linalool, Phytol

Ölgehalt
etwa 0,1 %

Charakteristika
entspannend, aphrodisierend, stärkend

J asmin ist das Mondlicht im Hain und die Königin der Nacht – zumindest für die Inder, die diese außergewöhnliche Pflanze am meisten schätzen. Dort ist auch noch Arabischer Jasmin - Jasminum sambac bekannt. Doch auch in den anderen asiatischen Kulturen, vornehmlich in China und im arabischen Raum, wird der blühende Jasmin als lebendiges Symbol sinnlicher Liebe verehrt. Kein Wunder, denn der blumig-süße, betörende Duft frischer Jasminblüten hat eine unwiderstehliche, fast magische Faszination.

Pflanzenaufbau
Jasmin ist eine Kletterpflanze von zierlichem Wuchs. Dennoch rankt sie nicht selten bis zu einer stolzen Höhe von 8 m empor. Sie besitzt einfach gefiederte Blätter mit eiförmigen Fiederblättchen und zarte weiße Blüten, die in Traubendolden angeordnet sind.

Wirkungsweise
Der Duft des Jasmin durchdringt wirklich alles. Er löst gleichwohl innere Barrieren und körperliche Verspannungen und öffnet uns die Pforte zu der geheimnisvollen Welt der Sinne. Er holt uns unmittelbar in die Gegenwart und macht uns empfänglich für einen berauschenden Liebeszauber.

Jasmin ist sowohl ein erwärmendes Antidepressivum als auch ein altbewährtes Aphrodisiakum, dessen sich schon die alten Hochkulturen vor Jahrtausenden bedienten. Es hilft bei Depressionen, Frigidität und Impotenz.

Jasmin ist eine äußerst kostbare und beliebte Essenz. Sie ist vor allem in der Parfümindustrie sehr begehrt und wird daher heute in vielen Mittelmeerländern, insbesondere in Marokko, Ägypten, aber auch in Frankreich und Italien, speziell für die Ölgewinnung kultiviert.

Während man Jasmin-Öl früher durch die sehr aufwändige so genannte Enfleurage gewann, geschieht dies heute durch das moderne Extraktions-Verfahren. Dieses erhöht die Ausbeute und trägt dem enorm gestiegenen Bedarf Rechnung. Der hohe Preis von etwa 17,- Euro für ein Fläschchen Jasmin-Öl (Inhalt 1 ml!) relativiert sich vor dem Hintergrund, dass für die Gewinnung von einem Kilo Öl etwa eine Tonne oder eine Million Jasminblüten erforderlich sind.

Jasmin passt gut zu Sandelholz, Zeder und Tonka.

Eigenschaften

entspannend	bei Verspannungen
harmonisierend	bei Angst und Depressionen
aphrodisierend	bei Gefühllosigkeit und Unlust
krampflösend	bei Muskelverspannungen
stärkend	bei allgemeiner Schwäche

Weitere Anwendung
äußerlich: Als Zusatz in aphrodisierenden Massage- und Bade-Ölen. Jasmin-Massage-Öl bietet sich auch bei Rücken- und Gliederschmerzen an. Bei steifem Nacken kann das Öl auf die verspannte Muskulatur aufgetragen werden. Das hilft vor allem gut, wenn es bei den ersten Anzeichen schon aufgetragen wird!

Hinweis: Jasmin-Öl wird auch von Hebammen für die Geburtshilfe eingesetzt und sollte während der Schwangerschaft nicht verwendet werden.

Jasmin

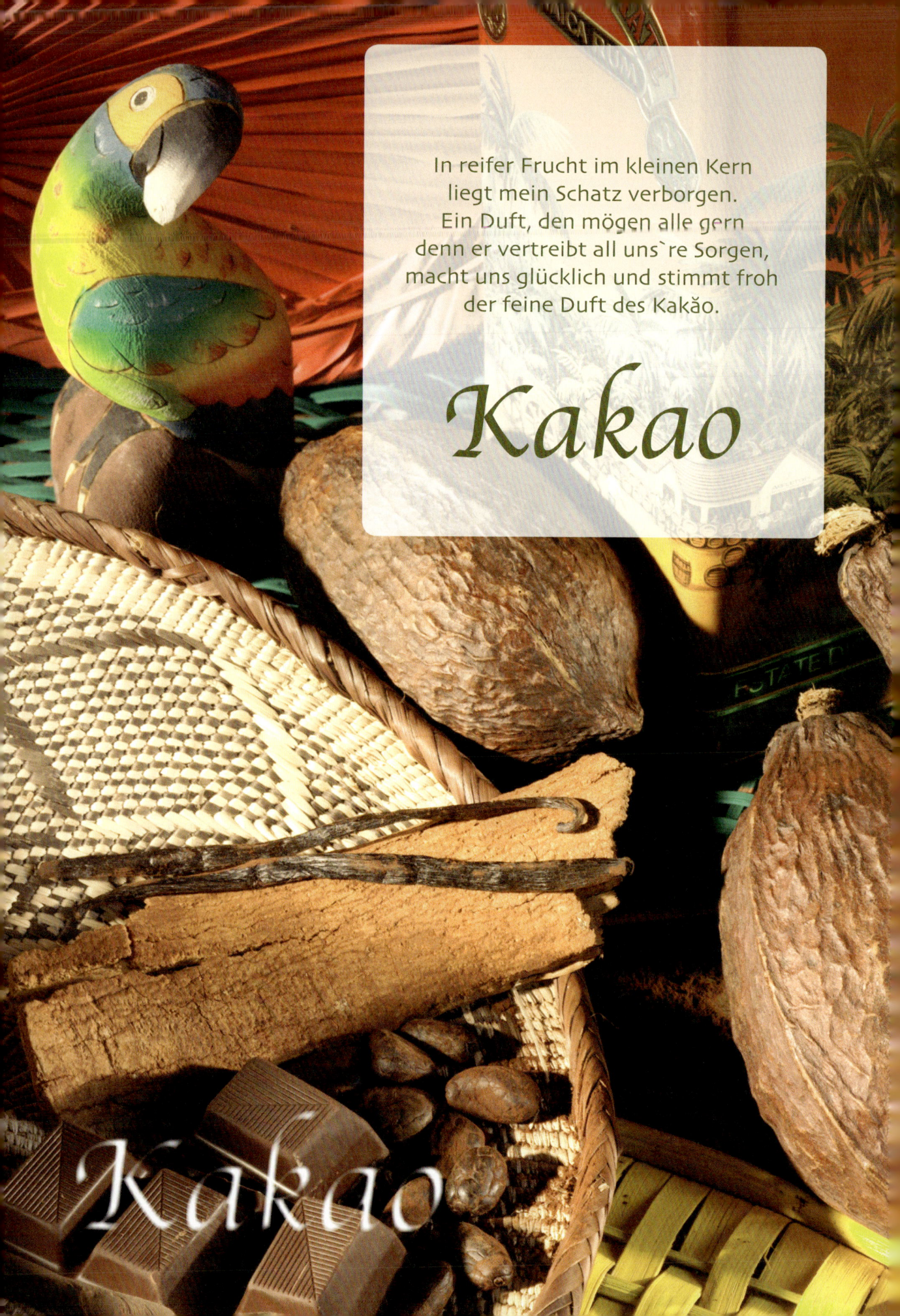

In reifer Frucht im kleinen Kern
liegt mein Schatz verborgen.
Ein Duft, den mögen alle gern
denn er vertreibt all uns`re Sorgen,
macht uns glücklich und stimmt froh
der feine Duft des Kakăo.

Kakao

Kakao

Theobroma cacao

Familie
Sterculiaceae – Sterkuliengewächse
Standort
Regenwälder der Tropen
Essenz
Alkoholextraktion aus den Kakaobohnen
Hauptwirkstoffe
Theobromin, Coffein, Amandamid
Ölgehalt
etwa 3 %
Charakteristika
mild, vanillig, aromatisch

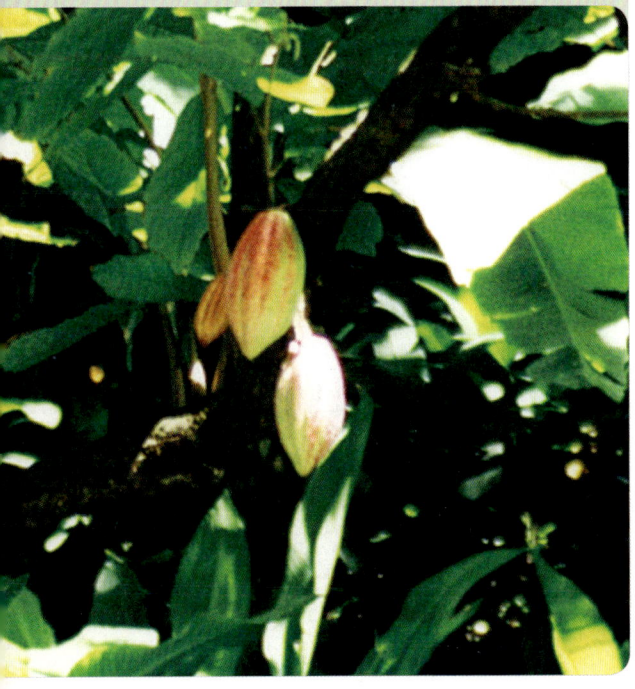

Pflanzenaufbau

Immergrüner Baum mit ovalen Blättern. Die Blüten entspringen direkt aus dem Stamm, wo dann auch die Früchte hervorkommen. Die bis zu 20cm langen ovalen Früchte enthalten circa 50 weiße Samen. Diese verfärben sich durch Trocknen rötlich bis braun. Mehrtägige Fermentation und Röstung bringt das typische Kakaoaroma hervor.

Aus den so vorbereiteten Samen können verschiedene Produkte gewonnen werden: Schokolade, Kakaobutter, Kakaopulver oder Kakao-Öl. Die getrockneten Kakaoschalen dienen zur Zubereitung von Tee.

Wirkungsweise

Beim Genuss von Kakao werden im Körper Endorphine ausgeschüttet, die als Botenstoffe dem Gehirn das Signal von Wohlfühlen, Entspannung und Glücklichsein weitergeben. Deshalb wird Schokolade gerne bei Frust und Kummer als Tröster gegessen oder getrunken. Wer auf Kalorien achten muss, ist allerdings dann oft unglücklich über die wachsenden Pfunde auf der Waage. Abhilfe kann das Riechen an Kakao-Öl schaffen! Denn dabei werden die gleichen Botenstoffe produziert – ganz kalorienfrei!

Im 17. Jahrhundert wurde in Apotheken Schokoladenpaste (Pasta Theobromae) sogar als Arzneimittel verkauft, welches Trost spenden sollte und aufbauende Eigenschaften auf Körper und Psyche hat.

Das Aroma lässt sich hervorragend mit anderen Gewürzölen wie Vanille, Muskat oder Zimt kombinieren und passt gut zu Orange, Mandarine, aber auch zu Tolu und Benzoe.

Eigenschaften

entspannend und aufbauend	für Körper, Geist und Seele
trostspendend	bei Kummer und Sorgen
zur Gewichtsreduktion	mit Wohlfühleffekt

Vorsicht: Kakao macht glücklich!

*B*eim Gedanken an Kakaoaroma läuft einem förmlich das Wasser im Mund zusammen. Wir verbinden das Gefühl von Wonne und Wohlfühlen damit. Die Produkte aus der Kakaopflanze haben eine lange Tradition. In vielen Kulturen wurden zu speziellen Zwecken Getränke mit Kakao zubereitet. Beispielsweise bei den Azteken, die den Kakao mit einer Prise Chili bereicherten, was nach dem Welterfolg des Films „Chocolat" nun auch bei uns salonfähig geworden ist. Fast alle Schokoladen mit hohem Kakaoanteil, wenig Zucker und Nebenstoffen sind derzeit voll im Trend.

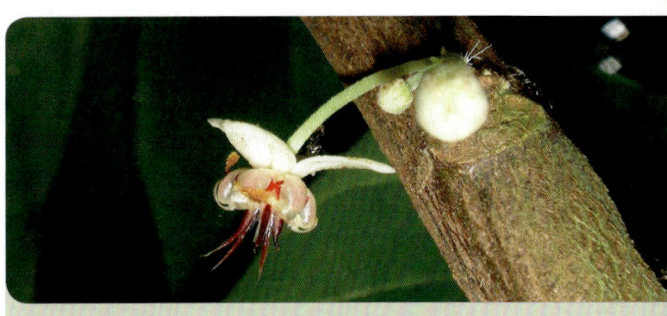

Kakaoblüte

Kakao

Kalmus

Acorus calamus

Familie
Acoraceae – Aronstabgewächse

Standort
Südostasien, Mitteleuropa, Nordamerika

Essenz
Wasserdampfdestillation aus frischen oder getrockneten Wurzelstöcken (Rhizom)

Hauptwirkstoffe
β-Asaron, Eugenol

Ölgehalt
etwa 2 %

Charakteristika
magenstärkend, anregend, aufbauend

Kalmus zählt zu den ältesten Heilpflanzen bei Appetitmangel und Verdauungsbeschwerden. Erste Aufzeichnungen stammen aus einem chinesischen Kräuterbuch des Kaisers Shin-nong, etwa 3.700 v. Chr. Ch'ang-Pu. Darin wurde der so genannte Lebensverlängerer als bestes Magenmittel gepriesen. Auch religiöse Schriften anderer Kulturen erwähnen die Kalmuswurzel immer wieder lobenswert. Bei den Griechen und Römern diente sie als Opfergabe und in der arabischen Welt wurde sie als Aphrodisiakum geschätzt.

Pflanzenaufbau
Kalmus hat einen ausdauernden, horizontal kriechenden Wurzelstock und wächst bei uns bevorzugt im feuchten Uferschlamm von nährstoffreichen Seen, Tümpeln und Mooren. Wegen des ähnlichen Wurzelstocks und dessen ebenfalls magenstärkender Wirkung wird Kalmus volkstümlich manchmal auch als „Deutscher Ingwer" bezeichnet. Aus dem Rhizom sprießen breite, bis zu 1 m hohe schwertförmige Blätter. In der Mitte des dreikantigen Stängels entspringt ein etwa 6 cm langer, grüngelblicher Blütenkolben.

Wirkungsweise
Kalmus-Öl verbreitet eine durchwärmende, krampflösende Atmosphäre, die Verspannungen löst, nervöse Geister beruhigt und bei Abgespanntheit und anderen Schwächezuständen aufbauend wirkt. Es wirkt stärkend auf den Magen-Darmtrakt und regt zudem den Stoffwechsel an. Kalmus-Öl zählt ohne Zweifel zu den Essenzen, die in der Duftlampe nicht allzu oft Verwendung finden. Obwohl die aromatisch würzige Kalmus-Essenz keineswegs schlecht riecht, gibt es noch andere Essenzen mit ähnlichen Eigenschaften, die angenehmer duften.

Eigenschaften

krampflösend	bei Verspannungen
erwärmend und aufbauend	bei Schwächezuständen
stärkend	bei Magen-Darmentzündungen
anregend	auf den Stoffwechsel

Weitere Anwendung
äußerlich: Der Absud der Kalmuswurzel kann als Shampoo benutzt werden, das den Haarboden kräftigt. Als Zusatz in Sitzbädern hat es eine menstruationsfördernde Wirkung. Die Essenz kann auch als Badezusatz verwendet werden. Für ein Vollbad 10-15 Tropfen auf Honig oder in Milch gelöst bei Erschöpfungszuständen, Nerven- und Kreislaufschwäche.

innerlich: Bei Magen-, Darm- und Nierenschwäche hilft ein Teeaufguss aus getrockneter, pulverisierter Kalmuswurzel und Wermut, hierfür 1 gehäuften Teelöffel auf 2 Tassen Aufguss. Diese beiden Tassen sollten schluckweise über den Tag verteilt werden. Kalmus sollte aber nie über längere Zeiträume eingenommen werden.

Hinweis: Bei Überdosierung können toxische Nebenwirkungen auftreten! Deshalb sollte das Öl nur von geschulten Therapeuten angewendet werden. In der Schwangerschaft darf Kalmus nicht verwendet werden.

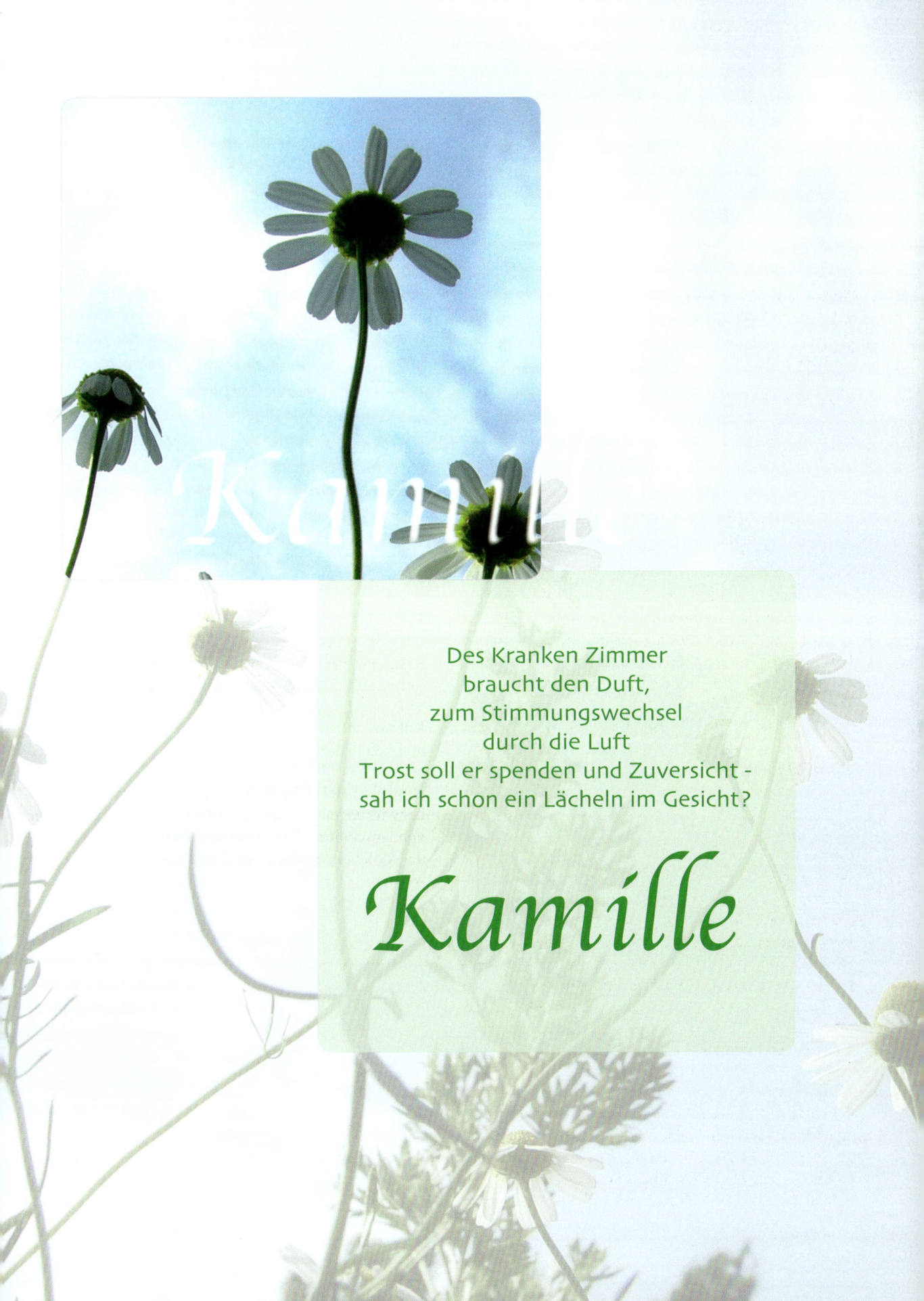

Des Kranken Zimmer
braucht den Duft,
zum Stimmungswechsel
durch die Luft
Trost soll er spenden und Zuversicht -
sah ich schon ein Lächeln im Gesicht?

Kamille

Kamille

deutsche, blaue
Matricaria chamomilla oder
Chamomilla recutita

Familie
Asteraceae – Korbblütler
Standort
Mittel-, Ost- und Südeuropa
Essenz
Wasserdampfdestillation aus den Blüten
Hauptwirkstoffe
Farnesen 23%, Chamazulen, Bisabolol
Ölgehalt
unter 1 %
Charakteristika
entzündungshemmend, krampflösend,
wundheilend

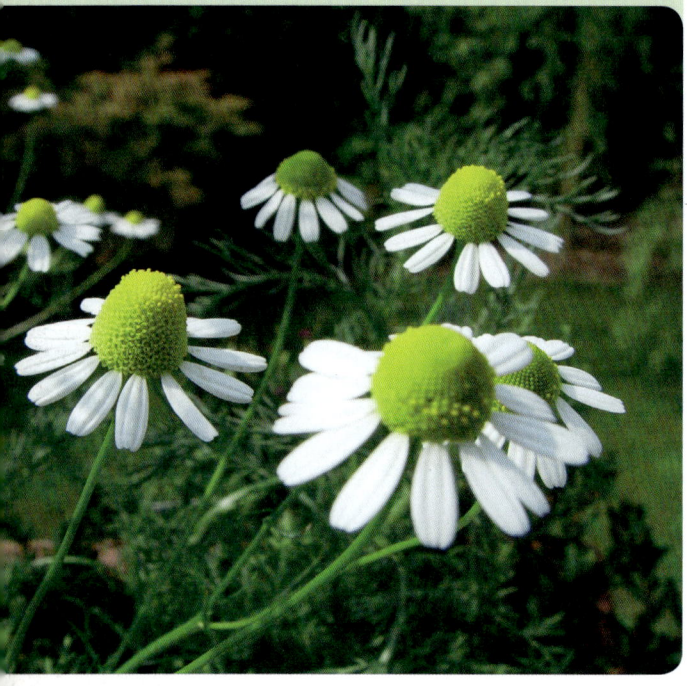

Die echte Kamille ist bei uns – neben dem Holunder – zweifellos die bekannteste und beliebteste Heilpflanze. Ihre Heilwirkung ist so vielfältig und ihre Anwendungsmöglichkeiten sind so zahlreich, dass diese allein ein Buch füllen könnten.

Pflanzenaufbau

Deutsche Kamille ist ein einjähriges Kraut und entwickelt einen Stängel, der 20-50 cm hoch wird. Sie wächst auf Äckern und an Feldrändern und wird häufig mit anderen Kamille-Arten verwechselt. Während der Blütezeit von Juni bis August ist sie aber für den Laien aufgrund ihrer nach unten geschlagenen weißen Blütenblätter und dem gelben, stark gewölbten, innen hohlen Köpfchen sowie ihrem einzigartigen Duft eindeutig von anderen kamilleähnlichen Pflanzen zu unterscheiden.

Die so genannte Wilde oder Marokkanische Kamille (Ormenis multicaulis) ist keine Kamille und gehört sogar zu einer anderen Pflanzenfamilie, den Doldenblütlern. Sie kommt bei uns nicht vor, sondern stammt aus Nordafrika. Ihr Öl wirkt bei weitem nicht so stark wie das der Blauen oder Römischen Kamille, wird aber auch verwendet.

Wirkungsweise

Hier ist als erstes die entzündungshemmende Eigenschaft zu erwähnen. Ausschlaggebend für die entzündungswidrige Heilkraft des ätherischen Kamilleöls ist der Grad seiner Blaufärbung, die durch den Kohlenwasserstoff Chamazulen bestimmt wird. Je reichlicher das Chamazulen im Öl enthalten ist, desto größer ist die entzündungshemmende Heilkraft, die besonders bei Entzündungen der Magen- und Darmschleimhaut, aber auch der Mundschleimhaut von großer Bedeutung ist. Chamazulen und Bisabolol sind verantwortlich für die vielfältig positiven Eigenschaften des Kamillenöls zur Pflege von empfindlicher und gereizter Haut, weshalb sie häufig für Pflegeöle oder -cremes für empfindliche Kinderhaut sowie für alternde Haut eingesetzt wird. Darüber hinaus wirkt Kamille krampflösend bei Darmreizungen, wundheilend bei Verletzungen und Verbrennungen sowie fiebersenkend und schweißtreibend.

Der leicht süßliche, kräuterähnliche Duft der Kamillen-Essenz ist ein vorzügliches Mittel bei Missmut, nervösen Verspannungen und extremen Gefühlsschwankungen. Wenngleich der Duft der Kamille auch eine leicht positive Wirkung bei Halsentzündungen hat, so wirkt sie in der Duftlampe überwiegend auf der psychischen und mentalen Ebene und hilft die alltäglichen Sorgen zu lösen. Ärger und Kummer werden nicht in sich hinein gefressen, sondern im Frühstadium bearbeitet und transformiert. Dadurch entstehen keine unangenehmen Bauch- oder Rückenschmerzen, keine Migräne oder Nackenstechen. Stattdessen können wir der gegenwärtigen Herausforderung konfliktfrei und angemessen begegnen.

Eigenschaften

entspannend   bei nervösen Verspannungen
harmonisierend   bei Überempfindlichkeit und Missmut

entzündungshemmend   bei Halsentzündungen
krampflösend   bei Verdauungsbeschwerden

Weitere Anwendung

äußerlich: Als wundheilende und entkrampfende Kompresse (5-7 Tropfen Essenz in Wasser gelöst) bei Verletzungen und Verbrennungen; für Waschungen, Sitz- und Vollbäder sowie für krampflösende Massagen.
Als unterstützender Tee zu feuchtwarmen Umschlägen bei Blasenschmerzen und -krämpfen.

innerlich: Als heilender Kamillentee bei Magenkrämpfen, Darm- und Dickdarmentzündungen, bei Nieren-, Leber und Gallenleiden.

Römische Kamille

Chamemaelum nobile oder
Anthemis nobilis

Hauptwirkstoffe
Butylangelat, Sabinen, Caryophyllen

Die Römische Kamille hat ihr natürliches Verbreitungsgebiet vor allem in Westeuropa, in Nordafrika und auf den Azoren. Im Gegensatz zur Deutschen Kamille hat sie größere Blüten und einen buschigeren Wuchs, wird aber nur etwa 30 cm hoch. Die Römische Kamille zeichnet sich dadurch aus, dass bei ihr nicht nur das zuweilen gefüllte Köpfchen duftet, sondern die ganze Pflanze.

Wirkungsweise
In Europa, vor allem auch in England, hat die Römische Kamille eine lange Anwendungstradition gegen Verdauungsbeschwerden, Übelkeit und Brechreiz. Gerade die Römische Kamille ist für den Einsatz auf der psychischen Ebene sehr hilfreich. Sie wird empfohlen bei Nervosität und Stress und zur Linderung stressbedingter Verdauungsbeschwerden. Auch in der Therapie der Magersucht werden die appetitanregenden Eigenschaften genutzt. Für unruhige, nervöse

Kinder ist das Öl geeignet für ausgleichende und beruhigende Massagen, am Besten in Kombination mit Lavendel oder auch Mandarine in Johanniskrautöl.

Eigenschaften

krampflösend   bei Spannungszuständen und Kopfschmerzen
beruhigend   bei Nervosität und Anspannung
ausgleichend   bei Unruhezuständen

Hinweis: Manche Homöopathen raten während einer homöopathischen Behandlung vom Einsatz ab. Menschen mit Allergien gegen Korbblütler sollten kein Kamillenöl verwenden.

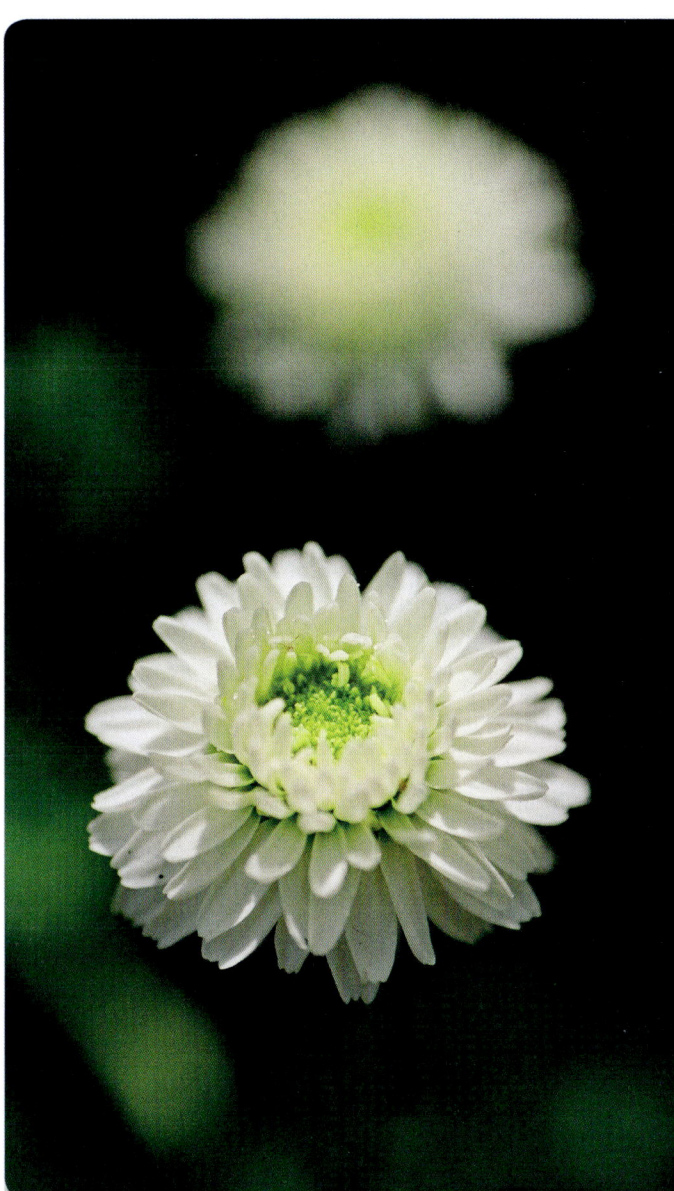

Römische Kamille - Chamemaelum nobile

*D*er zu den Lorbeergewächsen zählende stattliche Baum benötigt Jahrzehnte, bis sich der Wirkstoff Kampher im Stamm, in den Ästen und Blättern gebildet hat. Die Bäume werden daher nicht vor ihrem fünfzigsten Geburtstag angerührt.

Pflanzenaufbau

Kampher ist ein in Asien kultivierter, über 25 m hoch werdender Baum mit einem gewaltigen Stammdurchmesser von bis zu 3 m. Die Krone beginnt etwa bei 7 m. Die kleinen Blätter sind leicht gezackt, die in Büscheln wachsenden Blüten sind weiß, die sich daraus entwickelnden Beeren dunkelrot.

Wirkungsweise

Kampher hat eine starke antiseptische und entzündungshemmende Eigenschaft, die besonders bei Erkältungskrankheiten, Bronchitis und Lungenentzündung schmerzlindernd, schleim- und krampflösend wirkt. Er wird aufgrund der durchblutungsfördernden und schmerzstillenden Eigenschaften auch mit Erfolg bei rheumatischen Beschwerden, Wadenkrämpfen, Muskelverspannungen und Verstauchungen eingesetzt. Er ist ebenso zur Belebung bei Herz- und Kreislaufschwäche angezeigt und war früher das bevorzugte Mittel bei der Bekämpfung von Cholera.

Der eigenartige, durchdringende und an Medizin erinnernde Geruch der Kampher-Essenz hat eine äußerst aktivierende und erfrischende Wirkung, die besonders bei allgemeinen Schwächezuständen, Abgespanntheit und Kraftlosigkeit positiv empfunden wird. Kampher wirkt nervenstärkend bei innerer Unruhe und lindert hysterische Anfälle.

Eigenschaften

anregend	bei Schwächezuständen
belebend	bei Kraftlosigkeit
erwärmend	bei Kältegefühlen
entzündungshemmend	bei Erkältungskrankheiten
schleimlösend	bei Husten und Bronchitis

Weitere Anwendung

äußerlich: In Salbenform, als Kompresse oder als Massage-Öl bei Prellungen, Quetschungen, Verstauchungen, Wadenkrämpfen, Muskelverspannungen und rheumatischen Schmerzen.

innerlich: Als Kreislaufstimulanz und bei Nervenversagen 1 Tropfen Essenz auf 1 Teelöffel Honig in 1 Tasse Wasser gelöst, schluckweise trinken.

Hinweis: In einzelnen Fällen kann es zu allergischen Reaktionen kommen. Überdosierungen können Krämpfe zur Folge haben! Personen mit einer Anlage zur Epilepsie sollten Kampher meiden oder nur unter ärztlicher Aufsicht anwenden! Nicht geeignet für Kinder unter 6 Jahren und Schwangere.

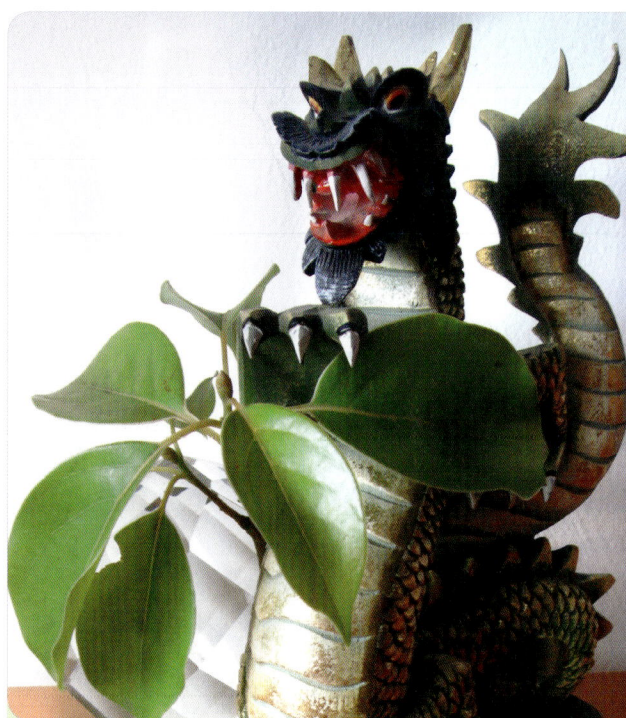

Kampher

Cinnamomum camphora

Familie
Lauraceae – Lorbeergewächse

Standort
China, Japan

Essenz
Wasserdampfdestillation aus dem Holz und den Blättern

Hauptwirkstoffe
Safrol, Campher, 1,8-Cineol

Ölgehalt
etwa 5 %

Charakteristika
entzündungshemmend, kräftigend, anregend

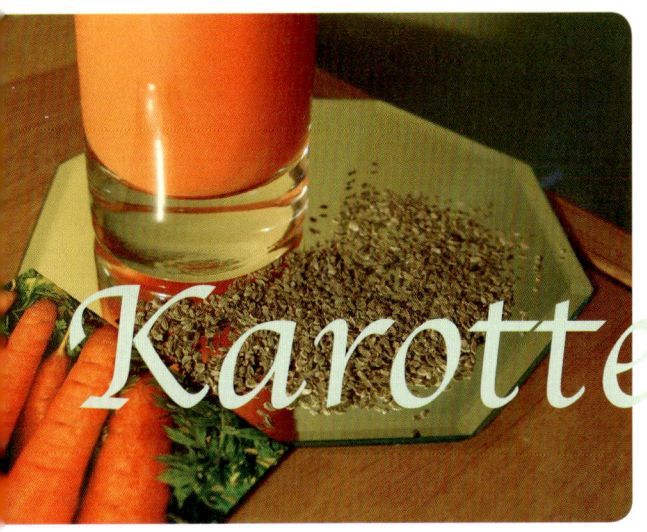

Karottensamen

Karottensamen

Eigenschaften

aufbauend	bei Schwäche und Verlorenheit
entzündungshemmend *pflegend*	für gereizte Haut für trockene empfindliche Haut
regenerierend	für Narben und Wunden

Daucus carota

Familie
Apiaceae – Doldengewächse
Standort
weltweit kultiviert
Essenz
Wasserdampfdestillation aus den Früchten
Hauptwirkstoffe
Pinen, Sabinen, Bisabolen, Carotol
Ölgehalt
etwa 5 %
Charakteristika
wärmend erdig

*A*ls Gemüse kennen wir alle Karotten, Möhren oder Gelbe Rüben, doch ihnen werden auch traditionell verschiedene Heilwirkungen zugeschrieben. Das Öl mit seinem weichen Aroma, das aus den Früchten gewonnen wird, ist eher unbekannt. In der Aromakosmetik gilt es als Geheimtipp für jugendliches Aussehen!

Pflanzenaufbau

Die Wildform der Karotte ist eine zweijährige, bis etwa 1 m hoch werdende, fein behaarte Pflanze mit mehrfach gefiederten Blättern. Sie kann leicht mit anderen Doldenblütlern verwechselt werden. Als Erkennungsmerkmal dient die oft inmitten der weißen Blütendolde vorhandene schwarze „Möhrenblüte". Im Zustand der Fruchtreife krümmt sich die Dolde charakteristisch ein. Die kleinen reifen Früchte besitzen kleine Widerhäkchen.

Wirkungsweise

Das Karottensamen-Öl wird bevorzugt in der Naturkosmetik zur vitalisierenden Pflege der Haut verwendet. Es wirkt regenerierend bei trockener und strapazierter Haut, sowie bei Couperose, Ekzemen und anderen Reizzuständen. Es eignet sich sowohl als Massage-Öl für Gesicht oder Körper als auch für Gesichtskompressen oder Cremes. Die Haut wird von innen heraus stabilisiert und erscheint jünger und vitaler. Manche sagen einem Massage-Öl mit Karottensamen-Öl bräunende Eigenschaften zu. Es bietet jedoch keinen hohen Lichtschutzfaktor gegen Sonnenbrand! Auch leberregenerierende und blutreinigende Eigenschaften werden dem Öl zugeschrieben.

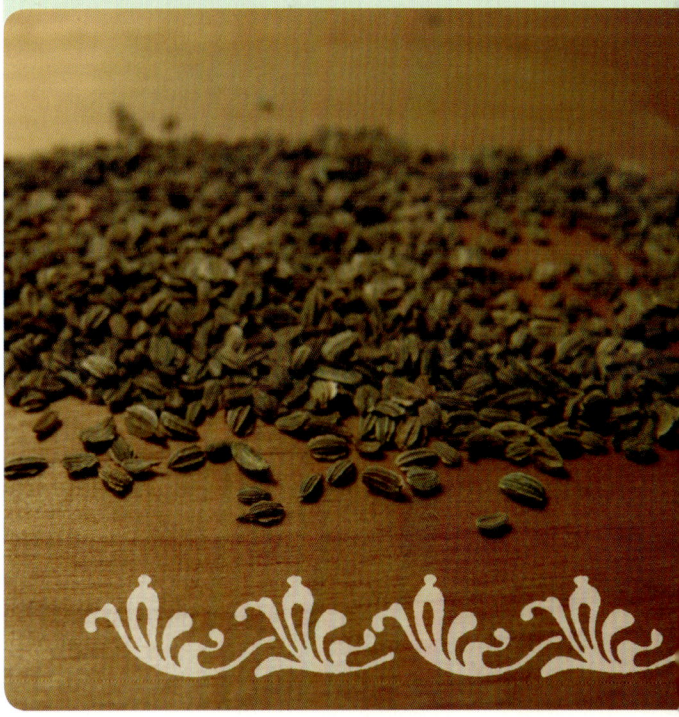

Karottensamen

Kiefer

Pinus sylvestris

Familie
Pinaceae – Kieferngewächse

Standort
Europa

Essenz
Wasserdampfdestillation aus den Nadeln und Zweigen

Hauptwirkstoffe
Pinene, Bornylacetat, Cadinen

Ölgehalt
unter 1 %

Charakteristika
entzündungshemmend, durchblutungsfördernd

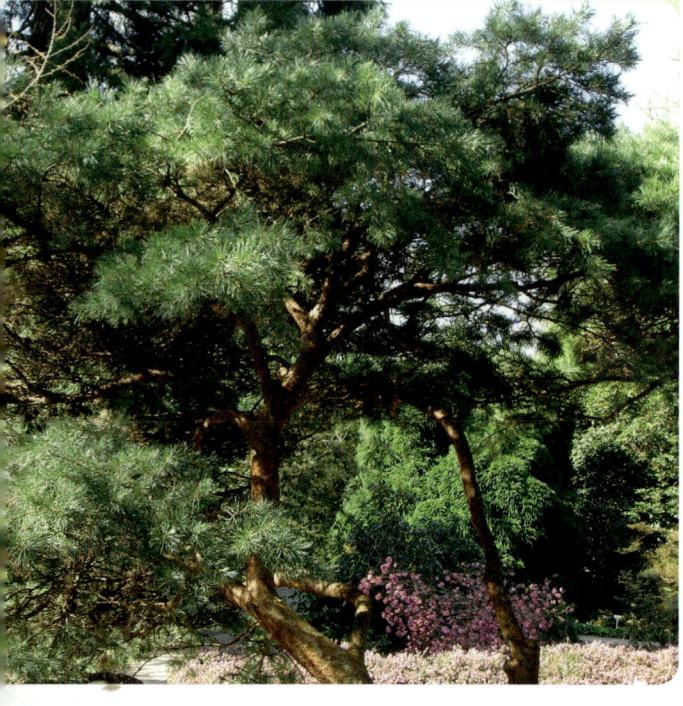

D ie anspruchslosen, verschiedenen Kiefern-arten sind von den Kanaren und Nordafrika bis hinauf nach Schottland, Norwegen und Sibirien vor allem auf stickstoffarmen Sand-, Kies-, Kalk- und Torf-böden vom Flachland bis ins Gebirge anzutreffen. Die Kiefer ist bereits seit über 5.000 Jahren als Heilpflanze bekannt. In China, wo sie ebenfalls seit Jahrtausenden zum Ausräuchern von Wohnräumen verwendet wird, gilt sie als Kultpflanze, die durch ihren aromatischen Duft den Geist der Verstorbenen wieder anlockt.

Pflanzenaufbau

Die bei uns einheimische Wald-Kiefer mit anfangs kegeligem Wuchs entwickelt sich zu einer statt-lichen Höhe von bis zu 30 m und einer dann flachen, kugeligen oder schirmförmigen Krone. Die Rinde der jungen Bäume ist grau, später graurosa bis rostbraun und mit kleinen, flachen Platten gefeldert. Die bis zu 6 cm langen Nadeln stehen paarweise auf den Ästen. Aus den weiblichen Blüten bilden sich die bekannten und beliebten dicken, braunen Zapfen, die bis zu 7cm lang werden und wenn sie reif sind an den Zweigen hängen.

Wirkungsweise

Das harzige, leicht balsamisch duftende ätherische Öl ist der Hauptwirkstoff der Kiefer. Es besteht zu fast 70 % aus raumluftdesinfizierenden Monoterpenen und hat eine stark keimtötende, entzündungshemmende Wirkung auf den Brustraum. Bei Erkältungskrank-heiten aller Art wirkt Kiefernnadel-Öl auswurfför-dernd, schleim- und krampflösend sowie entzündungs-hemmend und eignet sich deshalb hervorragend bei Erkältungskrankheiten, Husten und Halsschmerzen. Es enthält Wirkstoffe, die ähnlich wie Cortison wirken, ohne ein Cortison zu sein, und ist aus der naturheil-kundlichen Therapie von Atemwegsbeschwerden kaum wegzudenken. Darüber hinaus fördert Kiefern-nadelöl die Durchblutung, regt den Kreislauf an und stärkt die körpereigenen Abwehrkräfte. Es wirkt somit stimulierend auf den gesamten Kreislauf und lindert auch rheumatische Beschwerden.
Kiefernnadel-Öl in der Raumluft oder als Inhalation ist eine Wohltat für die Atemwege und hilft uns, mal wieder richtig tief durchzuatmen. Besonders nach an-strengender Arbeit wirkt es erfrischend und belebend. Kiefernnadel-Öl harmoniert gut mit Lavendel, Orange und Zitrone.

Eigenschaften

anregend	bei allgemeinen Schwächezuständen
stärkend	bei Kraftlosigkeit
erfrischend	bei Erschöpfung
schleimlösend	bei Verschleimung
desinfizierend	bei Entzündungen des Brustraumes
durchblutungs-fördernd	bei Muskel- und Gelenkbeschwerden

Weitere Anwendung

äußerlich: In Salbenform oder als Massage-Öl zum Einreiben bei Muskelschmerzen, Verspannungen, rheumatischen Beschwerden, Erkältungskrankheiten mit schmerzender Brust, Bronchitis, Husten und Schnupfen; als entspannendes, durchblutungsförderndes Vollbad: 12-15 Tropfen frisches Kiefernnadel-Öl, in Honig oder Milch gelöst, auf eine Wanne.

innerlich: Frische Kiefernnadeln enthalten beträchtliche Mengen an Vitamin C. In der Volksheilkunde werden sie als wohltuender Tee bei Husten und Halsentzündungen empfohlen. Hierfür werden die möglichst frisch gesammelten Nadeln mehrmals zerschnitten und im Verhältnis 1:10 mit Wasser als Teeaufguss zubereitet, der nach Belieben mit Honig gesüßt werden kann. Das Öl sollte innerlich nicht eingenommen werden.

Hinweis: Kiefernnadel-Öl zählt zu den wenigen ätherischen Ölen, die als Standard Arzneimittel zugelassen sind. Es sollte für die Anwendung auf der Haut immer möglichst frisch sein, da es sonst zu Hautreizungen kommen kann.

sind rundlich und sitzen aufrecht oder waagerecht an den Zweigen.

Botaniker gliedern die Art Pinus mugo auf Grund der Zapfenform und der Feinstruktur der Nadeln in drei bis vier Unterarten. So wächst die niederliegende, maximal drei Meter hohe Zwergkiefer oder Legföhre (Pinus mugo ssp. pumilio) in Höhen von 1800 bis 2300 Metern. Ihre elastischen Äste passen sich dem winterlichen Schneedruck der Hochlagen an und bilden so einen wichtigen Beitrag zur Stabilität der Gebirgshänge sowie Schutz vor Lawinen und Steinschlag. In Deutschland stehen wildwachsende Latschenkieferbestände deshalb unter Naturschutz.

Zur Gewinnung des ätherischen Latschenkiefern-Öls gibt es Kulturen zum Beispiel im Allgäu zwischen 800 und 1600 m Höhe. Wildsammlungen sind nur noch in Österreich, Italien und osteuropäischen Ländern erlaubt. Aufgrund der begrenzten Verfügbarkeit wird das Latschenkiefern-Öl daher oft mit anderen Kiefernölen vermischt oder synthetisch gewonnen.

Latschenkiefer

Pinus mugo

Familie
Pinaceae – Kieferngewächse
Standort
Bergregionen Mittel-, Süd- und Osteuropas
Essenz
Wasserdampfdestillation aus den frischen Nadeln
Hauptwirkstoffe
Pinene, Limonen, Bornylacetat, Cadinen
Ölgehalt
unter 1 %
Charakteristika
entzündungshemmend, durchblutungsfördernd

Wirkungsweise
Seine Wirkungen sind ähnlich wie die des Kiefernnadel-Öls, der Duft jedoch ist feiner und wird in der Aromatherapie meist bevorzugt. Gerade für den atembefreienden, kräftigenden Einsatz in der Sauna und für aktivierende Einreibungen für Sportler ist es sehr beliebt. Der Duft ist uns bekannt vom Einsatz in Franzbranntweinen.

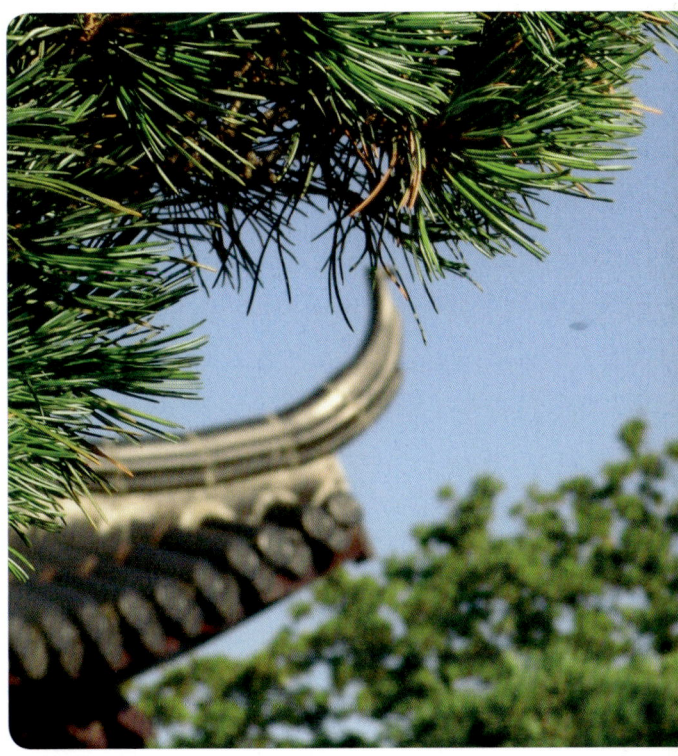

Pflanzenaufbau
Die immergrüne Latschenkiefer, auch Bergföhre oder Krummholzkiefer genannt, ist ein sehr genügsamer Nadelbaum und –strauch mit an den Enden aufsteigenden Ästen mit 2 – 5 cm langen Nadeln. Latschenkiefern besiedeln Voralpen- und Gebirgsmoore ebenso wie steinige Steilhänge der Bergregionen Mittel-, Süd- und Osteuropas und passen ihre Wuchsform den entsprechenden Lebensbedingungen an. Die Zapfen

Latschenkiefer

Knoblauch

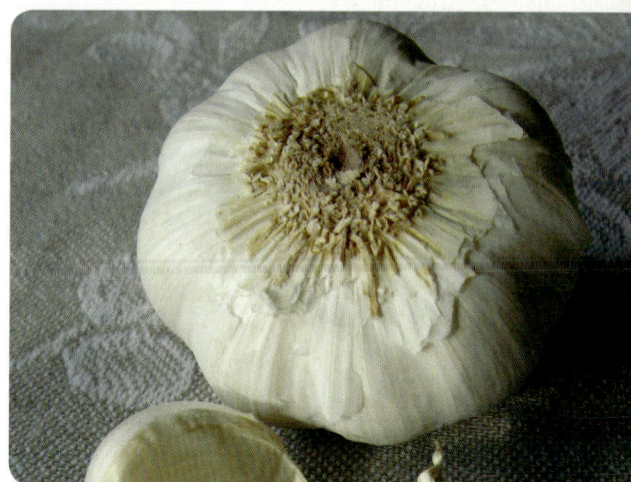

Allium sativum

Familie
Liliaceae – Liliengewächse

Standort
aus Asien stammend, weltweit kultiviert

Essenz
Wasserdampfdestillation aus den Knollen

Hauptwirkstoffe
Allicin, Allylpropyldisulfid, Citral

Ölgehalt
unter 1 %

Charakteristika
anregend, stärkend, blutdrucksenkend

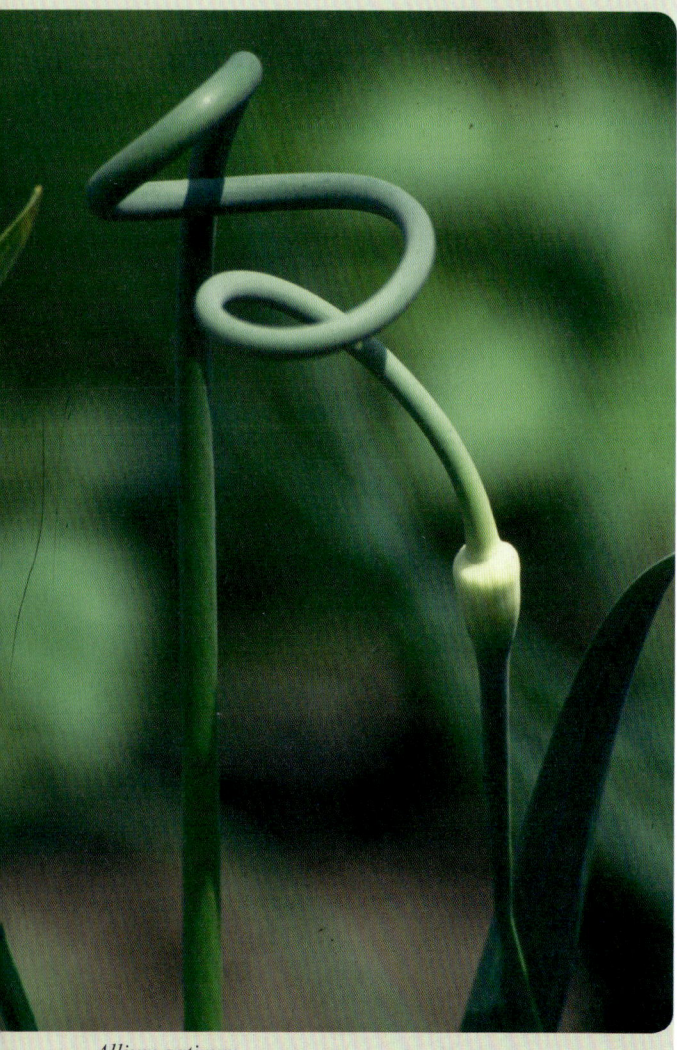

Allium sativum

Schon beim Bau der ägyptischen Pyramiden stand der Knoblauch auf dem täglichen Speiseplan. Die Arbeiter erhielten pro Tag eine Zehe des stärkenden und vergötterten Wundermittels. Auch in anderen Kulturen werden dem Knoblauch seit jeher außergewöhnliche Heilkräfte zugeschrieben. In Deutschland hat er in den letzten Jahren zahlreiche Anhänger dazu gewonnen. Unter anderem wegen seiner inzwischen nachgewiesenen Heilkräfte ist er trotz seines bekannten, nicht allzu beliebten Nachgeschmacks auch in Mitteleuropa zu einem beliebten Gewürz geworden. Manche schlucken aber lieber Knoblauchkapseln. Wenn diese wirken sollen, lässt sich der anschließende typische Körpergeruch allerdings auch nicht ganz vermeiden!

Pflanzenaufbau

Ausdauerndes Zwiebelgewächs mit typischer, weiß-violetter, mehrteiliger Knolle und halbkugeligem, doldenartigem Blütenstand aus vielen kleinen weißlichen Blüten, die sich zu kleinen Brutzwiebeln entwickeln.

Wirkungsweise

Knoblauch wirkt allgemein anregend, insbesondere jedoch auf Herz, Kreislauf und Verdauungsorgane. Zudem hat er eine magenstärkende und entzündungshemmende Eigenschaft auf Lunge und Darm. Er wirkt gefäßerweiternd, blutdrucksenkend und krampflösend. Knoblauch ist in der kulinarischen Küche ein unverzichtbares Gewürz. Für die Duftlampe ist er jedoch nicht unbedingt zu empfehlen. Da das Öl des Knoblauch extrem stark riecht, wird es praktisch nicht angeboten. Es wird daher die innerliche Anwendung von frischen Knoblauchzehen empfohlen.

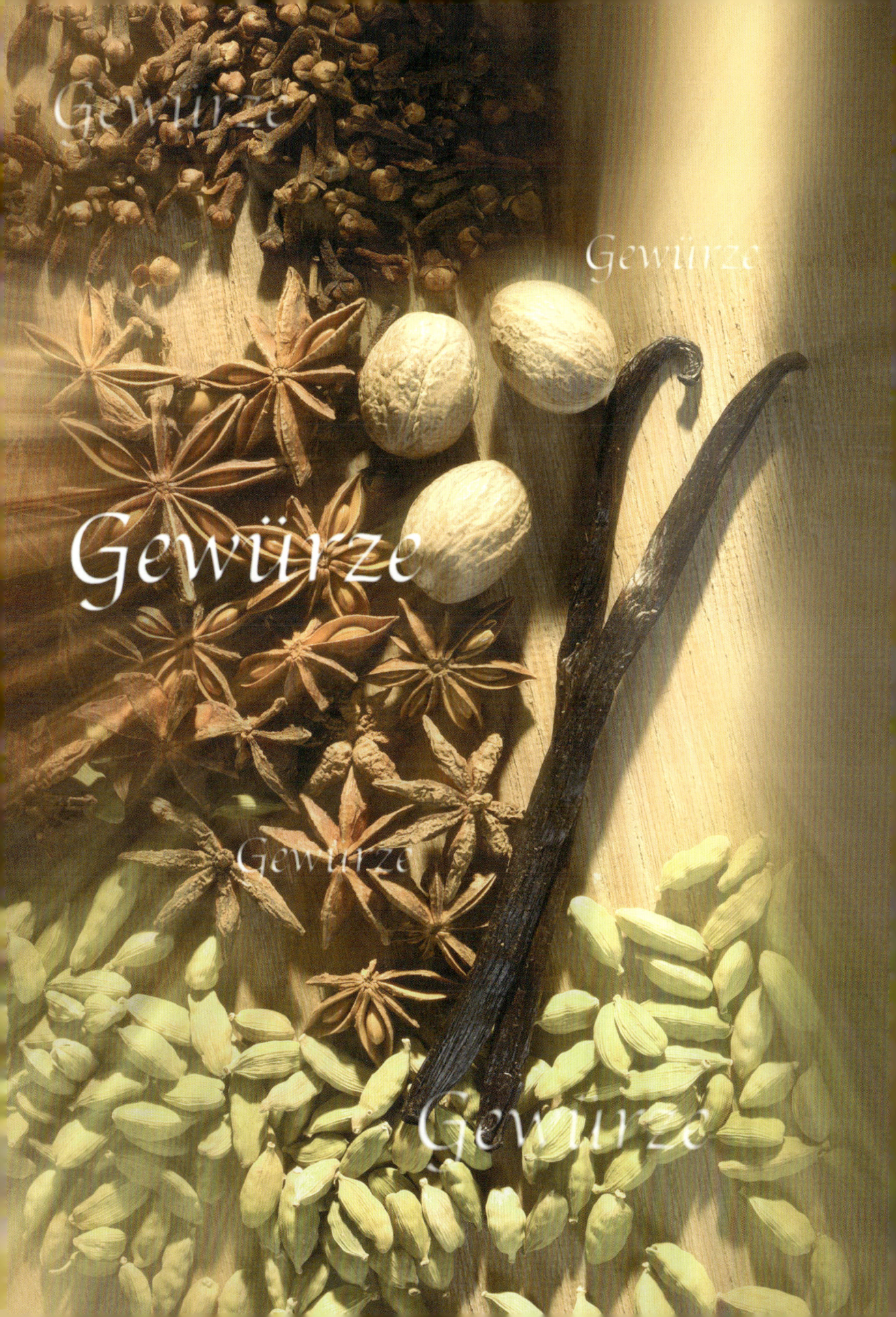

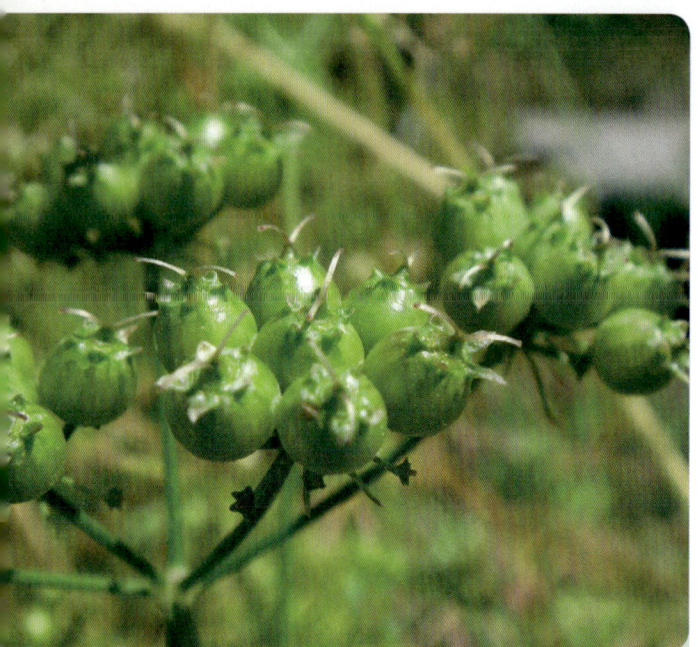

Koriander

Coriandrum sativum

Familie
Apiaceae – Doldenblütler

Standort
Mittelmeerländer, Russland, China

Essenz
Wasserdampfdestillation aus den Früchten

Hauptwirkstoffe
Linalool, Geraniol, Pinen, Campher

Ölgehalt
etwa 1 %

Charakteristika
magenstärkend, anregend, blähungstreibend

Pflanzenaufbau

Koriander ist eine einjährige Pflanze mit haarfein gefiederten Blättern, die bis zu 60 cm hoch wird. Zwischen Juni und August entfalten sich die kleinen Dolden mit weißen bis zart-rosa gefärbten Blüten. Die kugelrunden Früchte enthalten des ätherische Öl Oleum Coriandri.

Wirkungsweise

In der Antike wurden ihm aphrodisische Eigenschaften zugeschrieben, die auf seine erwärmende Wirkung zurückzuführen sind. Darüber hinaus stärkt der Duft des Öls auf sehr sanfte Weise und schenkt kranken und schwachen Menschen neue Energie. Äußerlich wird er hauptsächlich bei rheumatischen Beschwerden und Gelenkschmerzen eingesetzt. Koriander wirkt blähungstreibend, anregend und magenstärkend und findet deshalb in Bauchmassage-Ölen regelmäßige Verwendung. Nicht zuletzt ist er ein ideales Küchengewürz, das sich hervorragend zum Würzen von Broten eignet und diese damit besser verdaulich macht!
Das Öl kann gut kombiniert werden mit Bergamotte, Rose, Sandelholz oder Zitrone.

Eigenschaften

kräftigend, wärmend	bei Schwäche
aufbauend	bei Müdigkeit
aphrodisierend	bei Lustlosigkeit und Frigidität
blähungstreibend	bei Magen- und Darmproblemen
krampflösend	auf den Verdauungstrakt

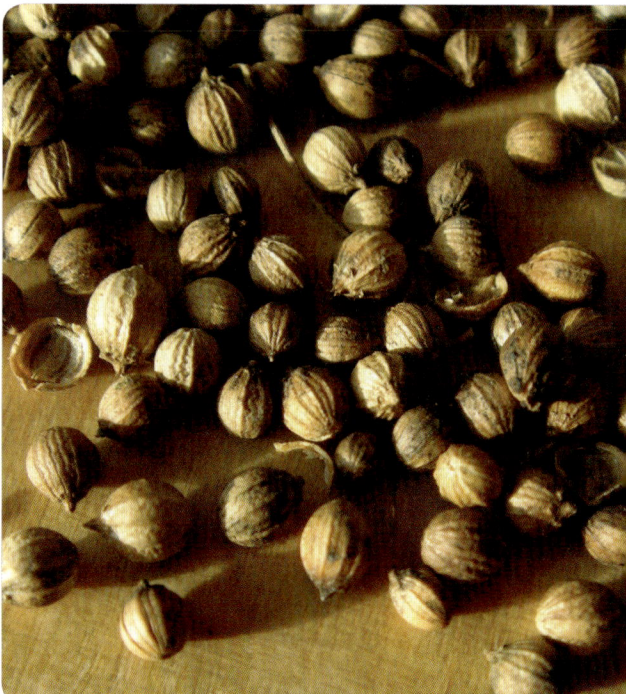

*D*ie frischen zerriebenen Korianderblätter sind ein wichtiges Gewürz in der asiatischen Küche. Für die Aromatherapie wird das Öl meist aus den getrockneten Früchten gewonnen. Diese duften würzig aromatisch und bilden einen wichtigen Bestandteil von Currypulvern. Der Gebrauch von Koriandersamen hat eine lange Tradition. Sie wurden schon im Grab Ramses II. gefunden, was die damalige Wertschätzung zeigt. Auch die chinesische Medizin kennt den Einsatz von Koriander.

*K*reuzkümmel, auch Cumin oder Mutterkümmel genannt, ist in Asien viel bekannter als der bei uns verwendete Wiesenkümmel (Carum carvi). Als wichtiger Bestandteil von Curry ist er Bestandteil des dortigen Alltags. Er gibt aber auch vielen orientalischen Parfums die gewisse erotische Note.

Pflanzenaufbau

Ebenso wie echter Kümmel ist Cumin ein Doldenblütler mit zarten gefiederten Blättchen und hell-rosafarbenen Blütchen. Die Früchte, die in unserem Sprachgebrauch als Samen bezeichnet werden, sind etwas heller, und zerbrechen leichter als die harten Kümmelsamen.

Wirkungsweise

Auf Magen und Darm wirkt auch Kreuzkümmel krampflösend und blähungstreibend. Daraus erklärt sich der Einsatz in Currypulver. Heute wird er manchmal zum Aromatisieren von Käse eingesetzt, um diesen leichter verdaulich zu machen. In Deutschland erlebte der fast vergessene Mutterkümmel eine Renaissance durch die Beliebtheit der Schriften von Hildegard von Bingen, die ihn als eines der wertvollsten Gewürze erwähnt.

Das für viele Menschen gewöhnungsbedürftige Aroma beeinflusst noch in hoher Verdünnung unsere psychische Verfassung. Es kann uns helfen an trüben Tagen neuen Mut zu fassen und wirkt darüber hinaus aphrodisierend.

Eigenschaften

stimmungsaufhellend	bei Traurigkeit
aphrodisierend	bei Lustlosigkeit
verdauungsfördernd	bei Magen- und
blähungstreibend und	Darmproblemen
krampflösend	

Weitere Anwendung

äußerlich: Kreuzkümmelöl eignet sich gut als Zusatz zu Bauchmassageölen für Babys bei Blähungen. Es ist wesentlich milder und besser verträglich als das bei uns bekanntere Kümmelöl. Hierzu mischt man Kreuzkümmelöl zusammen mit Anis- oder Fenchel- und Korianderöl am besten in ein mild pflegendes natürliches Basisöl wie kaltgepresstes Mandelöl. Ätherische Öle sollen nie pur auf einen empfindlichen Babybauch aufgetragen werden!

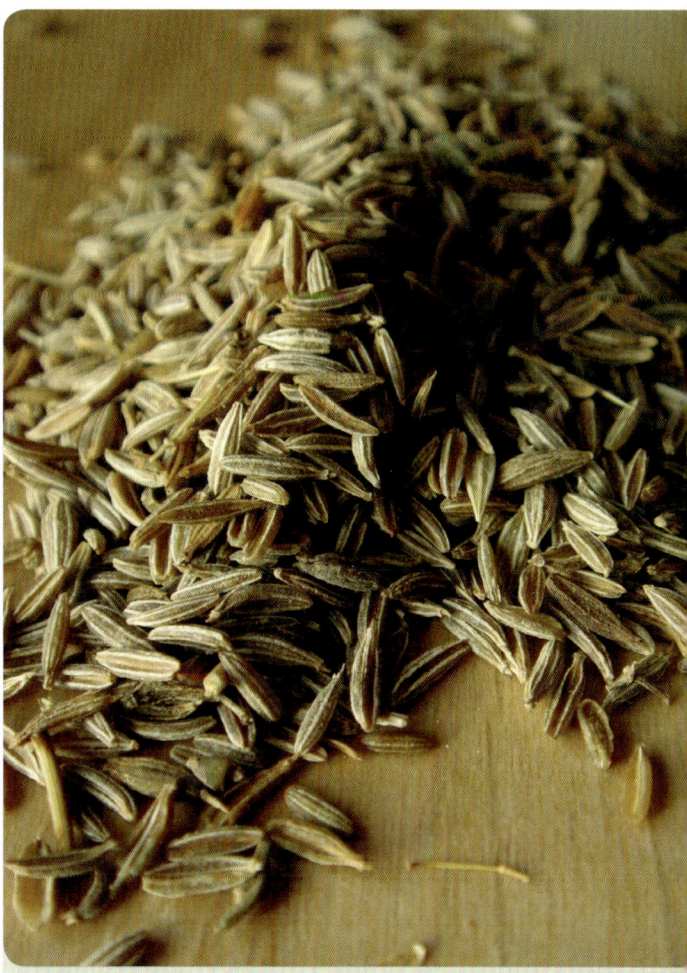

Kreuzkümmel

Cuminum cyminum

Familie
Apiaceae – Doldenblütler
Standort
Mittelmeer, Ägypten, Indien
Essenz
Wasserdampfdestillation aus den Früchten
Hauptwirkstoffe
Terpinen, Pinen, Cuminaldehyd
Ölgehalt
etwa 3%
Charakteristika
stärkend, aufbauend, krampflösend

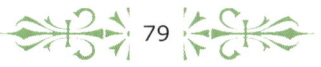

Lavendel

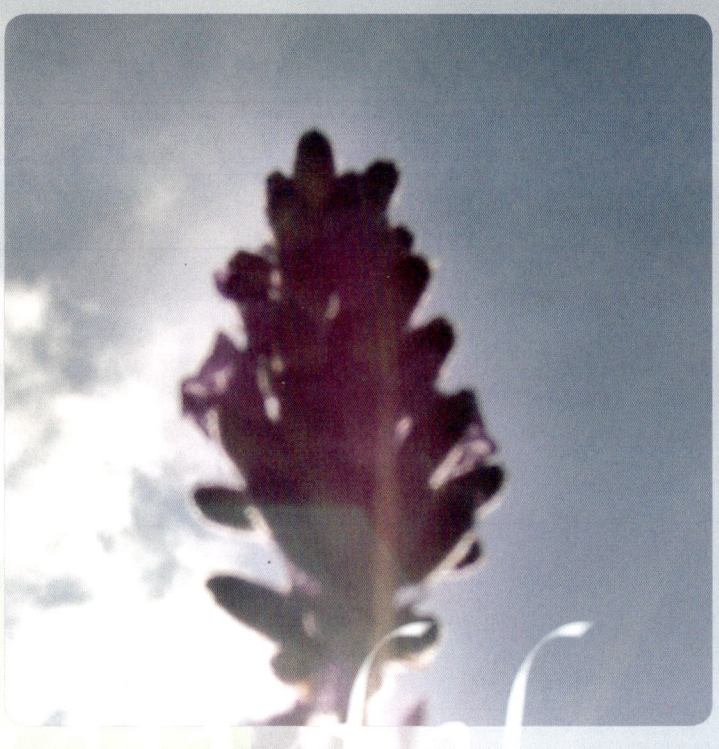

Lavendel Lavendel so rein und klar,
Dein Duft ist einfach wunderbar.
Wehst warme Bergluft in den Raum
und wiegst uns sanft in Schlaf und Traum.

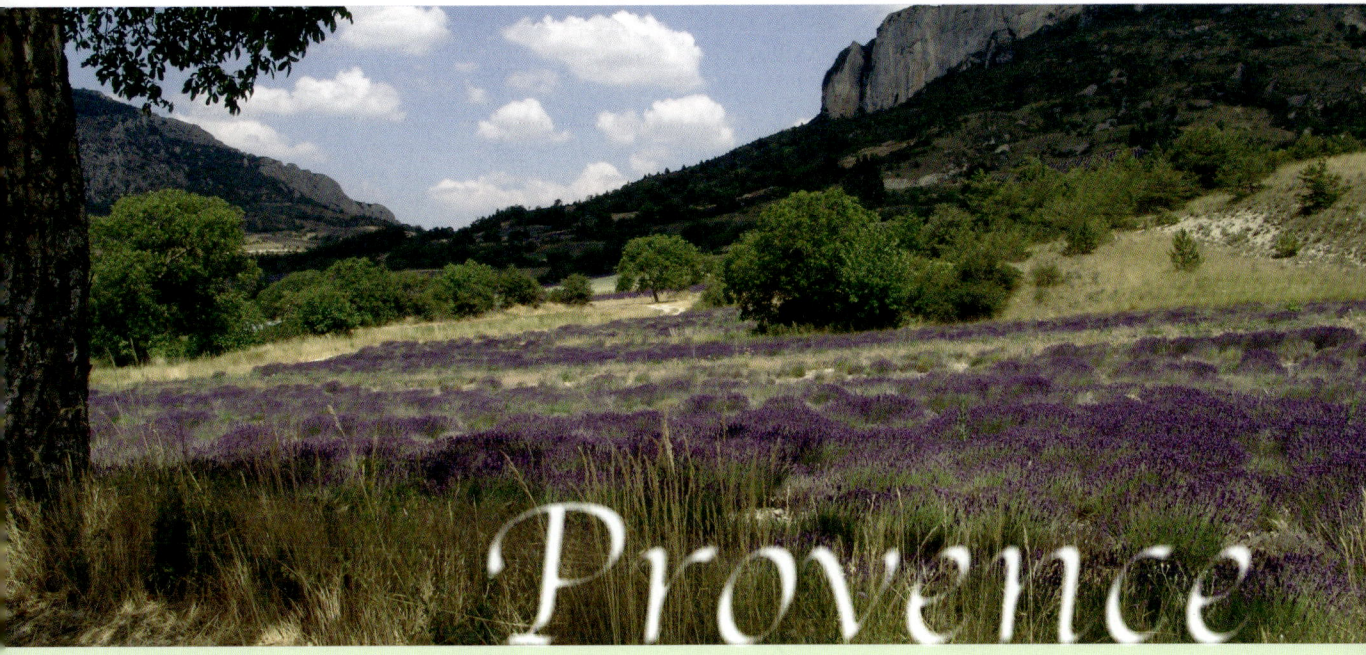

Lavendelfeld in der Provence

Wer einmal im Spätsommer im Süden Frankreichs die Haute Provence durchquerte und sich in Ruhe gönnte, eine Weile durch die anmutigen Berghänge zu streifen, dem wird der zart blumige Duft unzähliger frischer Lavendelblüten noch heute in Erinnerung sein.

beladen, wird er uns beleben, erfrischen und aufbauen. Das angenehm leicht und blumig duftende Lavendel-Öl weist uns stets zu unserer Mitte und weckt in uns Assoziationen zu den duftenden Berghängen, die Klarheit, Reinheit und Anmut symbolisieren.

Lavendel harmoniert gut mit Bergamotte, Geranie, Kiefer, Neroli und Rose.

Pflanzenaufbau

Lavendel ist ein kleiner, ausdauernder verholzender Halbstrauch, der 20-60 cm hoch wird. Die graugrünen Blätter sind lanzettförmig und weißfilzig behaart. Die kleinen, duftenden lebhaft blauen Lippenblüten sind ährenartig angeordnet.

Wirkungsweise

Die Anwendungsweise von Lavendel ist äußerst vielfältig. Seine Haupteigenschaften sind krampflösend und entzündungshemmend bei Grippe, Erkältung und Bronchitis. Bei Herzklopfen, nervösen Herzbeschwerden und Schlaflosigkeit wirkt er beruhigend und wohltuend. Er regt die Verdauungssäfte an und wirkt schmerzlindernd bei Insektenstichen, Verbrennungen und Verletzungen.

Lavendel zählt zu den Heilpflanzen mit dem breitesten Wirkungsspektrum. Seine Haupteigenschaft ist ausgleichend, das heißt, er bewirkt jeweils das, was uns fehlt. Wenn wir gestresst sind, wird er uns beruhigen, sind wir dagegen depressiv, melancholisch und mit Sorgen

Lavendel

Lavandula officinalis oder
Lavandula angustifolia

Familie
Lamiaceae – Lippenblütler

Standort
Mittelmeergebiet

Essenz
Wasserdampfdestillation aus dem Kraut

Hauptwirkstoffe
Linalylacetat, Pinene, Linalool

Ölgehalt
etwa 1 %

Charakteristika
krampflösend, schmerzlindernd, belebend

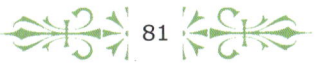

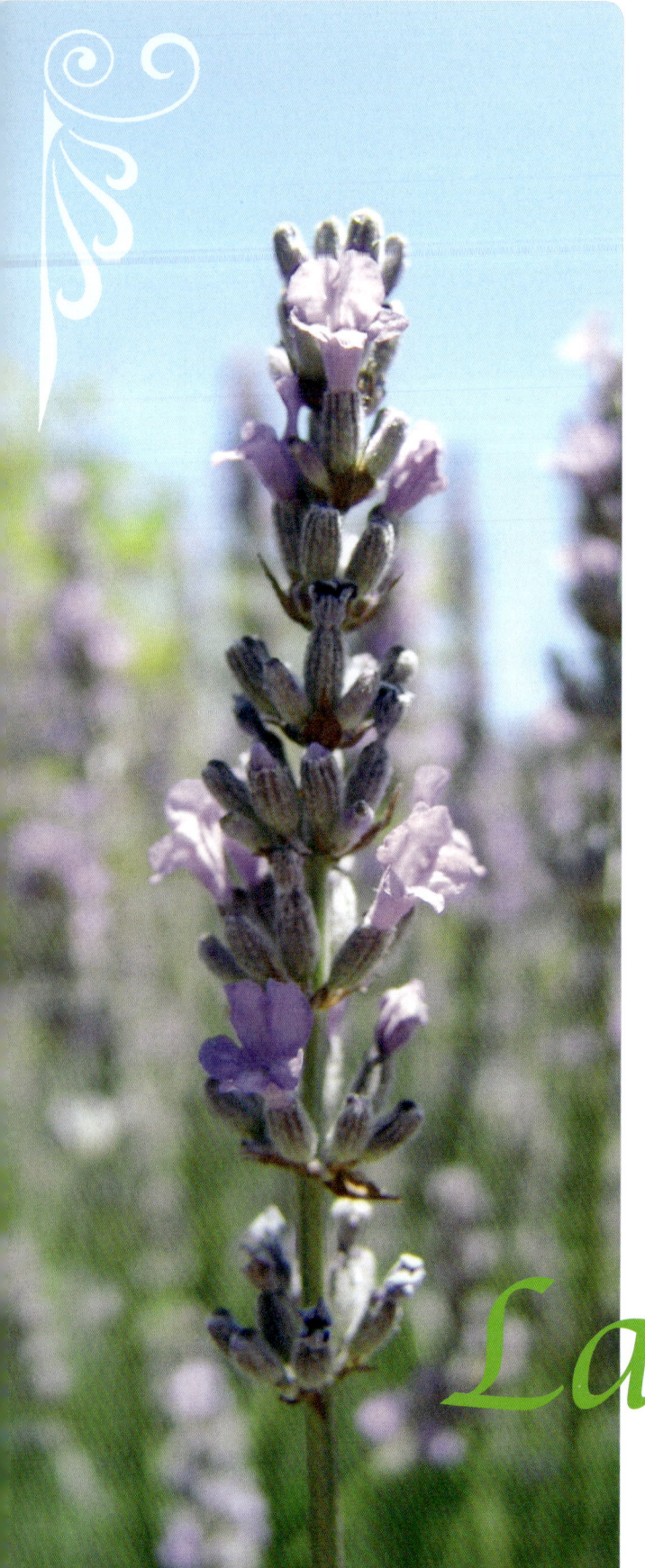

Eigenschaften

ausgleichend	bei allen extremen Gemütszuständen
entspannend	bei nervösen Verspannungen
belebend	bei Schwermut und Depression
reinigend	zur inneren Läuterung
entzündungs-hemmend	bei Halsentzündung, Bronchitis
aufbauend	bei Grippe und Erkältung
krampflösend	bei Kopfschmerzen

Weitere Anwendung

äußerlich: Bei schlecht heilenden, entzündeten Wunden, Verletzungen und Verbrennungen, beispielsweise auch Sonnenbrand; als Zusatz in nervenberuhigenden, krampfstillenden Bädern (10-15 Tropfen Lavendel-Öl in etwas Milch gelöst auf ein Vollbad); als Zusatz in entspannenden Massage-Ölen. Cremes mit echtem Lavendel-Öl eignen sich hervorragend zur Hautpflege. Sie wirken vor allem regenerierend und ausgleichend.

innerlich: Die häufigste und geläufigste innere Anwendung ist der Teeaufguss aus den getrockneten Blüten. Hierfür wird 1 gehäufter Teelöffel auf 1 Tasse Aufguss genommen. Statt des Tees können auch 1 - 2 Tropfen Lavendel-Öl auf 1 Teelöffel Honig gelöst eingenommen werden. Beides wirkt krampflösend, nervenberuhigend und leicht belebend.

Hinweis: Nur 100 % natürliches Lavendel-Öl verwenden! Im Handel werden viele naturidentische oder synthetische Produkte als „Echter Lavendel" verkauft, weshalb es wichtig ist, auf die Angabe der Stammpflanze „Lavandula angustifolia" oder „Lavandula officinalis" auf dem Fläschchen zu achten!

Lavendel

Lavandin

Lavandula hybrida

Pflanzenaufbau

Lavandin ist eine Kreuzung zwischen Echtem Lavendel und Speiklavendel (Lavandula latifolia). Der Halbstrauch wird größer als Echter Lavendel und hat etwas breitere Blätter. Seine Blütenstängel sind im Unterschied zum Echten Lavendel verzweigt, die Blütenähren kräftiger.

Das Öl des Lavandin ist aufgrund der höheren Ölausbeute wesentlich preisgünstiger als echtes Lavendel-Öl. Seine Zusammensetzung unterscheidet sich vor allem bezüglich des Inhaltsstoffes Campher, der dem Lavandin-Öl das sehr frische Aroma verleiht. Allerdings wirkt Campheröl stark anregend. Lavandin-Öl eignet sich deshalb nicht für den Einsatz zum Beruhigen und Einschlafen. Für die Therapie und auch für Kinder sollte man in jedem Fall das Echte Lavendelöl verwenden.

Wirkungsweise

Lavandinöl ist gut geeignet für den Zusatz zur Wäsche. Wenige Tropfen im letzten Spülgang verleihen der Wäsche eine angenehm frische Note. Darüber hinaus kommt hier auch die mottenabwehrende Eigenschaft der Lavendelöle zum Tragen. Dieser Einsatz erinnert an die Herkunft des Wortes Lavendel aus dem Lateinischen. „lavare" bedeutet Waschen und zeugt damit von der traditionellen Anwendung in diesem Bereich. Es ist auch möglich mit Lavandin-Öl Putzwasser, Wandfarben etc. zu aromatisieren. So entsteht ein frischer angenehmer Duft in den Wohnräumen.

Hinweis: Außer Echtem Lavendel- und Lavandin-Öl gibt es auch noch die ätherischen Öle von Speik- und Schopflavendel (Lavandula latifolia und Lavandula stoechas). Diese beiden Öle enthalten jedoch Inhaltsstoffe, die zur therapeutischen Anwendung weniger empfehlenswert sind. Sie sollten deswegen nicht verwendet werden.

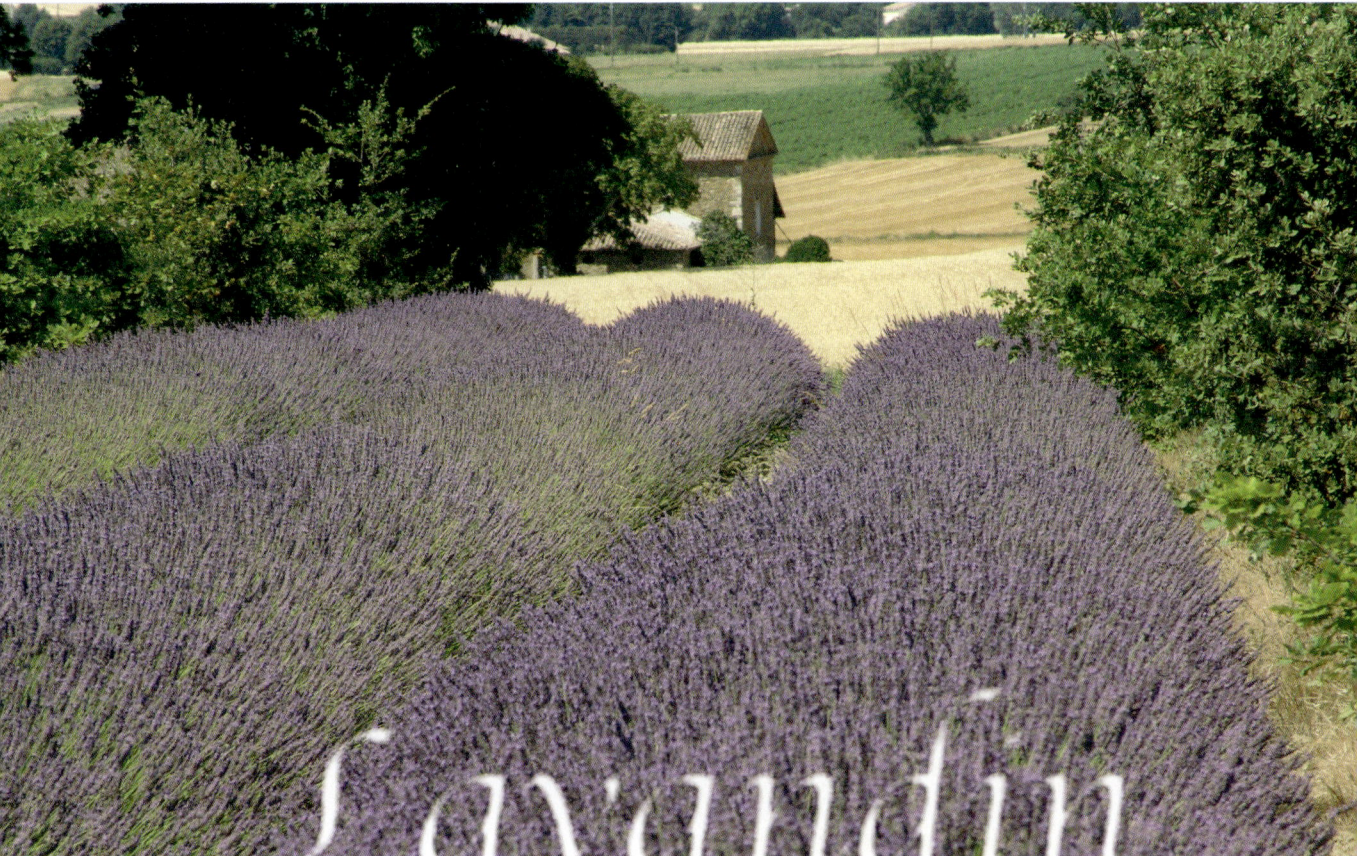

Lemongras

Cymbopogon citratus

Familie
Poaceae – Süßgräser

Standort
Indien, China, Australien, Sri Lanka

Essenz
Wasserdampfdestillation aus dem Gras

Hauptwirkstoffe
Citral, Neral, Limonen, Myrcen, Farnesol

Ölgehalt
etwa 3 %

Charakteristika
erfrischend, entzündungshemmend, stärkend

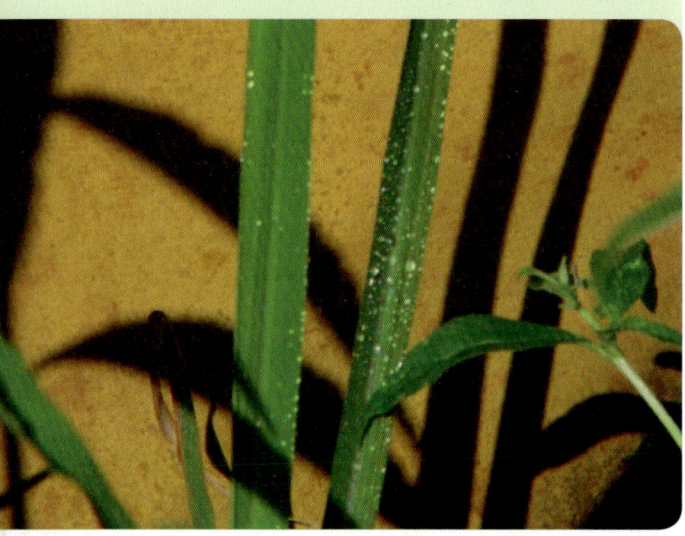

möglich. Nach der Ernte bleibt es einige Tage zum Antrocknen liegen, wodurch sich die Ölausbeute bei der anschließenden Wasserdampfdestillation erhöht. Heute ist Lemongras auch als frisch duftende Balkonpflanze erhältlich, die jedoch nicht winterhart ist.

Wirkungsweise

In der Aromatherapie findet die Lemongras-Essenz als keimtötendes, entzündungshemmendes, harntreibendes und verdauungsförderndes Mittel bei Blasen- und Darmkrankheiten Verwendung. Darüber hinaus hat sie eine anregende Wirkung auf das Lymphsystem. Lemongras wird jedoch am häufigsten aufgrund seiner Wirkungsweise auf den geistig-seelischen Bereich angewendet. Der Duft scheint den Ausschlag zu geben für seine große Beliebtheit. Lemongras hat in der Duftlampe eine einfache, direkte und leicht spürbare Wirkung. Es ist nicht so subtil wie viele andere Essenzen, sondern wirkt einfach erfrischend, aufmunternd und stimmt optimistisch.

Von dieser Eigenschaft können nicht nur Morgenmuffel profitieren, sondern jeder, der durch die tägliche Arbeit, durch Stress oder Autofahren erschöpft und niedergeschlagen ist.

Lemongras ist auch für die Industrie ein äußerst beliebter und billiger Duftstoff, der zum Aromatisieren für die unterschiedlichsten Produkte wie Seifen, Spülmittel und Hautpflegemittel dient. Darüber hinaus eignet es sich hervorragend zum Vertreiben aufdringlicher Insekten.

Lemongras harmoniert gut mit Eukalyptus, Geranie, Kiefer, Latschenkiefer und Lavendel.

Eigenschaften

erfrischend	bei Müdigkeit
belebend	bei Erschöpfung
ermunternd	bei Niedergeschlagenheit
anregend	bei allgemeinen Schwächezuständen

Weitere Anwendung

äußerlich: Als Zusatz in fettem Öl zur reinigenden und anregenden Hautpflege (nicht für Personen mit empfindlicher Haut geeignet!)

innerlich: Bei Verdauungsschwäche, Magendruck und Blähungen kann Lemongras auch eingenommen werden: 1 Tropfen Essenz auf 1 Teelöffel Honig in 1 Tasse Wasser gelöst, nach dem Essen.

Hinweis: Da das Öl sehr intensiv duftet, sollte zu Anfang vorsichtig und sparsam dosiert werden.

*L*emongras gehört wie Citronellagras, Palmarosa und Vetiver zu der Familie der Süßgräser, einer Reihe überwiegend in Asien wachsender aromatischer, tropischer Gräser. Das Öl hat einen erfrischenden, zitronenartigen Duft und zählt zu den beliebtesten ätherischen Ölen. In der asiatischen Küche hat es als verdauungsförderndes Gewürz in vielen Speisen einen festen Platz und verleiht diesen ihren unverwechselbaren frischen, zitrusartigen Geschmack.

Pflanzenaufbau

Die schilfartigen Blätter des horstig wachsenden Lemongrases werden etwa 50 cm hoch. Da es sehr schnell nachwächst, sind bis zu vier Schnitte pro Jahr

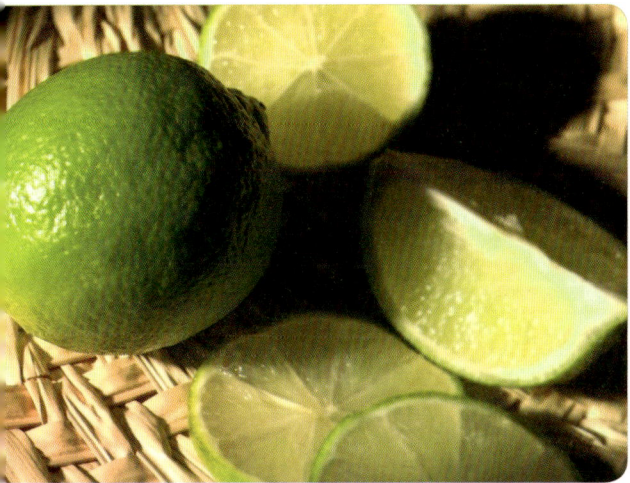

Citrus aurantifolia

erfrischend	bei Trägheit und Lustlosigkeit
aufheiternd	bei Trübsal und Sentimentalität
entzündungs-hemmend	auf die Atemwege
anregend	auf Magen und Verdauung

Weitere Anwendung

Wegen ihres frischen Dufts ist Limette ein viel verwendeter Zusatz für Körperölc, Dcos und Duschgels und oft die spritzige Note in Parfumkompositionen.

Limette

Citrus aurantifolia

Familie
Rutaceae – Rautengewächse
Standort
Mittelmeergebiet, Indien
Essenz
Wasserdampfdestillation der Schalen
Hauptwirkstoffe
Nerylacetat, Geranial, Limonen
Ölgehàlt
etwa 1 %
Charakteristika
entzündungshemmend, erfrischend

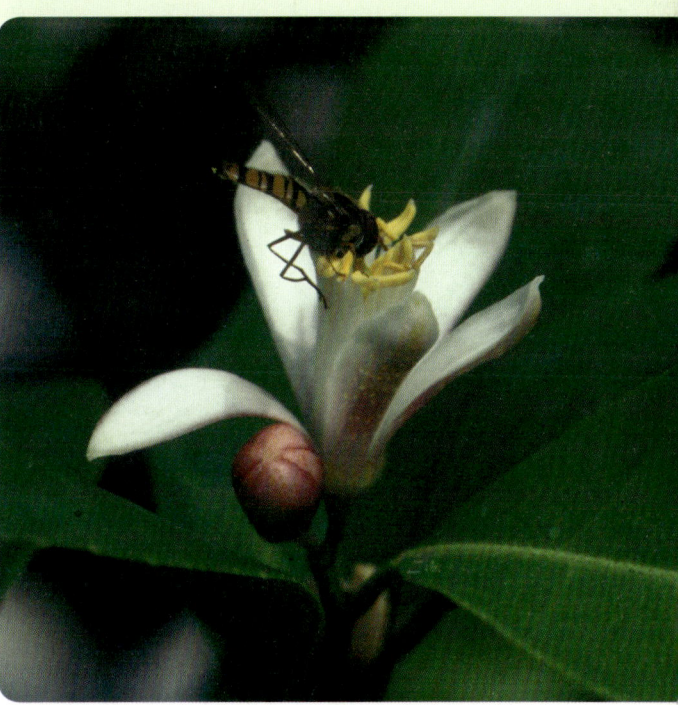

Die Limette-Essenz wird sowohl durch Kaltpressung der Schalen als auch durch Wasserdampfdestillation der Früchte gewonnen. Hieraus resultieren zwei verschiedene Öle mit unterschiedlichen Eigenschaften. Im Handel ist meist das Destillat erhältlich.

Pflanzenaufbau

Die Limette ist ein schmaler immergrüner Zitrusbaum, der 4 bis 5m hoch wird. Die Blätter sind schmal länglich und der Baum trägt dünne spitze Stacheln. Die Früchte werden ungefähr halb so groß wie Zitronen, sind aber bitter und bleiben grün.

Wirkungsweise

Die kleinen Limettenfrüchte haben ähnliche Eigenschaften wie Zitronen. Als wichtigste Zutat des beliebten Cocktails Caipirinha sind die Limettenfrüchte sehr bekannt geworden. 1 Tropfen - gelöst in Honig oder Agavensirup - kann als verdauungsförderndes Aromatikum für Getränke und Süßspeisen verwendet werden. Die bitteren Eigenschaften der Limette helfen dem Magen bei seiner Arbeit und werden beispielsweise zur Zubereitung von Chutneys eingesetzt.
Limette in der Raumluft sorgt für eine spritzige, prickelnde Stimmung, die alle Alltagssorgen hinwegfegt und uns über uns selbst lachen lässt. Aufgrund ihrer erfrischenden, aufheiternden Eigenschaft ist sie daher auch besonders für Menschen mit häufigen Depressionen geeignet.
Limette passt gut zu Lemongras, Orange und Ylang Ylang.

Litsea Cubeba

Litsea cubeba

Familie
Lauraceae · Lorbeergewächse
Standort
China
Essenz
Wasserdampfdestillation aus den Beeren
Hauptwirkstoffe
Citral, Geranial, Limonen, Linalool
Ölgehalt
etwa 4%
Charakteristika
frisch, leicht fruchtig

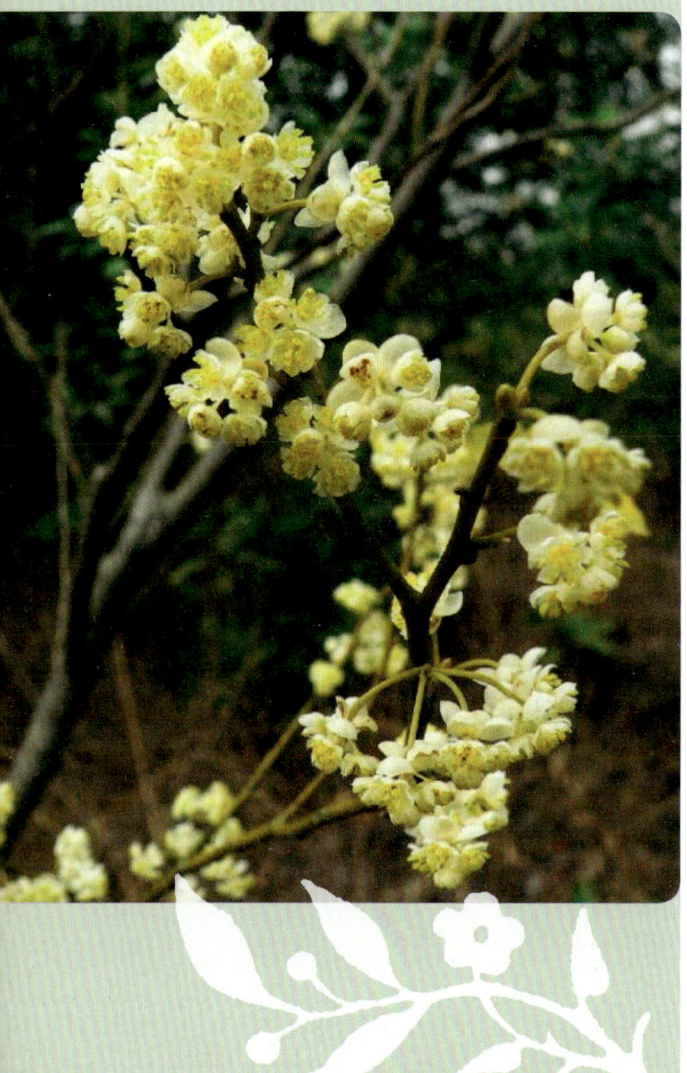

Cubeba

In Europa ist das Öl dieser wunderbar duftenden Pflanze noch nicht sehr lange bekannt. Es hat aber in den letzten Jahren ungemein viele Liebhaber gewonnen!

Pflanzenaufbau

Litsea cubeba ist ein Baum und im Vergleich zu anderen aromatischen Pflanzen aus der Familie der Lorbeergewächse (wie beispielsweise Kampher, Ho Blätter, Zimt und Lorbeer) von eher kleinem Wuchs. Er trägt kleine grüne, pfefferähnliche Früchte. Das ätherische Öl ist in den Früchten und Blättern enthalten, wird jedoch vor allem aus den Früchten gewonnen.

Wirkungsweise

Der Duft von Litsea cubeba erinnert mit seiner sehr frischen Note an Lemongras, ist jedoch feiner und deshalb noch beliebter. In seiner Heimat China wird das Öl „Mai Chang" genannt und zur Prävention von Herzerkrankungen eingesetzt. Wer das Öl kennt, weiß, dass es uns in kurzer Zeit Entspannung und Ausgeglichenheit schenken kann. Es ist ideal für Menschen, die gestresst und überarbeitet sind und eine kurze Pause in der Hektik brauchen. Dabei ist es wichtig, dass das Öl nicht müde macht, sondern uns neue Kraft und Energie schenkt, um unsere Aufgaben zu meistern.
Litsea cubeba harmoniert sehr gut mit anderen Zitrusdüften, Zeder, Zypresse und Sandelholz.

Eigenschaften

anregend belebend	bei Schwäche
erfrischend	bei depressiven Verstimmungen
sanft beruhigend	bei Nervosität und Unruhe
stark ausgleichend	bei Überlastung und Burn Out Syndrom

Hinweis: Bei der Anwendung auf der Haut sind in zu hohen Konzentrationen Hautreizungen möglich, vor allem wenn das Öl schon zu lange gelagert wurde.

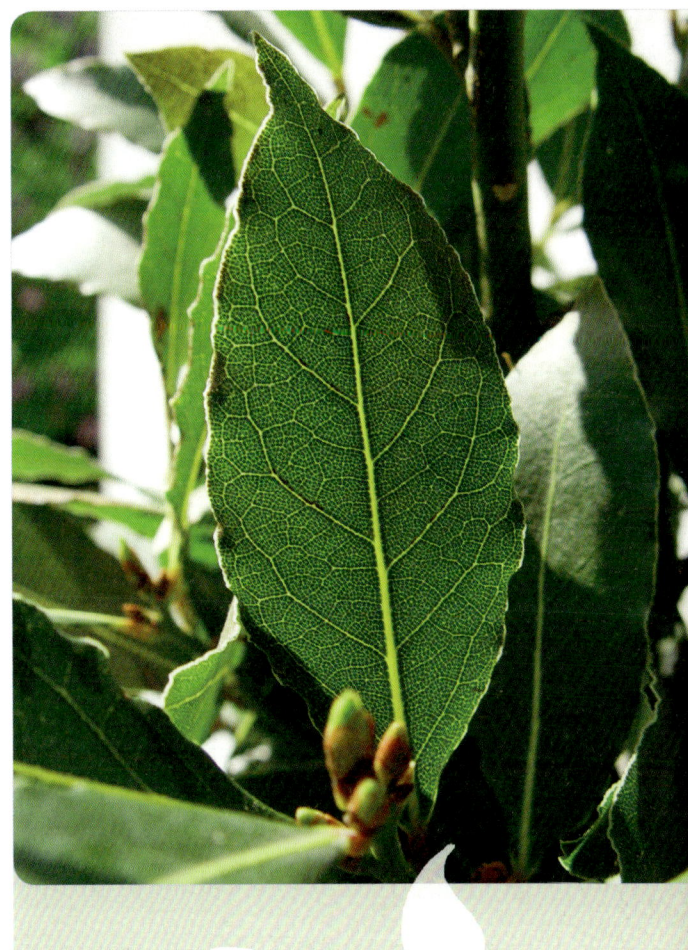

*B*ereits im Altertum wurden Zubereitungen aus Lorbeerblättern oder –früchten verwendet. Die appetitanregenden und verdauungsfördernden Eigenschaften erklären die Verwendung als Gewürz, die auch heute noch üblich ist. Im antiken Griechenland und Rom erhielten Sieger bei Sport, Kampf und Krieg Lorbeerkränze als Zeichen ihres Ruhmes, worin sich zeigt, dass der Pflanze besonderer Wert beigemessen wurde. Auch der Gott der Ärzte Äskulap wurde mit einem Lorbeerkranz dargestellt.

Pflanzenaufbau

Der Echte, Edle oder Gewürz-Lorbeer ist ein immergrüner Strauch oder Baum mit aromatisch duftenden, ledrigen, oberseits glänzenden Blättern, die am Rande etwas gewellt sind. Die weißlichen bis grün-gelblichen Blütchen entwickeln sich zu kleinen runden blau-schwarzen, fleischigen Steinfrüchten. Als Baum kann der Lorbeer bis zu 20m hoch werden, wird in Kultur aber meist beschnitten und dann etwa bis zu 8 m hoch. Wir kennen in Form geschnittenen Lorbeer aus der französischen Gartenkultur. Der Echte Lorbeer gibt der ganzen Pflanzenfamilie ihren Namen.

Wirkungsweise

Neben den verdauungsfördernden Effekten, die wir aus dem vielseitigen Gebrauch aus der Küche kennen, wird Lorbeeröl bei Erkältungskrankheiten eingesetzt wegen seiner antibakteriellen, entkrampfenden und schleimlösenden Effekte auf den Atemtrakt. Man kennt neben dem ätherischen Öl auch ein fettes Öl, das durch Auspressen aus den Früchten gewonnen wird. Dieses Öl wird als Einreibung für rheumatische Beschwerden empfohlen. Auch das ätherische Öl kann bei Beschwerden des Bewegungsapparates als Massageöl angewendet werden.
Der frisch würzige Duft des Lorbeeröls gibt uns Energie und Stärke.

Eigenschaften

stärkend   bei Angst und Mutlosigkeit
aufbauend   bei Überlastung und Stress

entzündungshemmend   bei Infektionen der Atemwege
erwärmend   bei Gelenkproblemen

Hinweis: Das Öl kann bei Anwendung auf der Haut Reizungen oder allergische Reaktionen auslösen. Es sollte in jedem Fall nur in sehr geringen Konzentrationen verwendet werden, nicht bei Allergikern und Schwangeren.

Lorbeer

Laurus nobilis

Familie
Lauraceae – Lorbeergewächse
Standort
Mittelmeergebiet
Essenz
Wasserdampfdestillation aus den Blättern
Hauptwirkstoffe
Sabinen, Terpinylacetat, Cineol
Ölgehalt
etwa 1%
Charakteristika
schleimlösend, entzündungshemmend, vitalisierend

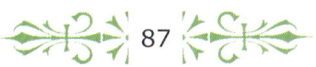

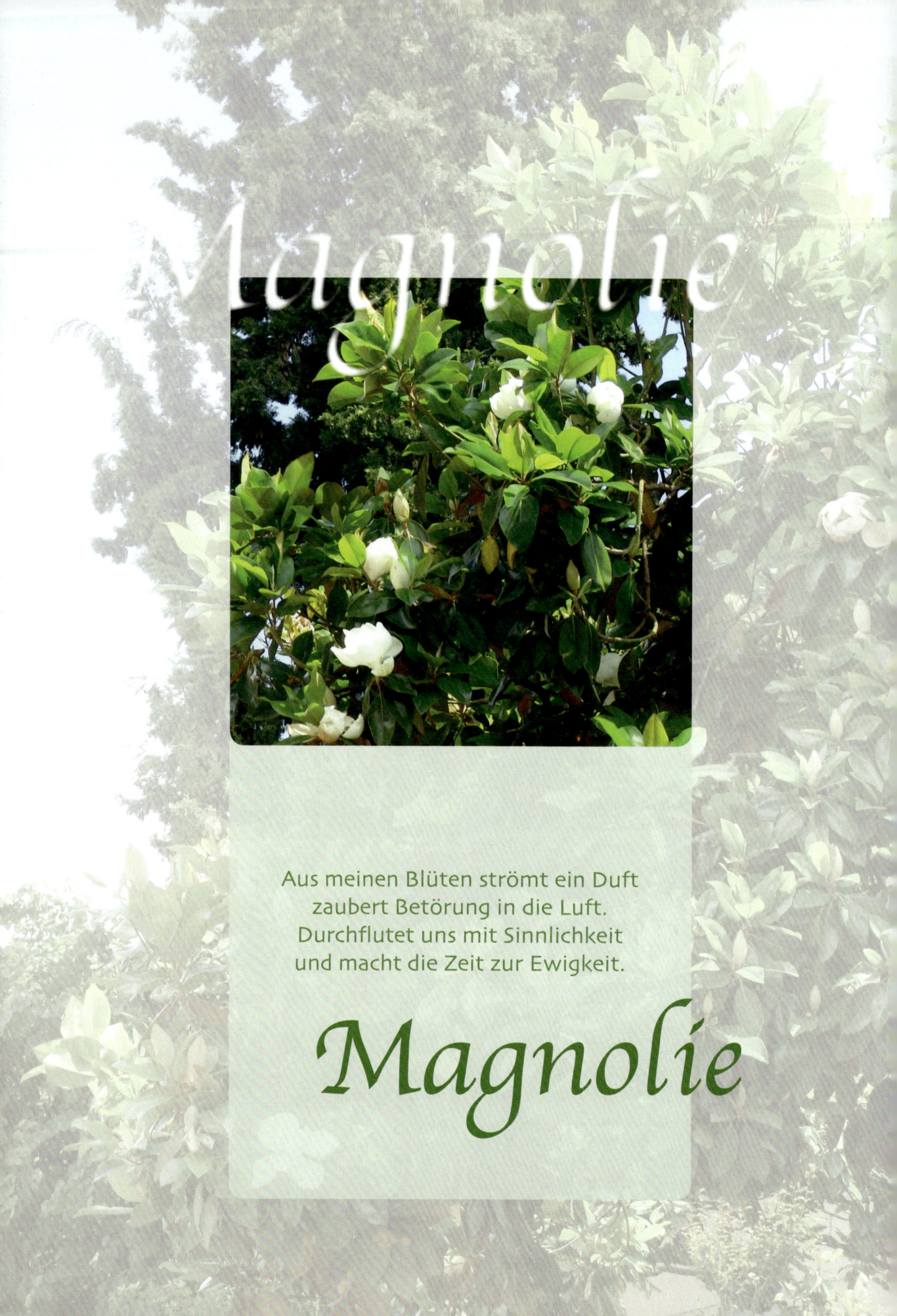

Aus meinen Blüten strömt ein Duft
zaubert Betörung in die Luft.
Durchflutet uns mit Sinnlichkeit
und macht die Zeit zur Ewigkeit.

Magnolie

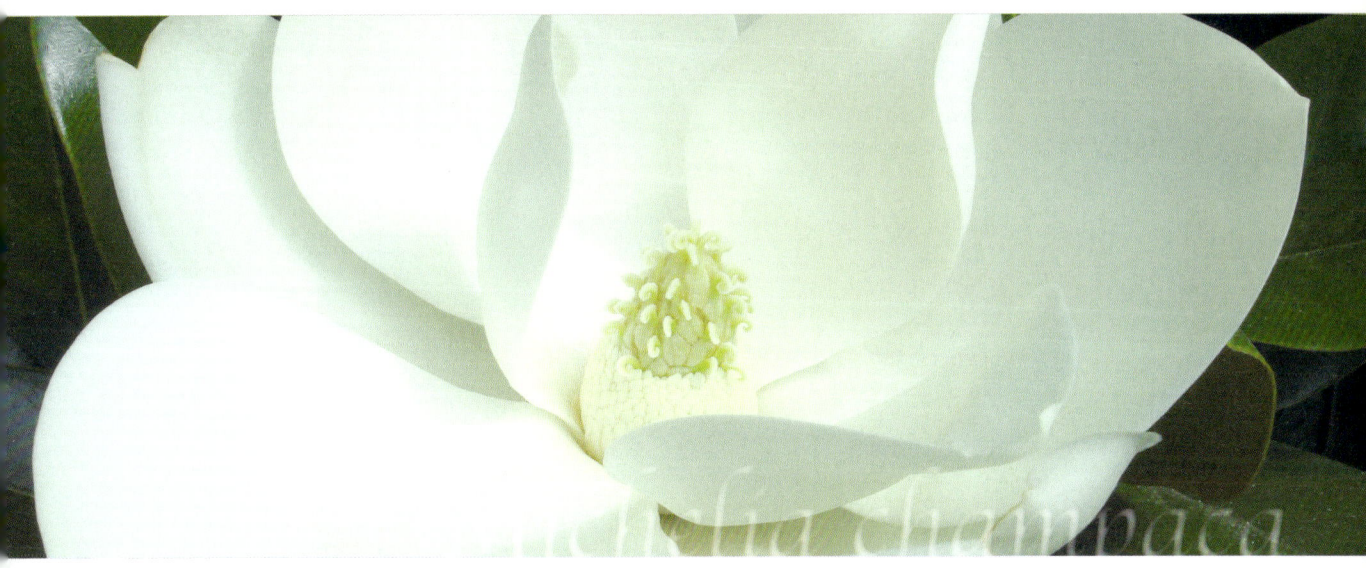

Die Magnolien-Essenz zählt zu den kostbarsten und teuersten ätherischen Ölen. Aufgrund der Tatsache, dass 1 ml etwa 18,00 € kostet, ist es nur von wenigen Herstellern erhältlich.

duftung sollte jedoch darauf geachtet, die Essenz äußerst sparsam und am besten nur verdünnt anzuwenden, zum Beispiel mit warm weichen Düften wie Rose, Sandelholz, Ho Blätter, Vanille, Kakao…

Pflanzenaufbau

Viele Magnolienarten sind beliebte Zierbäume und -sträucher. Uns allen bekannt sind die verschiedenen winterharten Sorten, die im zeitigen Frühjahr ihre weißen, rosa oder violetten Blüten öffnen, noch bevor die Blätter austreiben. Die so genannte Duftmagnolie wächst allerdings nur in Gegenden, wo es keine starken Nachtfröste gibt. Die immergrünen Bäume werden bis zu 20 m groß, haben ledrig dunkelgrüne, bis zu 20 cm lange Blätter und tragen große weiße Einzelblüten von etwa 30 cm Durchmesser, die sich im Mai öffnen, um ihren intensiven Duft zu verströmen. In manchen Orten der Mittelmeerländer sind die Hauptalleen mit Magnolienbäumen bepflanzt. Zur Blütezeit duftet dann die ganze „Viale magnolie" unglaublich stark nach diesem außergewöhnlichen Aroma.

Wirkungsweise

Die Magnolien-Essenz verströmt einen faszinierenden, blumig-süßen Duft, der berauschend wirken kann und einen in die schwindelnden Tiefen geöffneter Magnolienkelche fallen lässt. Diese Dufteigenschaft ist äußerst wohltuend und entspannend für Nerven, Blutdruck und Herz und kommt besonders Hitzköpfen sowie all jenen Menschen zugute, denen es schwer fällt, innere Ruhe zu finden. Der Magnolienduft hat auch eine stark erotische Eigenschaft und die Kraft, lang verschlossene Tore zu einer neuen Welt zu öffnen. Bei der Raumbe-

Eigenschaften

beruhigend	bei nervösen Verspannungen
entspannend	bei Überreiztheit und Stress
berauschend	auf die Sinne
dämpfend	auf Nerven, Blutdruck und Herz
schmerzlindernd	bei chronischen Schmerzen

Magnolie

Michelia champaca / Magnolia glauca

Familie
Magnoliaceae - Magnoliengewächse
Standort
Mittel- und Nordamerika, Indien, Philippinen
Essenz
Absolue aus den Blüten
Hauptwirkstoffe
Octadecandiensäuremethylester, Benzoesäuremethylester, Indol, Phenylethylalkohol
Ölgehalt
unter 1%
Charakteristika
entzündungshemmend, blutdrucksenkend, herzstärkend

Magnolie

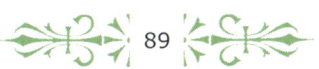

Majoran

Du gibst Kraft bei Angst und Trauer -
Dein Duft sprengt jede Mauer,
erwärmt, entspannt und stimuliert
die arme Seele, wenn sie friert.

Majoran

Eigenschaften

erwärmend	bei extremen Gefühlsäußerungen
entspannend	bei Angst, Trauer, Depression
beruhigend	bei nervösen Spannungen
schleimlösend	bei Stirnhöhlenentzündung
krampflösend	bei Husten, Heiserkeit, Migräne
stimulierend	auf die Verdauung

Weitere Anwendung

äußerlich: Verdünnt mit fettem Öl (Mandel- oder Arnikaöl) ist Majoran-Öl ein altbewährtes Heilmittel bei rheumatischen Beschwerden, Gliederschmerzen und Krampfadern. Bei Muskelverspannungen und Kopfschmerzen helfen Massagen mit Majoran-Öl in Arnika- oder Johanniskrautöl.

Inhalationen mit Majoran-Öl wirken lindernd und heilungsfördernd bei Stirnhöhlenentzündungen, Schnupfen und Husten.

innerlich: Als wohltuender Tee bei übermäßigem Alkoholgenuss, Magenschmerzen und Brustverschleimung 1 Teelöffel getrocknetes Majorankraut auf 1 Tasse Aufguss, 1-2 x täglich.

Hinweis: Bei Überdosierung kann Majoran Benommenheit bewirken und sogar Kopfschmerzen auslösen!

*M*ajoran hat seinen Ursprung zwischen dem heutigen Iran und Irak. Von dort gelangte er nach Ägypten, wo er bereits seit über 3.000 Jahren kultiviert wird. In der arabischen Medizin wurde er aufgrund seiner vielseitigen Anwendungs- und Wirkungsweise schon immer als Heilpflanze geschätzt.

Pflanzenaufbau

Majoran ist eine 20-40 cm hoch werdende, ein- bis zweijährige, grau behaarte Pflanze mit kleinen rundlichen Blättern. Die zart rosa oder weißen, nur etwa 4 mm großen Lippenblütchen sitzen in den Achseln von dicht stehenden Hochblättern und wirken dort verschwindend klein. Die Pflanze hat einen herb würzigen Geruch.

Wirkungsweise

Das im Volksmund auch als Wurstkräutel bekannte Majoran hat neben seiner Eigenschaft als würziges Küchenkraut eine ganze Reihe heilkräftiger Wirkungsweisen. Hierzu zählen insbesondere seine anregende und blähungstreibende Wirkung auf die Verdauungsorgane sowie seine allgemein erwärmende Eigenschaft. Das würzig herbe Majoran-Öl zählt zweifellos zu den Essenzen, die nicht wegen ihres entzückenden Duftes in die Aromalampe gegeben werden, sondern vielmehr um eine ganz gezielte Wirkung zu erhalten. In der Anwendung werden seine schleim- und krampflösenden Eigenschaften spürbar, besonders bei Stirnhöhlenentzündungen, Husten und Heiserkeit und bei Entzündungen im Mund-Rachenraum. Darüber hinaus wirkt er auch bei Kopfschmerz und Migräne entkrampfend und kann schnell Linderung herbeiführen.

Die stark erwärmende Eigenschaft des Majoran wird primär im geistig-seelischen Bereich spürbar und zwar immer dann, wenn extreme Gefühlsäußerungen beherrschend sind. Bei zusammenziehenden Gefühlen wie Angst, Verzweiflung und Trauer, die mit einer inneren Abkühlung verbunden sind, kann Majoran mit seiner durchwärmenden Kraft schnell Entspannung und Beruhigung herbeiführen.

Majoran harmoniert gut mit Zitrone, Lavendel, Bergamotte und Zeder.

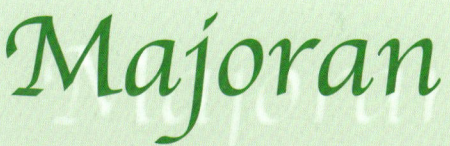

Majoran

Origanum majorana

Familie
Lamiaceae – Lippenblütler

Standort
Mittelmeergebiet, Indien, als Gewürzpflanze in Europa kultiviert

Essenz
Wasserdampfdestillation aus dem Kraut

Hauptwirkstoffe
Terpene, Sabinen, Linalool, Terpinen-4-ol

Ölgehalt
etwa 1 %

Charakteristika
erwärmend, krampflösend, verdauungsfördernd

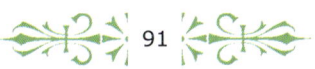

Mandarine

Citrus reticulata

Familie
Rutaceae – Rautengewächse

Standort
Mittelmeergebiet, Südamerika

Essenz
Kaltpressung der Fruchtschalen

Hauptwirkstoffe
Limonen, Terpinen, Citral

Ölgehalt
etwa 2 %

Charakteristika
erfrischend, aufheiternd, aufbauend

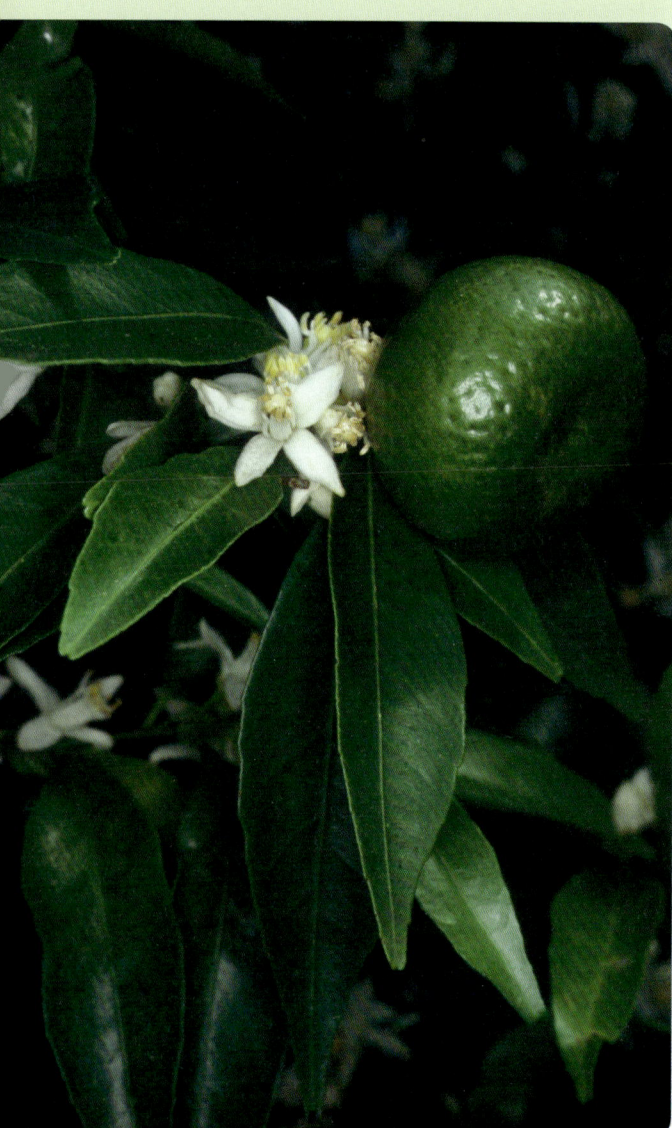

Mandarinenbäume lieben wie Orangen- und Zitronenbäume das mediterrane Klima mit seinen heißen Sommern und milden, regenreichen Wintern. Die Essenz wird durch Kaltpressung der Fruchtschalen gewonnen.

Pflanzenaufbau

Mandarinenbäumchen werden bis zu 6m hoch und haben im Vergleich zu Orangen oder Zitronen viel schmalere, etwas spitze Blätter. Die Früchte sind viel kleiner und haben eine locker sitzende Schale.

Wirkungsweise

Die Mandarinen-Essenz hat einen frischen fruchtig-spritzigen Duft, der sehr aufheiternd wirkt und unternehmungslustig macht. Mandarine bietet sich daher immer dort an, wo Trübsal geblasen wird, Lustlosigkeit herrscht und sich tödliche Langeweile ausbreitet. Sie wirkt inspirierend beim kreativen Schaffen und aufbauend nach schweren erschöpfenden Krankheiten. Aufgrund der Inhaltsstoffe wird Mandarine auch benutzt, um depressiv gestimmte, ängstliche Menschen wieder ins Gleichgewicht zu bringen. Auch zur beruhigenden Raumbeduftung für den Abend wird es gerne verwendet. Es mischt sich hierfür gut mit Lavendel und bringt in dieser Kombination auch Kinder, die nicht schlafen wollen, zur Ruhe.

Es gibt das Öl der reifen, so genannten roten und der unreifen, grünen Mandarine. Das Öl der grünen Mandarine riecht spritziger und frischer, das der roten Mandarine wärmer und runder. Für die Raumbeduftung sind beide beliebt. Gerade im Winter und für Anwendungen, die Herz und Seele streicheln sollen, wird die Essenz der roten Mandarine bevorzugt.

Mandarine passt gut zu allen Gewürzdüften, die im Winter beliebt sind, außerdem zu Lavendel und Rose.

Eigenschaften

erfrischend	bei Trägheit, Trübsal
aufheiternd	bei Lustlosigkeit
inspirierend	bei Einfallslosigkeit
aufbauend	zur Rekonvaleszenz

Weitere Anwendung

äußerlich: Als Zusatz für entspannende Massage-Öle und Bäder löst Mandarine sowohl verkrampfte Muskeln als auch innere Verspannungen und wirkt zugleich erfrischend und belebend.

Hinweis: Zur Anwendung auf der Haut immer möglichst frisches Öl verwenden und das Öl immer gut in Basisöl verdünnen.

Clementine

Citrus deliciosa

Pflanzenaufbau

Clementinen sind sehr ähnlich wie Mandarinen und kernlos. Es soll sich um eine Kreuzung zwischen Mandarinen und Pomeranzen handeln. Ihre Früchte haben eine sehr dünne Schale und bleiben eher etwas kleiner als Mandarinen.

Das Öl der Clementine riecht etwas frischer als das Mandarinen-Öl. Man kann es sehr gut als Alternative zur Mandarine einsetzen. Für den Einsatz zum Aufbauen und Stärken der Psyche sollte jedoch lieber Mandarine verwendet werden, die aufgrund anderer Inhaltsstoffe noch stärker wirkt.

Gerade in der Winter- und Weihnachtszeit ist Clementine aber ein beliebtes Öl, das sich gut mit Zimt, Nelke, Kardamom und Orange mischt.

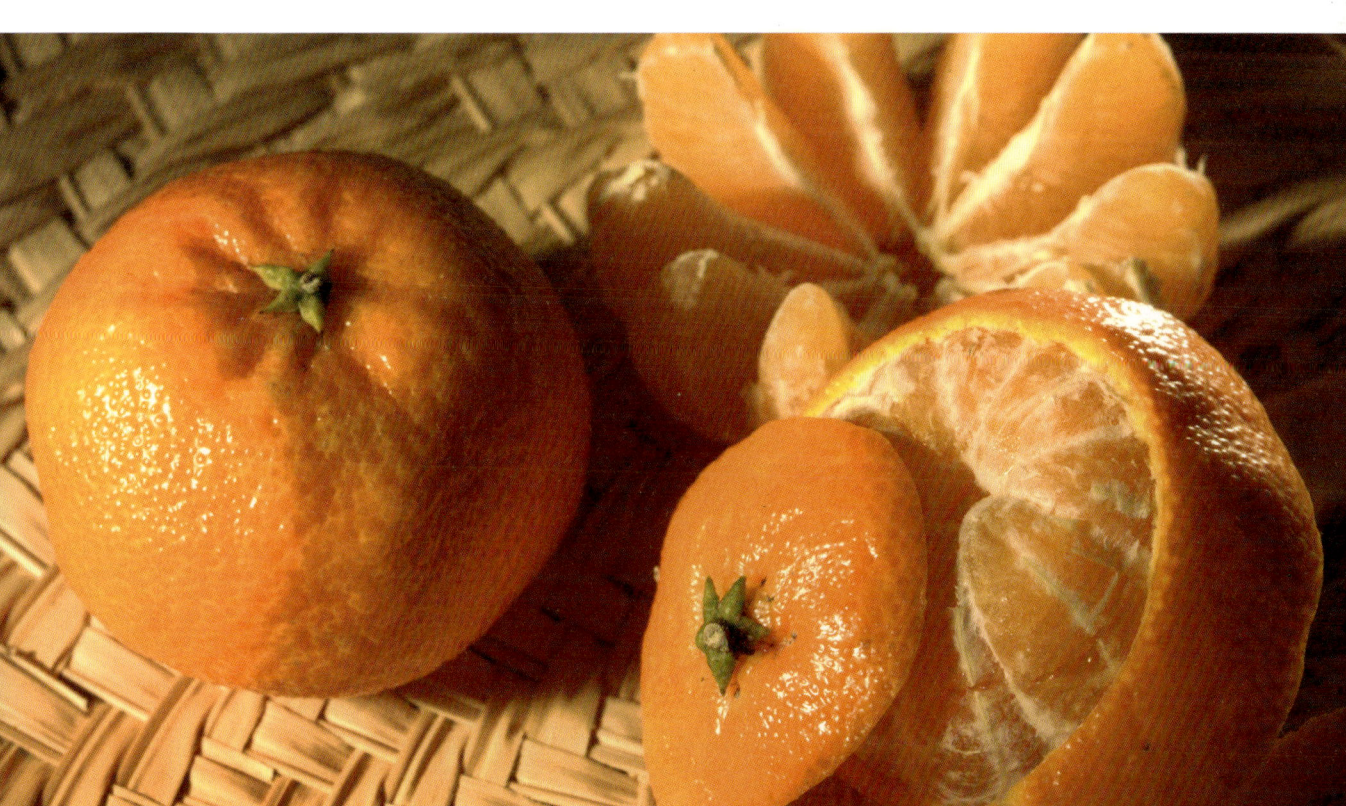

Manuka

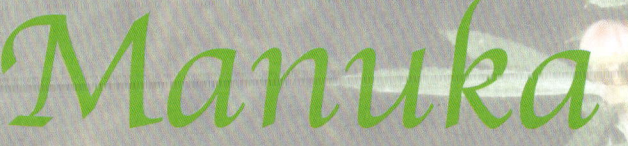

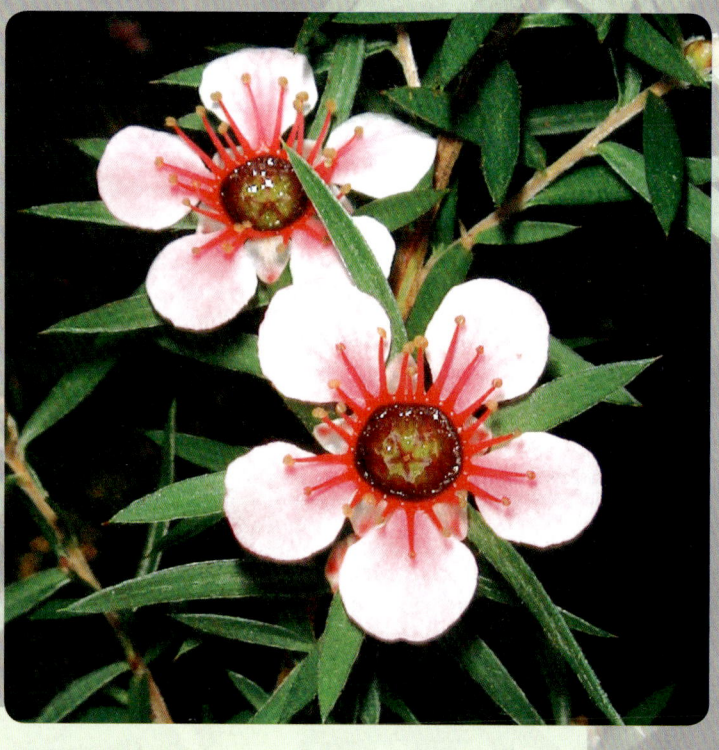

Du blühst hier nicht in jedem Park,
doch Deine Essenz ist rein und stark.
Du pflegst die Haut, tust einfach gut
schenkst der Seele Hoffnung und Mut.

Manuka

Ursprünglich aus Australien stammend ist der Manukabaum in Neuseeland weit verbreitet und in der Kultur der Maoris fest verwurzelt. Der Baum symbolisiert Kraft und Stärke und wird als heilig betrachtet.

Pflanzenaufbau

Die Manukabäume werden bis zu 8m hoch und tragen an den Zweigen kleine spitze Blättchen. In der großen Gruppe der Myrtengewächse erkennt man Manuka an den rotvioletten Blüten. Die Blütenkronen sind radiär und bestehen aus 5 rundlichen zarten Blättchen. Bei Zuchtformen und Varianten von echtem Manuka gibt es auch gefüllte Blüten.

Wirkungsweise

Manuka ist als „Teebaumöl" Neuseelands bekannt und sehr beliebt! Es hat ebenso wie Teebaumöl stark desinfizierende Eigenschaften und wirkt darüber hinaus auf die Haut sehr beruhigend und regenerierend. Gerade für die Pflege gereizter und empfindlicher Haut ist Manuka gemischt in hochwertiges Basisöl eine reine Wohltat.

Auch auf die Seele hat Manuka ganz stark ausgleichende Wirkungen. Es beruhigt und hilft dem Menschen, sich nach außen besser abzuschirmen. Die hautpflegenden Effekte und die regenerierende Wirkung sind eine wunderbare Kombination, insbesondere wenn die Haut aufgrund seelischen Ungleichgewichtes juckt und gereizt ist.

Manukaöl passt gut zu Sandelholz, Rosenholz, Jasmin, Lavendel, Bergamotte, Ylang Ylang.

Eigenschaften

beruhigend   bei Reizüberflutung und Nervosität
ausgleichend   bei Übererregbarkeit
pflegend   bei gereizter Haut

Weitere Anwendung

Bei Akne, Ekzemen und schlecht heilenden Wunden das Öl, verdünnt in Jojobaöl, punktuell auftragen. Bei Hautproblemen, die mit Juckreiz einhergehen, wie beispielsweise Schuppenflechte oder Neurodermitis können Cremes, die mit niedrigen Konzentrationen von Manuka, eventuell gemischt mit Lavendel-Öl, zubereitet werden, Linderung schaffen.

Manuka

Leptospermum scoparium

Familie
Myrtaceae - Myrtengewächse

Standort
Neuseeland

Essenz
Wasserdampfdestillation aus den Blättern

Hauptwirkstoffe
Triketone, Cadinene, β-Caryophyllen

Ölgehalt
etwa 0,5%

Charakteristika
streng krautig, desinfizierend

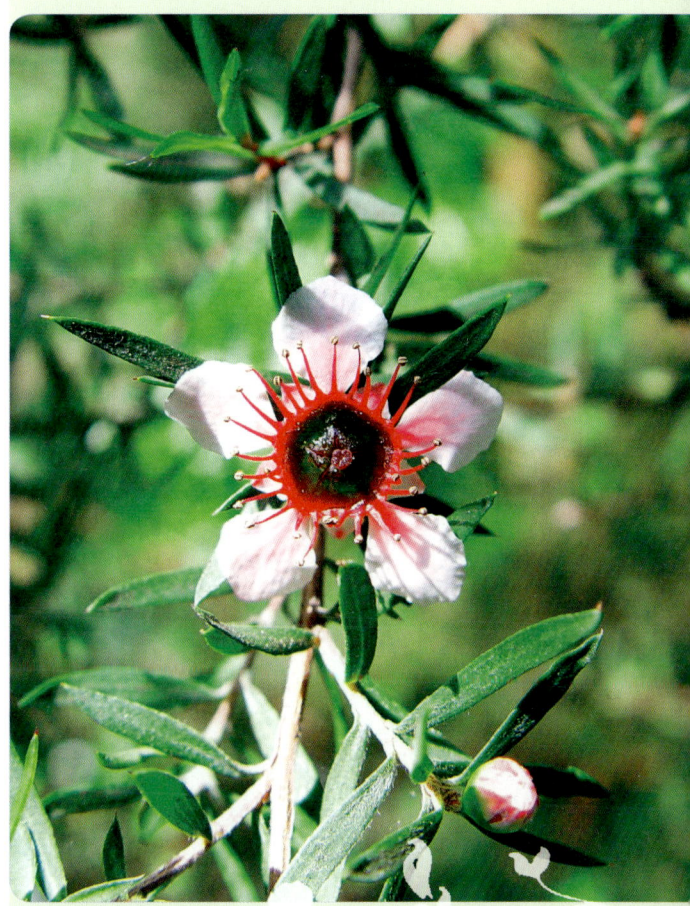

Melisse

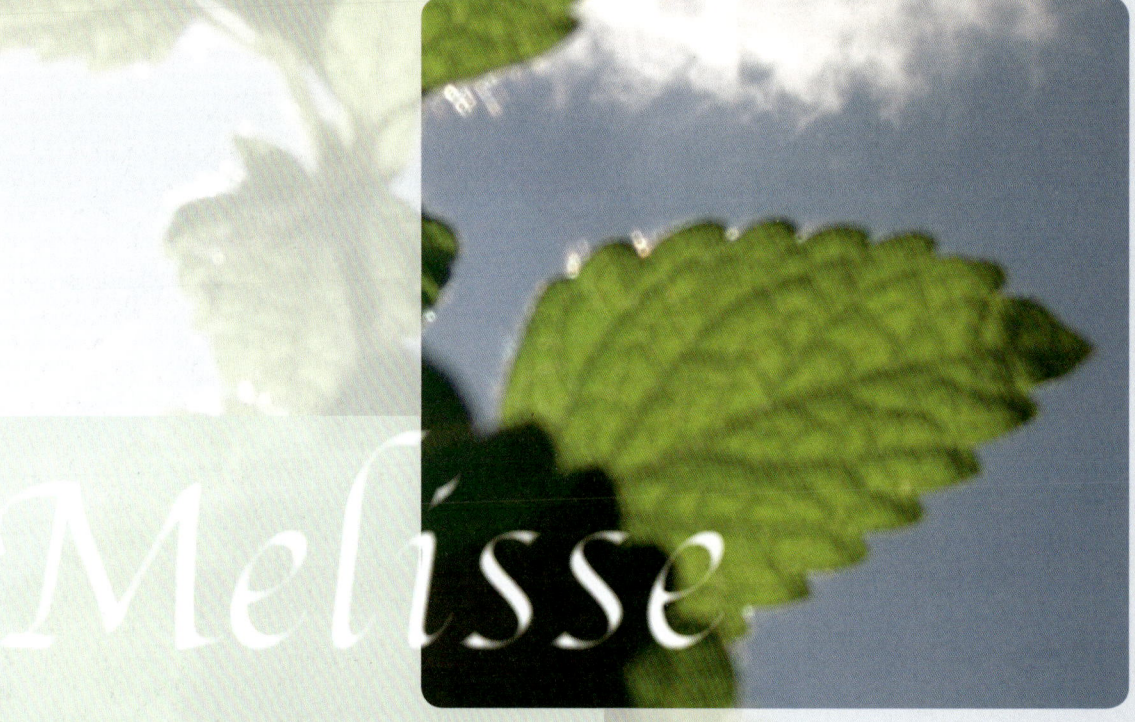

Melisse

Mein Geist und Duft ist sehr bekannt
bei jung und alt im ganzen Land.
Er wirkt so wohltuend jederzeit
und hilft bei so manch´ Gelegenheit.

Melisse

Melissa officinalis

Familie
Lamiaceae – Lippenblütler

Standort
Süd- und Mitteleuropa, Vorderasien

Essenz
Wasserdampfdestillation aus dem Kraut

Hauptwirkstoffe
Geranial, Neral, Citronellal

Ölgehalt
unter 0,5 %

Charakteristika
harmonisierend, blutdrucksenkend, stärkend, belebend

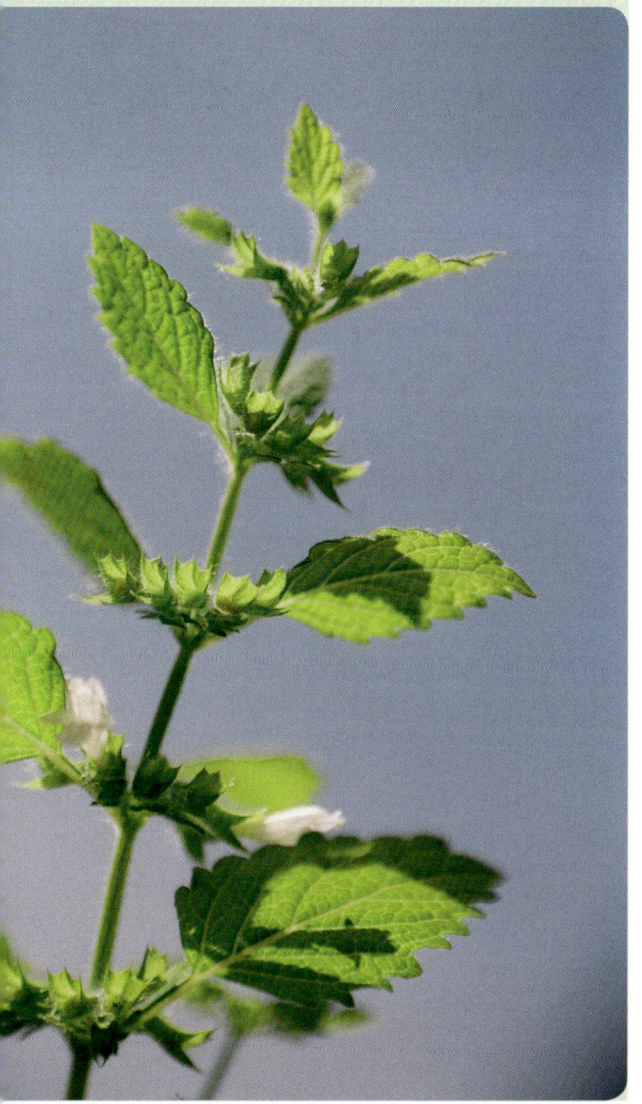

*K*aum eine andere Pflanze ist so von Lobes-hymnen umgeben wie die Melisse. Bereits die Volksnamen Herzkraut, Darmgichtkraut oder Zahn-wehkraut lassen die unterschiedlichsten Eigenschaften dieser Heilpflanze erkennen. Während die Heilwirkung der Melisse im alten Arabien schon vor 1.000 Jahren bekannt war und als Medizin gegen dunkle Gedanken und Melancholie verwendet wurde, hat sie in Europa erst im 17. Jahrhundert ihren eigentlichen Aufstieg erfahren und zwar als so genannter Melissengeist bzw. Karmelitergeist, der von dem Orden der barfüßigen Karmeliter 1611 in Paris als Geheimmittel eingeführt wurde. Die heutigen handelsüblichen Produkte mit gleichlautendem Namen haben allerdings wenig bzw. gar nichts mehr mit diesem Melissengeist gemeinsam. Da der ätherische Ölgehalt der Melisse extrem niedrig ist (unter 0,5 %) und die Ausbeute entsprechend mager ausfällt, ist 100 % reines Melissen-Öl (1ml etwa 20,- €) kaum erhältlich, sondern meist nur mit Citronell- und Lemongras gestrecktes Melissen-Öl. Aufgrund ähn-licher Duft- und Inhaltsstoffe ist dieses gestreckte Me-lissen-Öl von reinem Melissen-Öl oft kaum zu unter-scheiden. Am Ende der Beschreibung können Sie noch mehr über Citronell-Öl erfahren.

Pflanzenaufbau

Melisse ist eine ausdauernde, bis etwa 80 cm hoch werdende Pflanze mit vierkantigem, stark verzweigtem Stängel. Die Blätter sind herzförmig, grob gezähnt und wie der Stängel schwach behaart. Die kleinen weiß-lichen Lippenblüten sitzen zu 3 bis 6 quirlig angeord-net in den oberen Blattachseln. Die Blütezeit ist von Juni bis August. Melisse hat einen zitronenartigen frischen Duft, weshalb sie auch als Zitronenmelisse bekannt und als Würzkraut in der Küche beliebt ist. Die Essenz wird durch Wasserdampfdestillation aus dem ganzen Kraut gewonnen.

Wirkungsweise

Melisse war bereits früher als bevorzugtes Mittel gegen Melancholie, Depression, Kummer und andere schwer-wiegende Gefühlsregungen bekannt. Der eigenartig frische, zitronenähnliche Duft wirkt befreiend und

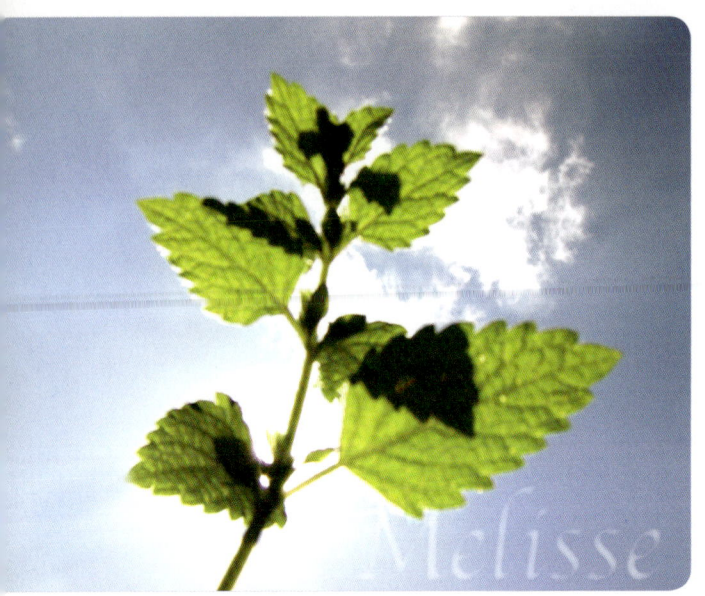

Eigenschaften

harmonisierend	bei Depressionen und Melancholie
stärkend	bei Kummer und Traurigkeit
schützend	bei Stress
belebend	bei Trübsal und Unlust
beruhigend	bei nervösen Verspannungen
blutdrucksenkend	bei Bluthochdruck, Übererregbarkeit
krampflösend	bei Herzklopfen, Kopfschmerzen

Weitere Anwendung

äußerlich: In Verdünnung mit fettem Öl als harmonisierendes Massage-Öl; als Zusatz für stärkende und belebende Kräuterbäder. Melissengeist zum Einreiben ist ein altbewährtes Mittel bei rheumatischen Beschwerden und Quetschungen. Dem gekauften Melissengeist ist ein Auszug vorzuziehen, der leicht selbst zubereitet werden kann: 5 Hände voll frisch gesammelter Melissenblätter vor der Blüte, möglichst vormittags bei Sonnenschein ernten und in 1 Liter Alkohol (Obstbrand) ansetzen und etwa 2 Wochen an einem warmen Ort, möglichst in der Sonne, stehen lassen, anschließend abfiltern. Man kann so eine Zubereitung auch wie Franzbranntwein mit natürlichen ätherischen Ölen herstellen. Dazu werden ca. 20 Tropfen ätherisches Öl in 100ml Alkohol gelöst. Hierfür eignen sich für die äußerliche Anwendung in Kombination mit Melisse Lavendel und Kiefernöle. Feucht-nasse Umschläge mit Melisse sind bei Beulen, Geschwüren, Blutergüssen, Nervenentzündungen und Insektenstichen angezeigt.

Aufgrund der antiviralen Eigenschaften wirkt echte Melisse auch gegen Lippenherpes. Dazu kann man ein frisches Melissenblatt angefeuchtet auf die Lippe legen. Bequemer ist natürlich eine Creme, die mit echtem Melissenöl eventuell in Kombination mit Teebaumöl zubereitet wurde. Neben der natürlichen Salbengrundlage und der Natürlichkeit der verwendeten Öle ist hier auch darauf zu achten, dass nicht mehr als 4 – 5 Tropfen Öl auf 10g Creme eingesetzt werden sollte.

innerlich: Als Tee aus den frischen oder getrockneten Blättern, etwa 5 frische Blätter oder 1 gehäuften Teelöffel getrocknetes Kraut auf 1 Tasse Aufguss 2-3 x täglich schluckweise trinken.
Als Melissengeist s.o. 2-3 x täglich 15-20 Tropfen oder Melissen-Essenz 2-3 x täglich 1-2 Tropfen auf 1 Teelöffel Honig in 1/2 Tasse Wasser gelöst.

verschafft Erleichterung, was sich auch auf die Nerven und andere Körperorgane auswirkt. Melisse ist das Mittel bei Kopfschmerzen, Migräne, Zahnschmerzen, Schlaflosigkeit infolge von Übermüdung sowie bei Schwindelgefühlen, die schwangere Frauen hin und wieder überfallen.

Melisse ist ein Tonikum für Herz und Nieren, Verdauungsorgane und Gebärmutter. Sie senkt den Blutdruck, verlangsamt den Herzschlag und wirkt dennoch stärkend und kräftigend. Melisse ist daher auch unterstützend bei krampfartigen Herzbeschwerden, nervösem Herzklopfen und Herzschwäche angezeigt.

Ebenso positiv ist der Einfluss der Melisse auf das Nervensystem, über welches ihre ausgleichende, blutdrucksenkende und krampflösende Eigenschaft wirksam wird. Mit Erfolg wird sie bei Nervenschwäche und Übererregbarkeit, die nicht selten panikartige Angstzustände nach sich ziehen, angewendet.

Die harmonisierende und krampflösende Wirkungsweise kommt jedoch auch den Verdauungsorganen zugute, indem die gestörte Magensaftproduktion wieder in ihren natürlichen Fluss gebracht wird. Melisse beseitigt dadurch nervöse Verdauungsstörungen und hilft bei Blähungen, Übelkeit und Erbrechen.

Melissen-Essenz in der Raumluft wird immer als angenehm und wohltuend empfunden. Sie verströmt einen Duft, der Vertrauen erweckt und der es leicht macht, loszulassen. In dieser geborgenen, schützenden Atmosphäre wird es möglich, sich aus dem Verstand zu lösen, alles Bedrückende hinter sich zu lassen und wieder die eigene Mitte zu spüren.
Melissenöl passt gut zu Lavendel, Geranie, Rose und frischen Zitrusdüften.

Melisse indicum
Citronella

Familie
Poaceae - Gräsergewächse

Standort
Asien

Essenz
Wasserdampfdestillation aus dem Blatt

Hauptwirkstoffe
Geraniol, Citonellol, Citronellal

Ölgehalt
etwa 3%

Charakteristika
erfrischend, belebend, zitrusfrisch

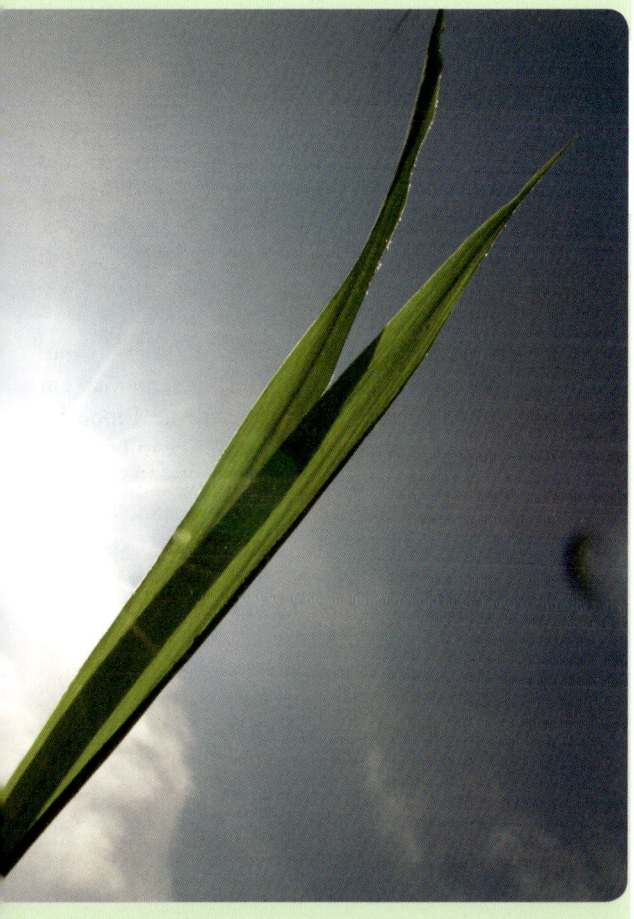

Melisse indicum

Pflanzenaufbau

Melisse indicum ist ebenso wie Lemongras ein Gras, das in warmem tropischen Klima in großen Büscheln eine Höhe bis ca. 80cm erreicht.

Wirkungsweise

Der Duft des Melisse indicum Öls, welches auch unter der Bezeichnung Citronella gehandelt wird, ist wegen seiner Frische sehr beliebt und wird gerne zur Raumbeduftung verwendet. Auch als Insektenabwehrmittel hat das Öl eine gewisse Bedeutung. Melisse indicum sollte aber nie mit dem Echten Melissenöl verwechselt werden, da die Eigenschaften und Wirkungen sich erheblich unterscheiden. Achten Sie beim Kauf daher immer auf eine genaue Bezeichnung der verwendeten Pflanze, um Enttäuschungen vorzubeugen.

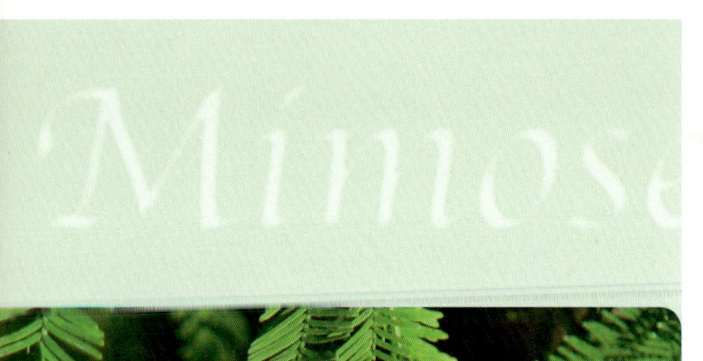

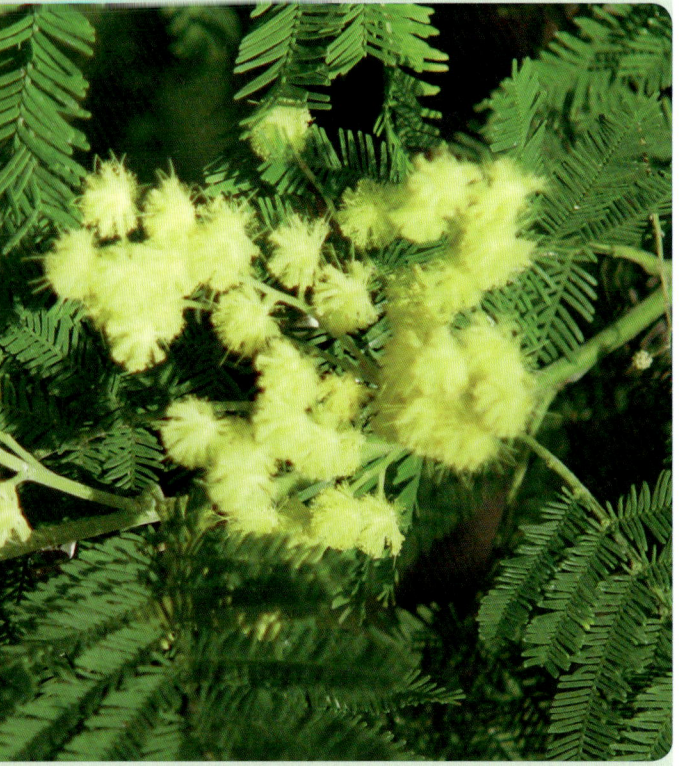

Mimose

Acacia dealbata

Familie
Mimosaceae - Mimosengewächse
Standort
Indien, Nordafrika, Frankreich, Italien
Essenz
Absolue aus den Blüten
Hauptwirkstoffe
Salicylsäuremethylester, Cresol, Palmitin-
säurealdehyd
Ölgehalt
etwa 1 %
Charakteristika
entspannend, ausgleichend

*Die Mimosen-Essenz zählt zu den Exo-
ten unter den ätherischen Ölen. Ihre
Gewinnung erfolgt durch Lösungsmittel-Extraktion,
weshalb sie nur als so genanntes Absolue im
Handel ist.*

Pflanzenaufbau
Die Mimose, auch Silberakazie genannt, hat zarte, reizempfindliche, paarig gefiederte, mit weißen
Härchen überzogene Blättchen, die bei Berührung
zusammenklappen. Sie verleihen dem bis zu 12 m
hoch werdenden Baum sein filigranes, silbrig schim-
merndes Aussehen. Im Februar schmücken hunderte
leuchtend gelbe, kugelige Blütenbüschelchen den
ganzen Baum und gehören zu den ersten Boten, die
uns auf den Frühling einstimmen.

Wirkungsweise
Mimose hat eine harmonisierende und beruhigende
Wirkung auf das Nervensystem. Bei Übererregbarkeit,
Nervenschwäche und daraus resultierenden Symp-
tomen, hat sie einen positiven Einfluss.
Durch ihre blutreinigende Eigenschaft ist Mimose ein
Tonikum für Leber und Galle.
Der blumig-warme Duft der Mimosen-Essenz wirkt
harmonisierend bei extremen Gefühlsschwankungen,
löst Verspannungen und beruhigt die Nerven. Er ist
wohltuend in der Nase, jedoch nicht so blumig, wie
oft erwartet und hat eine leicht aphrodisierende Wirkung. Die Eigenschaft der Mimose, bei Berührung die
Fiederblättchen zusammenzuziehen, spiegelt sich
wider in der Redensart „Jemand sei empfindsam wie
eine Mimose".
Mimose lässt sich gut kombinieren mit Ylang Ylang,
Gewürzölen und Lavendel.

Eigenschaften
harmonisierend	bei Überreiztheit
beruhigend	bei nervösen Verspannungen
aphrodisierend	bei Lustlosigkeit

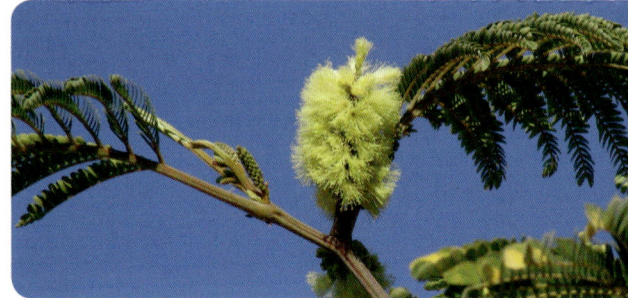

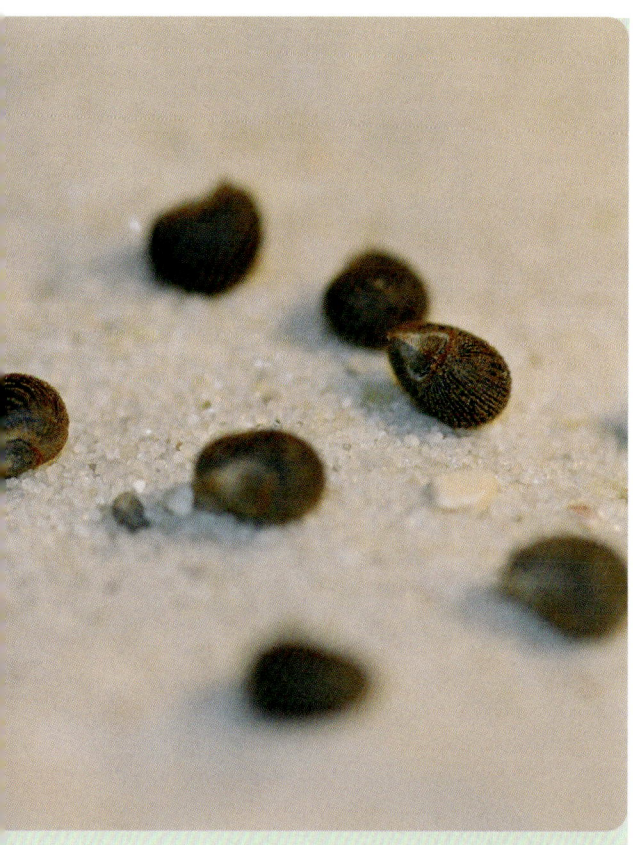

Moschuskörner

Abelmoschus moschatus

Familie
Malvaceae – Malvengewächse

Standort
Afrika, Indien

Essenz
Wasserdampfdestillation aus den
getrockneten Samenkörnern

Hauptwirkstoffe
Ambrettolid, Ambrettolsäure, Farnesol

Ölgehalt
unter 1 %

Charakteristika
sinnlich stimulierend, aphrodisierend

*D*as ätherische Öl aus den getrockneten 2-3 mm langen, nierenförmigen, schwarzbraunen Samenkörnern duftet zwar moschusähnlich, ist aber keineswegs zu verwechseln mit der Essenz, die über Jahrhunderte aus den Drüsen des Moschushirsches für Heilmittel und Parfüms hergestellt wurde. Heute ist diese Tierart so stark dezimiert, dass sie vom Aussterben bedroht ist. Daher ist der Handel mit tierischer Moschus-Essenz verboten. In der Parfümindustrie werden stattdessen nur noch synthetische Duftstoffe verwendet. Das Öl aus den Moschuskörnern ist ein guter pflanzlicher Ersatz und in jedem Fall dem synthetischen Moschusöl vorzuziehen.

Pflanzenaufbau

Hibiscus abelmoschus, auch Bisamstrauch oder Bisam-Eibisch genannt, gehört wie der Echte Eibisch zur Familie der Malvengewächse. Es ist eine 2 - 2,5 m hoch werdende, behaarte Staude mit großen gelben, am Grunde dunkelrot gefleckten Blüten.

Wirkungsweise

Aphrodisierende Düfte wie Moschuskörner gehören zu den begehrtesten Düften im Okzident.
Der blumig-süße, betörende Duft der pflanzlichen Moschus-Essenz ist ein ausgesprochenes Aphrodisiakum, das die härtesten Eisblöcke zum Schmelzen bringt und erotische Stunden beschert.
Moschuskörner harmonieren gut mit Sandelholz, Magnolie und Neroli.

Eigenschaften

erwärmend   bei Gefühlskälte
stimulierend   bei Lustlosigkeit
sexuell anregend   bei sexuellen Störungen

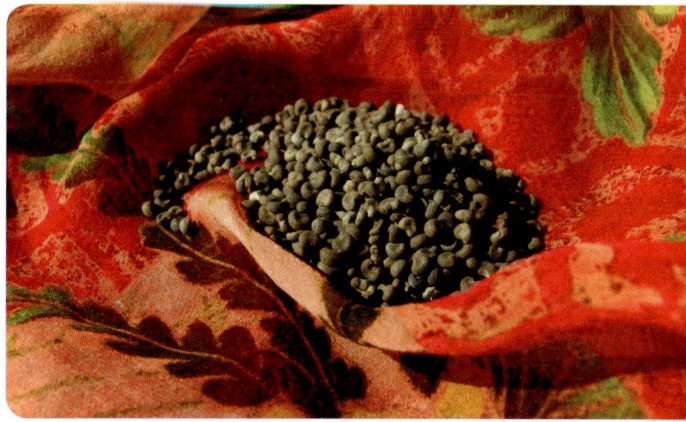

Moschuskörner

Muskatnuss

Myristica fragrans

Familie
Myristicaceae - Muskatnussgewächse
Standort
Indonesien, Sri Lanka
Essenz
Wasserdampfdestillation aus der Nuss
Hauptwirkstoffe
Pinene, Limonen, Eugenol, Myristicin
Ölgehalt
3 – 15%
Charakteristika
süßlich würzig, verdauungsanregend

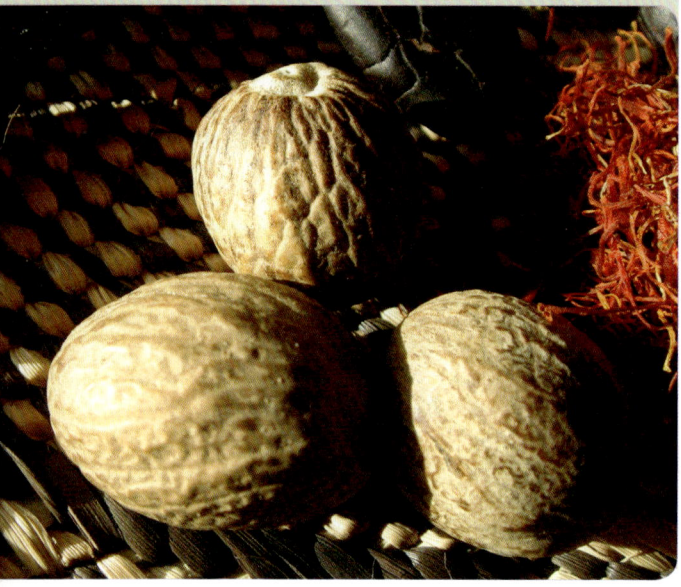

Pflanzenaufbau

Der Muskatnussbaum ist ein immergrüner, schlanker, bis zu 15 m hoher Baum. Seine Blätter sind dunkelgrün, ganzrandig und lorbeerähnlich, die weiblichen kleinen weißen Blüten ähneln Maiglöckchenblüten. Die braune, sogenannte Muskat"nuss" ist im botanischen Sinn der Samenkern einer Beere und wird vom leuchtend roten Samenmantel (= Macis, „Muskatblüte") und einem hellgelben, pfirsichähnlichen Fruchtfleisch umschlossen. Bei der Reife bricht diese ca. 8mm dicke Hülle auf und gibt den Kern frei.

Wirkungsweise

Muskatnuss stimuliert die Verdauungssäfte und wird deshalb gerne zum Aromatisieren von Speisen eingesetzt. Die medizinische Verwendung wurde vor allem im Rahmen der Klostermedizin praktiziert. Neben den in den Klostergärten kultivierten Kräutern wurde auch importierte Ware, die zu dieser Zeit für „Normalsterbliche" nicht erhältlich war, regelmäßig verwendet. Gerade die stark desinfizierenden Eigenschaften, die dazu beitragen, dass Speisen vor allem in heißen Ländern nicht so schnell verderben, spielen hier eine Rolle. Als Einreibung bei Rheuma und Nervenschmerzen wurde Muskatnuss früher ebenso verwendet. Auch die Äbtissin Hildegard von Bingen empfiehlt um 1100 nach Chr. den Gebrauch der Muskatnuss aufgrund der besonderen Eigenschaften.

Am bekanntesten sind aber die berauschenden Eigenschaften der Muskatnuss. Sowohl in Europa als auch im Orient findet sie sich in zahlreichen Rezepturen zur Zubereitung von berauschenden Aphrodisiaka. Wenn man Muskatnussöl zur Raumbeduftung verwendet, sollte man darauf achten, dass zu hohe Dosen benebelt machen können und damit ihr Ziel verfehlen. Am Besten mischt man Muskatnussöl mit Blütendüften, Petitgrain, Kakao oder Koriander.

*U*rsprünglich wuchs der Muskatnussbaum wild nur auf den südlichen Molukken zwischen Indonesien und Neuguinea. Im Mittelalter war die Muskatnuss in Europa ebenso heiß begehrt wie Nelken, Pfeffer und Zimt. So war es das eigentliche Ziel etlicher Seefahrt-Expeditionen Ende des 15. und Anfang des 16. Jahrhunderts, den Europäern den unmittelbaren Zugang zu diesen wertvollen Gewürzen auf den umkämpften Gewürzinseln zu öffnen. Dies führte unter anderem zur Entdeckung Amerikas und beeinflusste somit die Weltgeschichte. Der botanische Name Myristica fragrans geht wahrscheinlich auf das griechische Wort „myron" = wohlriechendes Öl zurück. Fragrans ist lateinisch und bedeutet duftend.

Eigenschaften

stärkend	bei Schwäche und Mutlosigkeit
stimulierend	bei Frigidität und Impotenz
anregend	aufs Nervensystem
schmerzlindernd	bei Rheuma, Nervenschmerzen
karminativ	stimuliert die Verdauungssäfte

Hinweis: In hohen Dosen wirkt Muskatnuss narkotisierend. Deshalb sollten das Gewürz und das Öl nicht für Kinder und Schwangere verwendet werden. Ansonsten ist es ein Gewürz, welches nicht zu häufig und in moderaten Dosen eingesetzt werden sollte.

Muskatellersalbei

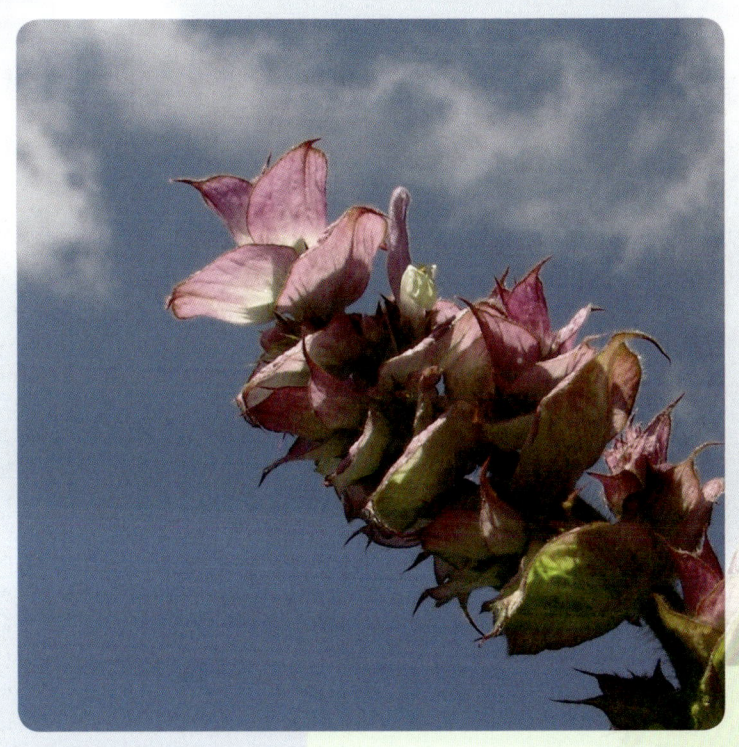

Muskatellersalbei

Dein Duft, der ist so würzig frisch
motiviert und stimmt
Dich künstlerisch.
Er ist wirklich gut für alle Frauen
um regelmäßig Spannung abzubauen.

Muskatellersalbei

Salvia sclarea

Familie
Lamiaceae - Lippenblütler

Standort
Mittelmeergebiet, Vorderasien

Essenz
Wasserdampfdestillation aus dem
blühenden Kraut

Hauptwirkstoffe
Linalylacetat, Linalool, Sclareol

Ölgehalt
unter 0,5 %

Charakteristika
krampflösend, stimulierend, aphrodisisch

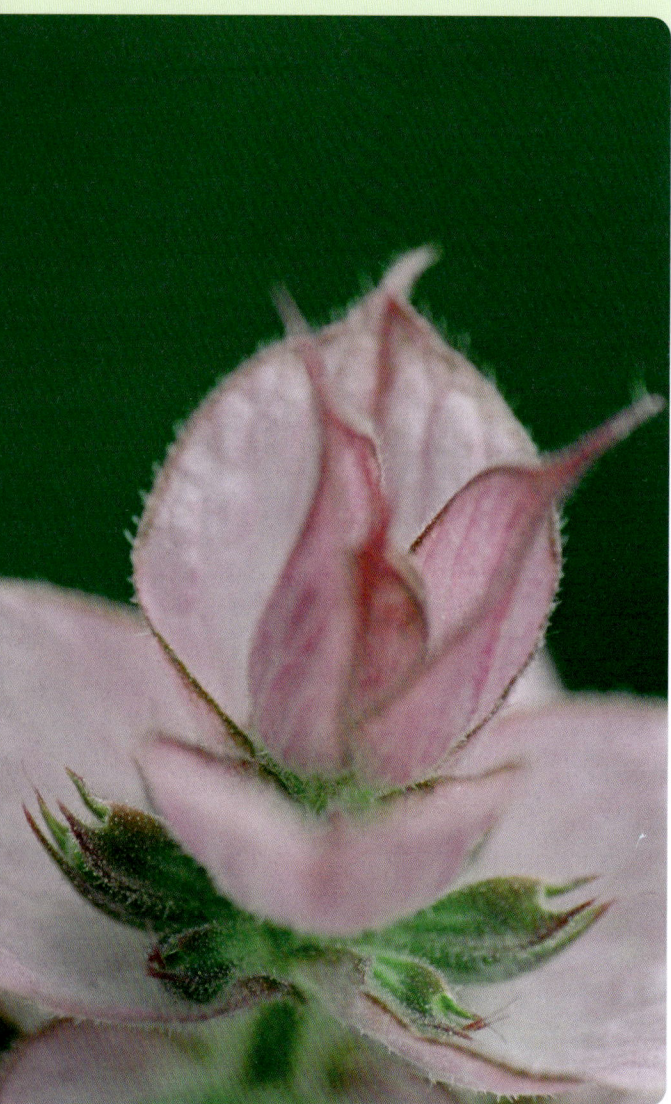

Muskatellersalbei war schon im Mittelalter bekannt und wurde nicht nur für medizinische Zwecke verwendet, sondern auch als berauschendes Mittel geschätzt. Als unterstützendes Stimulanz wurde er lange Zeit bei der Bierherstellung eingesetzt und zur Aufbesserung von billigen Weinen zu edlen „Muskatellerweinen" verwendet.

Pflanzenaufbau

Der im Mittelmeergebiet und Vorderasien beheimatete, würzig duftende Muskatellersalbei wird kräftiger und größer als unser einheimischer Wiesensalbei. Es ist eine zweijährige Pflanze, deren gräulich behaarte Rosette im ersten Jahr austreibt. Im zweiten Jahr entwickelt sich der bis zu 1 m hohe, vierkantige, locker behaarte Stängel mit den breit herzförmigen, etwas runzeligen Blättern. Seine zart-rosa bis hellvioletten Lippenblüten stehen in den Achseln von großen, häutigen, ebenfalls hellvioletten Tragblättern, die zusammen den typischen und unverwechselbaren, ährenartigen Blütenstand bilden.

Wirkungsweise

Muskatellersalbei hat eine entkrampfende und stärkende Wirkung auf den Magen-Darmtrakt. Zudem wirkt er verdauungsfördernd, entzündungshemmend und schmerzlindernd und ist bei Keuchhusten, Bronchitis und Asthma angezeigt. Eine Wohltat ist Muskatellersalbei aufgrund seiner desinfizierenden und entkrampfenden Effekte bei allen Entzündungen der Atemwege wie Husten, Heiserkeit, Halsentzündungen und Bronchitis. Sowohl innerlich als auch äußerlich (in Form von Kompressen) kann er ebenso bei Kopfschmerzen und Migräne Erleichterung bewirken. Aufgrund der hormonmodulierenden Wirkungen wird das Muskatellersalbeiöl gerne eingesetzt bei verschiedenen Frauenthemen wie Unregelmäßigkeit oder Schmerz bei der Regelblutung oder im Klimakterium. Auch in der Geburtshilfe wird das Öl in Verdünnung zur Dammmassage und beim Geburtsvorgang eingesetzt.

Muskatellersalbei hat einen sehr interessanten Duft, der sich nur schwer beschreiben lässt. Er wirkt zunächst frisch, leicht süß, fast etwas nussartig und beinhaltet eine zart-blumige Komponente. Er zählt zu den Düften, die nicht auf Anhieb ankommen, sondern die man lieben und schätzen lernen muss. Wer seine Duftbotschaft einmal erfahren hat, möchte sie jedoch nicht mehr missen.

Muskatellersalbei beruhigt die Nerven und wirkt dennoch belebend, sinnlich anregend und berauschend. Die Essenz hat die Eigenschaft, depressive Verspannungen, nervlich bedingte Überreiztheit und Angstzustände aufzulösen und die dadurch frei werdende Energie in Kreativität zu transformieren oder für das sinnliche Empfinden zu öffnen. Der eigenartige Duft hat tatsächlich auch eine berauschende Komponente, die sich jedoch je nach Verfassung und Charakter des Benutzers unterschiedlich auswirkt. In Zeiten von Anspannung und Stress ist Muskatellersalbei vor allem für Frauen ein wertvoller Begleiter!

Das Öl harmoniert gut mit Lavendel, Orange, Thymian und Sandelholz.

Eigenschaften

entspannend	bei inneren Verspannungen
anregend	bei Depressionen und Angst
inspirierend	beim künstlerischen Schaffen
stimulierend	auf Sinne und Erotik
krampflösend	bei Entzündungen der Atemwege
entzündungshemmend	bei Husten, Heiserkeit, Bronchitis

Weitere Anwendung

äußerlich: In Verdünnung mit fettem Öl als Zusatz für krampflösende, entspannende und leicht berauschende Massagen; für wohltuende Kräuterbäder; in Form von Kompressen wirkt er blutstillend bei Wunden und hilft bei Insektenstichen.

innerlich: Als Tee 3-5 Blätter oder 1 Teelöffel getrocknetes Kraut auf 1 Tasse Aufguss. Stattdessen können auch 1-2 Tropfen Essenz auf 1 Teelöffel Honig in 1 Tasse warmem Wasser gelöst und 2-3 x täglich getrunken werden.

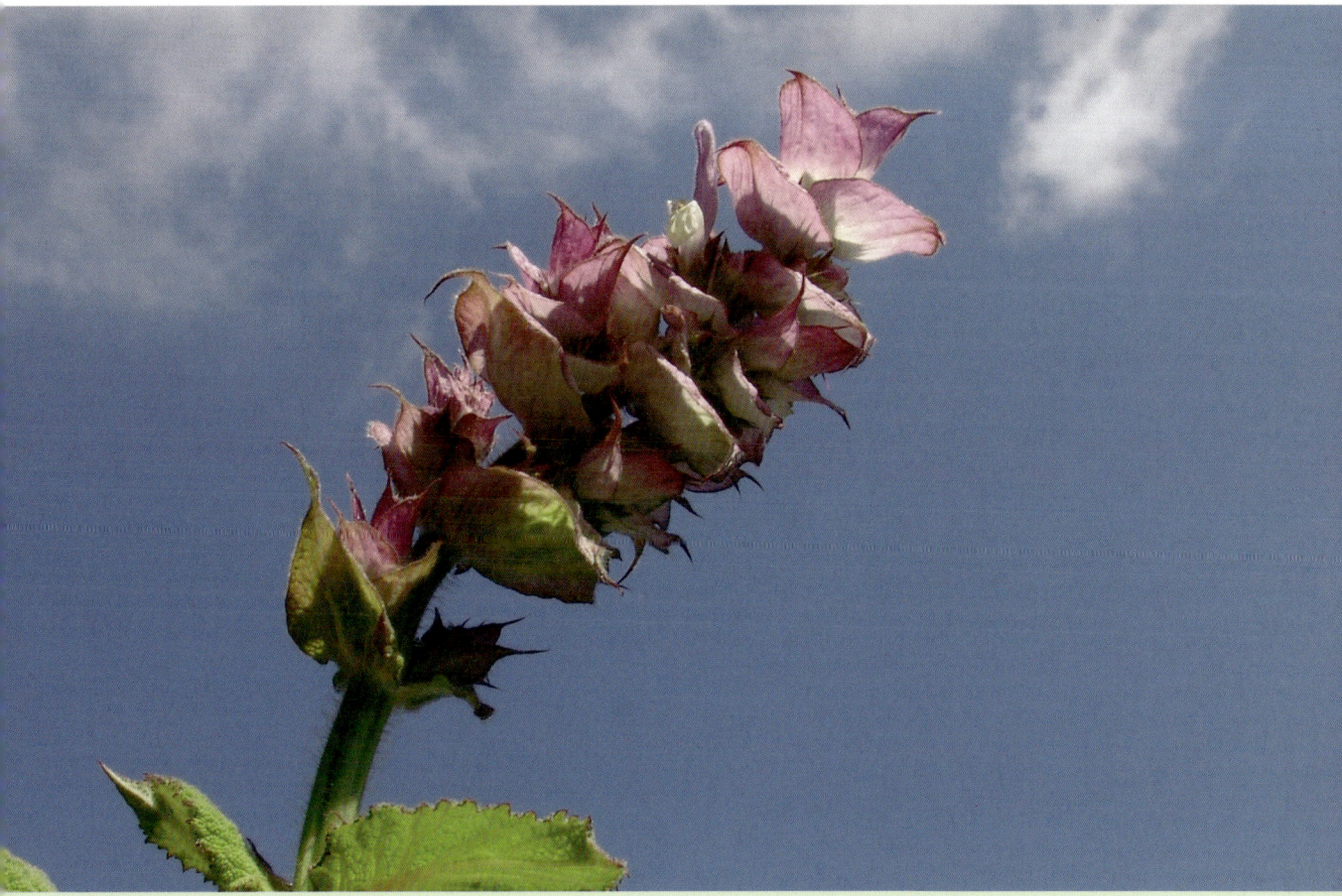

Muskatellersalbei - Salvia sclarea

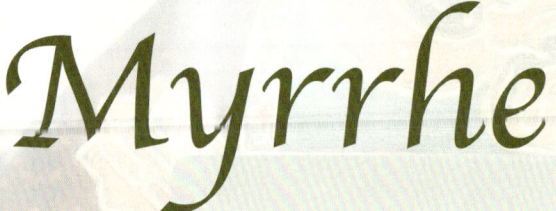

Myrrhe

Commiphora myrrha / molmol

Familie
Burseraceae – Balsamgewächse

Standort
Vorderasien, Ostafrika

Essenz
Wasserdampfdestillation des Harzes
oder Resinoid durch Alkoholextraktion

Hauptwirkstoffe
Pinen, Limonen, Elemen

Ölgehalt
etwa 7 %

Charakteristika
antiseptisch, desinfizierend, anregend, stärkend

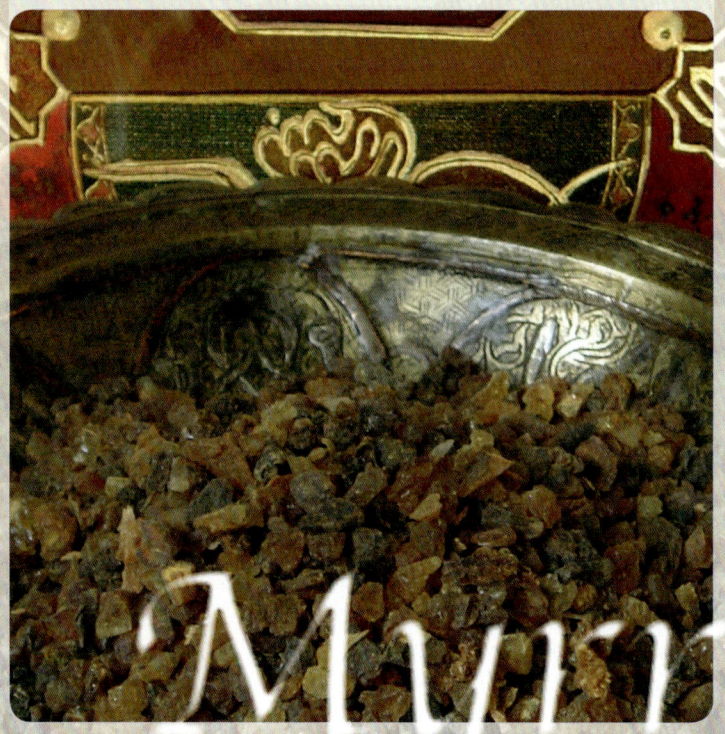

Myrrhe

Der Myrrhenstrauch hat eine biblische Vergangenheit. Bereits im Garten Eden, dem heutigen Gebiet zwischen Euphrat und Tigris, soll er schon zu Moses Zeiten gewachsen sein. Die Myrrhe ist bis heute ein sagenumwobener Strauch, aus deren Essenz schon im Altertum Räucherwerk hergestellt wurde, das zu religiösen Riten und spirituellen Sitzungen verwendet wurde.

Pflanzenaufbau

Die Myrrhe zählt wie der Weihrauch zur Familie der Balsamgewächse (Burseraceae), die in allen Pflanzenteilen, vor allem in der Rinde Harz enthalten. Sie ist ein dorniger Strauch oder kleiner, bis 3 m hoher Baum und gedeiht bevorzugt in der sengenden Hitze verschiedener Wüstenregionen rund um das Rote Meer. Ihre wenigen kleinen Blätter sind in Büscheln angeordnet und sitzen auch an den langen Sprossdornen. Die unscheinbaren gelblichen Blüten bilden rispenartige Blütenstände. Das begehrte gelbliche Myrrhe-Harz tritt spontan aus Sekretgängen oder Verletzungen der Rinde wie Rissen und Spalten hervor, um die Wunden zu verschließen und das Eindringen von Schadorganismen zu verhindern. Es erhärtet bei Luftzutritt und wird vor allem durch Einritzen oder Einkerben des Holzes gewonnen. Die Essenz erhält man aus dem Harz durch Alkohol-Extraktion oder Wasserdampfdestillation.

Wirkungsweise

Aufgrund ihrer desinfizierenden, antiseptischen und zusammenziehenden Eigenschaft verwendeten schon die alten Ägypter Myrrhe zur Einbalsamierung der Toten. Sie wirkt entzündungshemmend bei Husten, Erkältung und Bronchitis.

Wenngleich der Duft der Myrrhe nicht so fruchtig-blumig ist wie der von edlen Blütenessenzen, so hat diese Essenz doch etwas sehr Einzigartiges und Geheimnisvolles an sich, das mich auf meinen Reisen durch die iranischen, besonders aber die ägyptischen Wüstenregionen stark beeindruckt hat. Vermutlich ist es die Anmut, die dieses kleine, knorrige Bäumchen in der gleißenden Wüstensonne ausstrahlt. Es scheint der Hitze nicht zu trotzen, sondern sich hinzugeben und die Sonnenstrahlen als reine Energie zu absorbieren. Diese Energie scheint sie in ihrem Harz zu speichern und – in der Duftlampe wieder auszuströmen. Vermutlich ist es dies, weshalb sie seit Jahrtausenden für religiöse und spirituelle Rituale, für Meditation und Gebet bevorzugt wird. Von den vielen Heileigenschaften der Myrrhe auf den Körper kommen in der Duftlampe hauptsächlich

der entzündungshemmende und auswurffördernde Aspekt zum Tragen, der bei Erkältungskrankheiten mit hartnäckigem Husten, Heiserkeit und Stimmverlust Wunder wirken kann. Das Öl harmoniert gut mit Sandelholz, Mandarine, Gewürzölen.

Eigenschaften

anregend	für Meditation, Gebet
stimulierend	für die spirituelle Praxis
entzündungshemmend	bei Heiserkeit, Stimmverlust
auswurffördernd	bei Bronchitis, Husten

Weitere Anwendung

äußerlich: Verdünnt in Form von Kompressen wirkt es bei schlecht heilenden Wunden und Verletzungen entzündungshemmend und keimtötend. Aufgrund seiner zusammenziehenden Eigenschaft hält es das Gewebe jung und die Haut geschmeidig. Bei starker Hitze hat es auf die Haut einen leicht kühlenden Effekt.

innerlich: 1-2 Tropfen Essenz auf 1 Teelöffel Honig in 1 Tasse lauwarmem Wasser gelöst 1-2 x täglich bei allen Erkältungskrankheiten. Als Gurgelwasser eignet es sich bei Zahnfleischentzündung und Mundgeruch.

Hinweis: Da Myrrhe menstruationsfördernde Eigenschaften besitzt, sollte das Öl nicht während der Schwangerschaft verwendet werden!

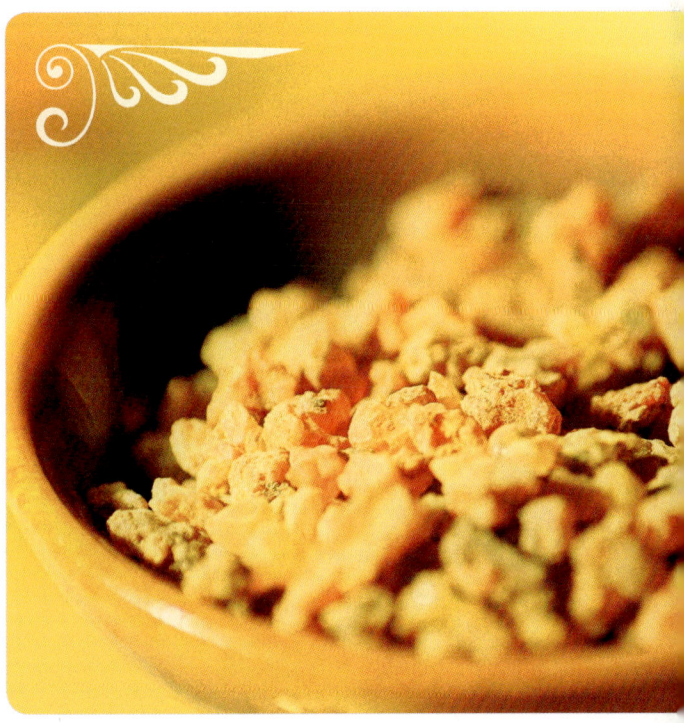

Mein aromatischer Duft
erzeugt eine Atmosphäre
von Reinheit und Inspiration.

Myrte

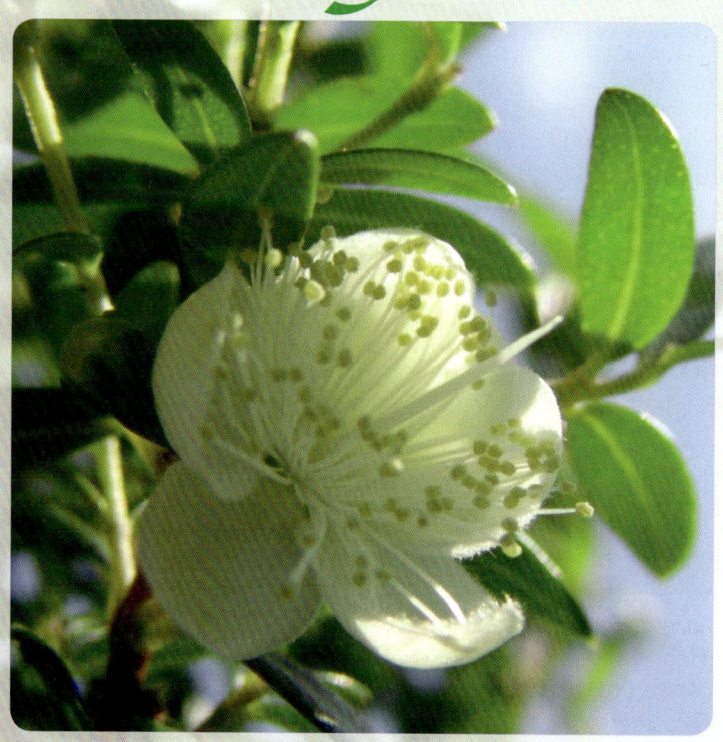

Myrte

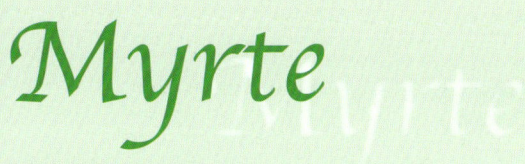

Myrte

Myrtus communis

Familie
Myrtaceae – Myrtengewächse

Standort
Mittelmeergebiet, Asien

Essenz
Wasserdampfdestillation aus den Blättern und blühenden Zweigspitzen

Hauptwirkstoffe
1,8-Cineol, Pinene, Linalool, Myrtenylacetat

Ölgehalt
etwa 1 %

Charakteristika
antiseptisch, entzündungshemmend, zusammenziehend

Die Myrte ist einer der charakteristischen Sträucher der Macchia, der immergrünen Strauchformation, die fast im gesamten Mittelmeergebiet anzutreffen ist. Bereits die alten Griechen kannten die Myrte und schätzten sie wegen ihrer keimtötenden und entzündungshemmenden Eigenschaft.
Der Brauch, bei der Hochzeit die zarten weißen Myrtensträußchen zu tragen, soll Jugend und Jungfräulichkeit symbolisieren.

Pflanzenaufbau

Die Myrte ist ein 1-5 m hoch werdender, immergrüner Strauch. Seine Blätter sind lanzettartig, ledrig und glänzend. Die duftenden weißen Blüten mit einem Durchmesser von etwa 2 bis 3 cm stehen einzeln in den Blattachseln und bestehen aus 5 Kronblättern und zahlreichen Staubblättern. Nach der Blütezeit von Mai bis Juli bilden sich bläulich-schwarze Beeren. Die Gewinnung des ätherischen Öls erfolgt durch Wasserdampfdestillation aus den frischen Blättern und blühenden Zweigspitzen.

Wirkungsweise

Die Myrte wirkt antiseptisch, entzündungshemmend und zusammenziehend. Aufgrund dieser Eigenschaften ist sie ein hervorragendes Therapeutikum bei der Behandlung von Bronchitis, Lungentuberkulose, Stirnhöhlenentzündung und Husten (auch Raucherhusten). Extrakte aus Myrtenöl sind auch handelsüblich in Kapselform zur Behandlung von Bronchitis und anderen Atemwegserkrankungen erhältlich und häufig im Gebrauch.

Myrten-Öl riecht angenehm aromatisch und verbreitet in der Duftlampe eine beruhigende und zugleich stärkende und inspirierende Atmosphäre. Es beinhaltet auch eine reinigende Komponente, die dabei hilft, sich von innerem Unrat wie selbstzerstörerischen Gedanken, Angst, Verzweiflung und Resignation zu befreien und sich auf die eigene Mitte zu konzentrieren. Myrte wirkt unterstützend und inspirierend während der Meditation. Sie hilft dabei, Einsichten und Erkenntnisse, die wir in der Meditation erfahren, mit in die spirituelle Praxis hinüber zu nehmen und im alltäglichen Leben zu realisieren.

Eigenschaften

reinigend	bei zerstörerischen Gedanken
stärkend	bei Verzweiflung, Angst, Resignation
inspirierend	während der Meditation
entzündungshemmend	bei Stirnhöhlen- und Halsentzündung
schleimlösend	bei Husten, Heiserkeit
krampflösend	bei Bronchitis

Weitere Anwendung

äußerlich: In Verdünnung mit fettem Öl (3 %-ig) als beruhigendes und schmerzstillendes Massage-Öl unter anderem bei schmerzhafter Brustverschleimung; in Form von Kompressen bei schlecht heilenden Wunden; für Waschungen bei Hautausschlägen; als reinigendes Gesichtswasser und pflegendes Hautöl.

innerlich: 1-2 Tropfen Essenz auf 1 Teelöffel Honig in ½ Tasse Wasser gelöst, 1-2 x täglich als unterstützendes Therapeutikum bei Stirnhöhlen- und Halsentzündung, Heiserkeit, Husten und Bronchitis; ebenso bei Infektionen der Harnwege. Das Öl eignet sich auch hervorragend für Inhalationen.

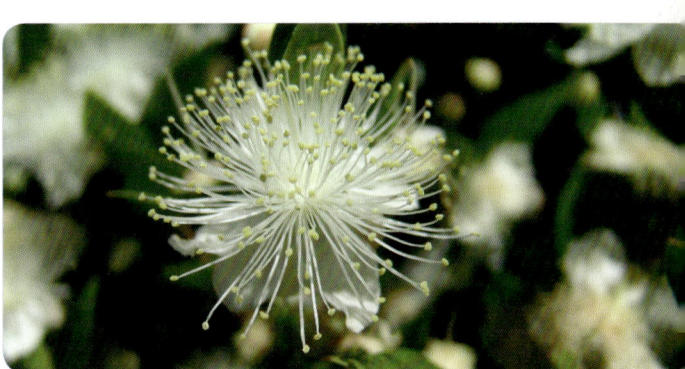

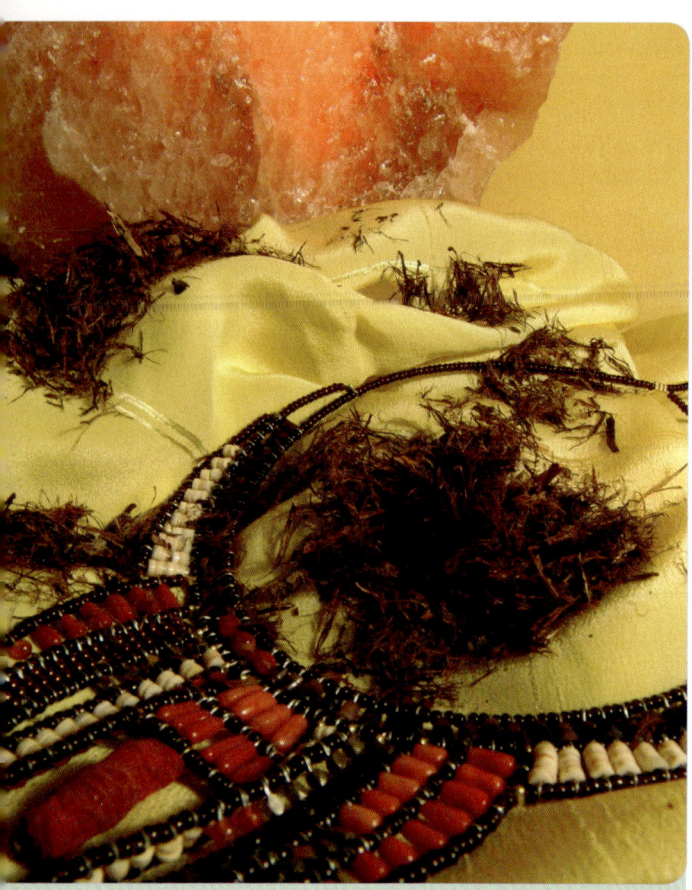

*D*ie Narde zählt zu den Baldriangewächsen. Sie wächst wild im Himalaja, Nordindien und China. Für die Gewinnung der Essenz mittels Wasserdampfdestillation werden die Wurzeln vorher getrocknet.

Nardenöl wurde in vielen Kulturen sehr geschätzt. Sie wurde neben den Heilanwendungen in Indien auch im alten Ägypten gebraucht. Als kostbares Salböl wird sie sowohl im Hohelied der Liebe erwähnt, als auch bei der Salbung von Jesus von Nazareth durch Maria.

Pflanzenaufbau

Staude mit kräftigem Wurzelstock und länglichen Stängelblättern und rosafarbenen Scheindolden.

Wirkungsweise

Narde hat aufgrund ihrer krampflösenden und verdauungsfördernden Eigenschaft einen positiven Einfluss auf Magen-Darmschwäche. Sie wirkt dämpfend auf Herz und Kreislauf und beruhigt die Nerven.

Jatamansi Narde hilft bei allgemeiner Nervenschwäche, nervösen Verspannungen, übermäßiger Gereiztheit und Übererregbarkeit, wieder festen Boden unter den Füßen zu bekommen. Sie kann aber auch einen berauschenden Effekt haben, vor allem in Kombination mit aphrodisierenden Blütenölen. Als Ersatz für Baldrian-Öl, das im Duft nicht besonders beliebt ist, ist sie zur Behandlung von Schlafproblemen ebenso gut geeignet. Bei der Dosierung sollte man berücksichtigen, dass der Duft extrem stark ist und überdosiert schnell unangenehm riechen kann. Um feiner dosieren zu können, tropfen Sie Nardenöl ca. 2 – 5%ig in Jojobaöl und mischen die Komponenten durch Schütteln. Narde lässt sich gut kombinieren mit Orange, Mandarine, Patchouli, Rose und Jasmin und wird wegen seiner hautpflegenden Eigenschaften gerne Massageölen zugegeben.

Narde

Nardostachys jatamansi

Familie
Valerianaceae – Baldriangewächse

Standort
Indien, Nepal, China

Essenz
Wasserdampfdestillation aus den getrockneten Wurzeln

Hauptwirkstoffe
Valerianal, Bornylacetat, β-Gurjunen, Patchoulen

Ölgehalt
etwa 1 %

Charakteristika
entspannend, krampflösend, magenstärkend

Eigenschaften

entspannend	bei nervösen Verspannungen
beruhigend	bei Übererregbarkeit und Gereiztheit
nervenstärkend	bei allgemeiner Nervenschwäche
krampflösend	bei nervösen Störungen
beruhigend und pflegend	für alternde und gereizte Haut

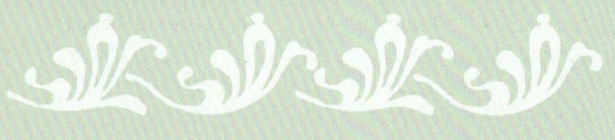

Nelke

Syzygium aromaticum

Familie
Myrtaceae – Myrtengewächse

Standort
Tropisches Asien, Ostafrika, Madagaskar

Essenz
Wasserdampfdestillation aus den Blütenknospen (bzw. Blättern)

Hauptwirkstoffe
Eugenol, Eugenolacetat

Ölgehalt
etwa 14 %

Charakteristika
antiseptisch, desinfizierend, krampflösend

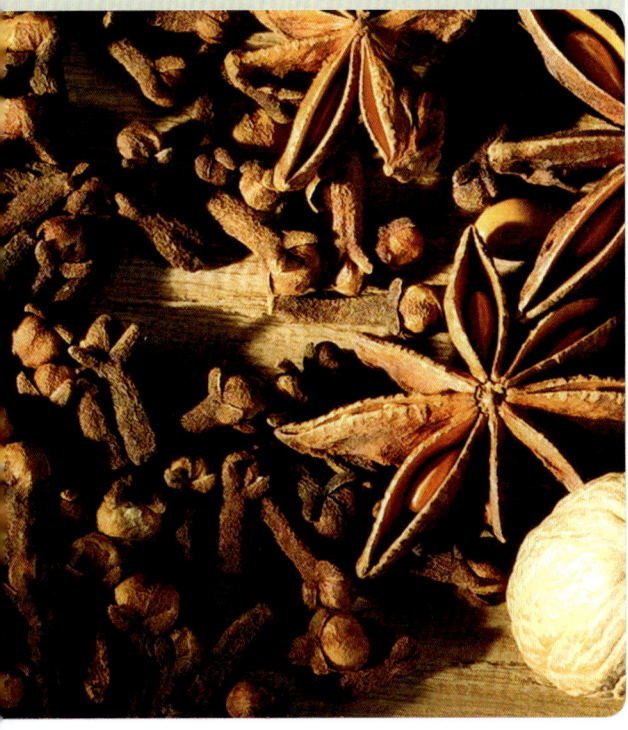

*I*n unseren Breiten assoziieren wir mit Nelken vor Orangen und Weihnachtszeit. In asiatischen Kulturen ist Nelke als Zutat zu Currys und anderen Gewürzmischungen aufgrund der stark desinfizierenden Eigenschaften das ganze Jahr allgegenwärtig. Wie die Muskatnuss stammt auch die Gewürznelke von den so genannten Gewürzinseln, den südostasiatischen Molukken. Sie gedeiht heute in allen tropischen Regionen der Welt. Das ätherische Öl wird meist aus den Blütenknospen durch Wasserdampfdestillation gewonnen; es ist auch möglich, Nelkenblätteröl zu produzieren, das aber etwas andere Eigenschaften hat.

Pflanzenaufbau

Bis 20m hoher immergrüner Baum mit länglichen, zugespitzten, ledrigen Blättern, die bis zu 12 cm lang werden. Die weiß-gelblichen, stark duftenden Blütenknospen sind doldenartig angeordnet. Sie werden von Hand geerntet und dann getrocknet, bis sie sich rötlich braun verfärben.

Wirkungsweise

Gewürznelken galten in China bereits vor über 2.000 Jahren als vorzügliches Gewürz mit einzigartigen Eigenschaften. Ihre außergewöhnlich stark keimtötende Wirkung war schon damals bekannt und diente zur Bekämpfung von Cholera, Diphtherie, Tuberkulose und Milzbrand. Auch Streptokokken, Staphylokokken und Kolibakterien haben gegen die antiseptische Wirkung der Nelke kaum eine Chance. Im Bereich der Zahnmedizin wird das Öl wegen der stark desinfizierenden und schmerzlindernden Eigenschaften noch heute eingesetzt. Nelken wurden auch gekaut, um den Atem zu reinigen und zu versüßen.

Der würzig-süße Duft des Nelken-Öls wirkt stimulierend bei allgemeinen Schwächezuständen und zugleich desinfizierend bei Infektionskrankheiten. Früher wurde es als Zusatz für Räucherwerk verwendet, mit dem aufdringliche Insekten ferngehalten wurden. Auch heute noch bietet sich Nelke besonders zur warmen Jahreszeit in der Duftlampe auf dem Balkon oder der Veranda an, um damit lästige Insekten fernzuhalten. Neben der Kombination mit Zitrusnoten und Zimt passt Nelke auch gut zu Jasmin und Rose.

Eigenschaften

stimulierend	bei Antriebslosigkeit
anregend	bei Schwächezuständen
desinfizierend	bei Infektionskrankheiten
schmerzlindernd	bei Zahnschmerzen

Hinweis: In der Schwangerschaft sollte Nelken-Öl nicht verwendet werden, da es anregende Eigenschaften auf den Uterus hat. Nelkenöl sollte zur Anwendung auf der Haut immer sehr stark verdünnt werden, da sonst Haut und Schleimhäute gereizt werden können.

Neroli

Citrus aurantium var. amara

Familie
Rutaceae – Rautengewächse
Standort
China, Mittelmeergebiet
Essenz
Wasserdampfdestillation aus den frischen Blüten
Hauptwirkstoffe
Nerolidol, Linalool, Linalylacetat, Limonen
Ölgehalt
unter 0,5 %
Charakteristika
krampflösend, entspannend, herzberuhigend

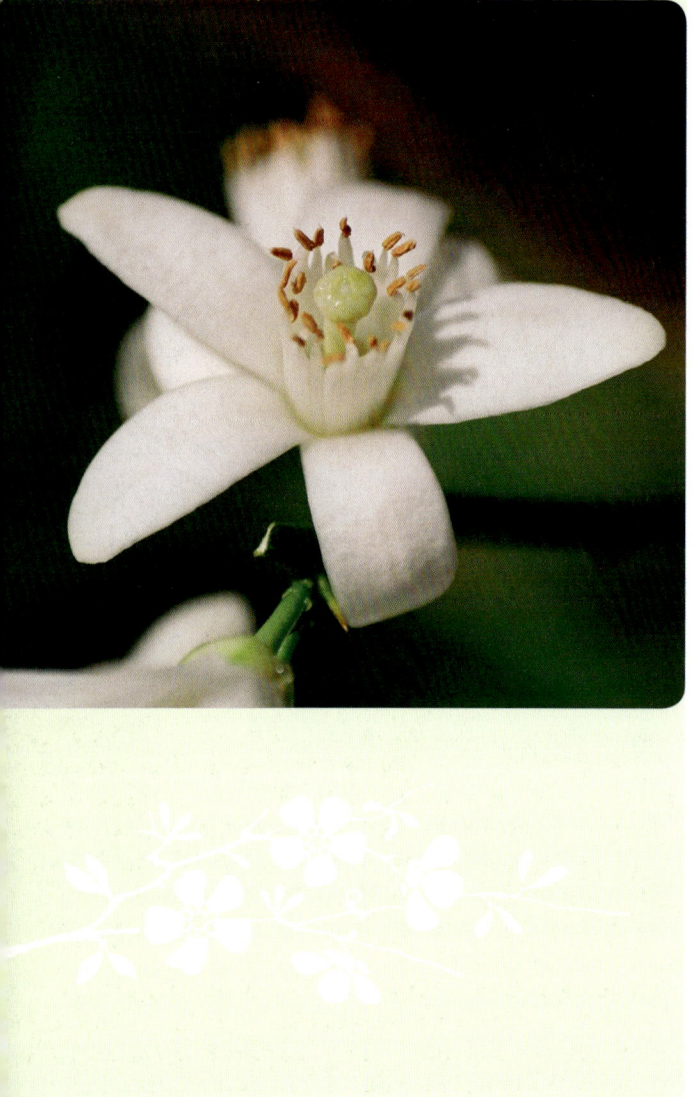

Ob in Südfrankreich, Sizilien oder auf Kreta, der stimulierende, süße Duft und die anmutige Schönheit eines blühenden Orangenhains ist unvergleichbar und mit Worten kaum zu beschreiben. Es gibt zwei verschiedene Arten von Orangenbäumen: Die süße Orange Citrus sinensis, aus deren Fruchtschalen das süße Orangenschalen-Öl gewonnen wird, und die Bitterorange Citrus aurantium. Das hochwertige Orangenblüten-Öl wird jedoch nur aus den Blüten der Bitterorangen, auch Pomeranzen genannt, gewonnen. Der Name Neroli stammt vermutlich von der im 16. Jahrhundert lebenden italienischen Prinzessin Anne-Marie von Nerola, die sich angeblich als eine der ersten Frauen mit Orangenblüten parfümierte und auf diese Weise die kostbare Essenz als Parfüm salonfähig machte.

Pflanzenaufbau

Der Bitterorangenbaum wird in seiner Heimat Indien etwa 6 bis 12 m hoch. Er besitzt eine vielästige Krone und Dornen in den Blattachseln. Wie alle anderen Citrus-Arten ist er immergrün und trägt wie diese während des ganzen Jahres gleichzeitig Blüten und Früchte. Seine lederartigen, dunkelgrünen Blätter sind lanzettförmig zugespitzt. Die kleinen fünfblättrigen Blüten sind weiß und sternförmig, die Frucht orangenähnlich, jedoch etwas kleiner.

Wirkungsweise

Neroli hat einen starken Einfluss auf Geist und Seele und gilt in der Aromatherapie als eine der besten Essenzen bei Depressionen, Nervosität und Angstzuständen. Darüber hinaus wirkt es beruhigend und zugleich stärkend auf Herz und Kreislauf.
Der eigenartig süße, blumige Duft der Neroli-Essenz verströmt in der Duftlampe eine beruhigende, entspannte Atmosphäre, in der es leicht fällt, sich anzulehnen, alle Sorgen zu vergessen, Angstgefühle fallen zu lassen und zur Ruhe zu kommen. Wie von Geisterhand vermag dieser Duft selbst in den ausweglosesten Situationen einen Hoffnungsschimmer herbei zu zaubern.
Durch seine zunächst beruhigende Wirkung gibt er uns Kraft, uns zu sammeln, zu besinnen und unsere eigene Mitte wieder zu finden. Gestärkt und motiviert gehen wir aus dieser Ruhe hervor und begegnen denselben Problemen mit einer gänzlich verwandelten Sichtweise.
Neroli harmoniert sehr gut mit Lavendel, Bergamotte und Sandelholz.

Eigenschaften

entspannend	bei allgemeinen Angstzuständen
beruhigend	bei Nervosität, Überreiztheit, Stress
motivierend	bei Depressionen, Verzweiflung
stabilisierend	bei Schockzuständen
krampflösend	bei Kopfschmerzen
beruhigend	bei Herzklopfen

Weitere Anwendung

äußerlich: Verdünnt mit fettem Öl ist Neroli ein hervorragendes Hautpflegemittel, das sich auch besonders für empfindliche und zu Entzündung neigender Haut eignet; für entspannende Kräuterbäder und aphrodisierende Massagen. Mit seinen entspannenden Effekten ist es auch ein hervorragendes Antifalten Mittel für die Pflege von Gesicht und Dekollete, vor allem wenn es als feuchtigkeitsspendende Creme aufgetragen wird. Als heiße Gesichtskompresse schenkt uns Neroli Entspannung pur.

Bei Unruhe und Angst kann Neroli-Öl verdünnt in Jojobaöl auf Pulspunkte und Herzgegend sanft einmassiert werden, um etwas Ausgleich zu finden. Aufgrund dieser Anwendung wird dieses Öl auch manchmal als „Rescue" der Aromatherapie bezeichnet.

innerlich: Bei Depressionen, Angstzuständen, Lampenfieber, Überreiztheit und Herzklopfen 1-2 Tropfen auf 1 Teelöffel Honig in ½ Tasse Wasser gelöst, 2-3 x täglich.

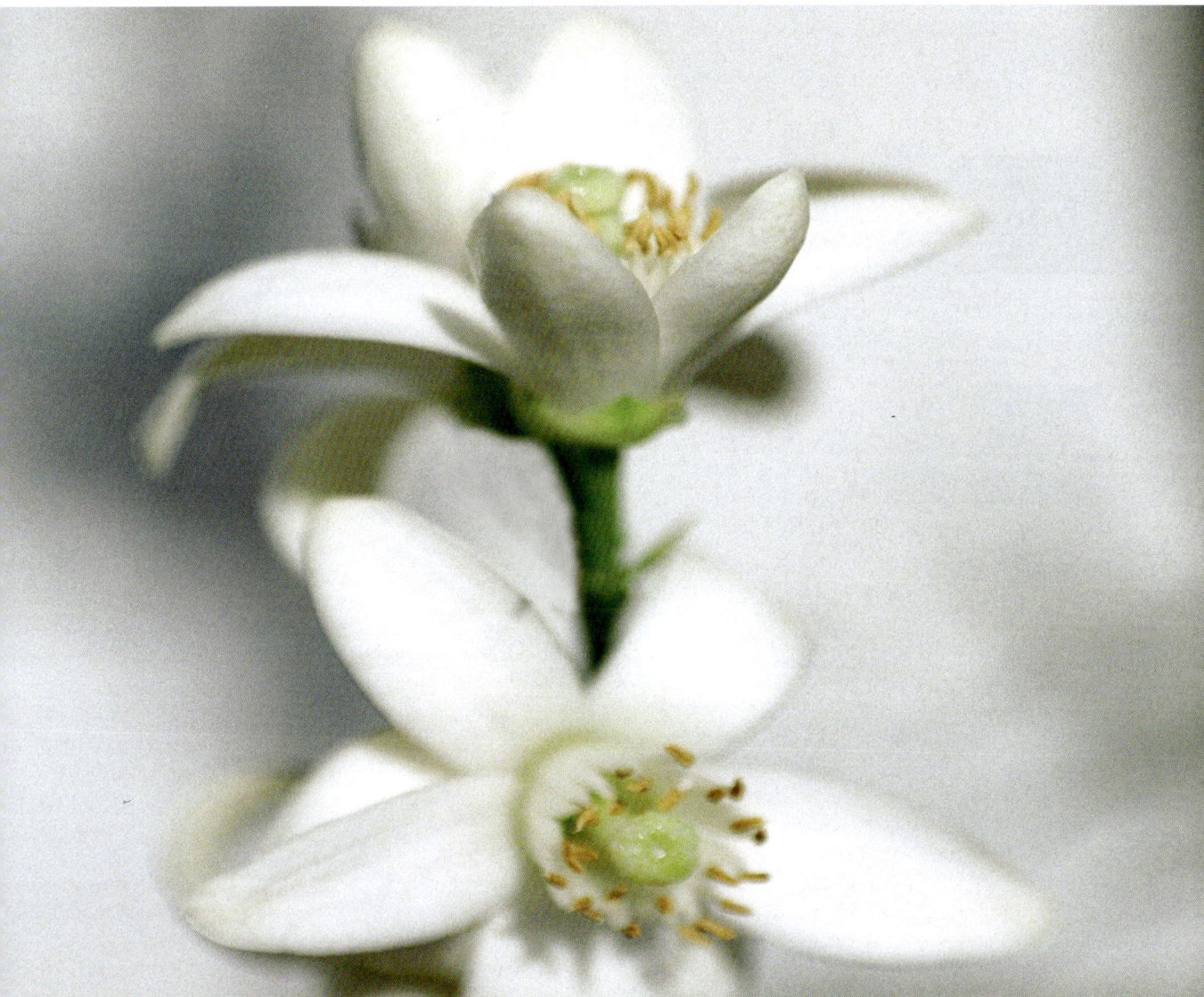

Neroli - Citrus aurantium var. amara

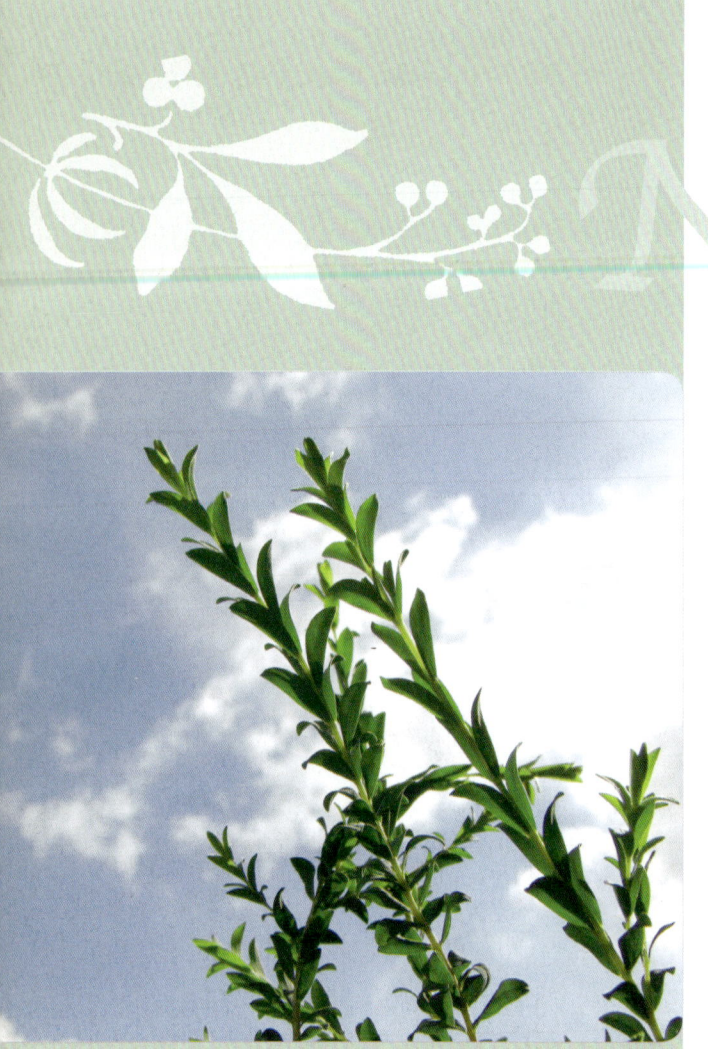

Niaouli

Melaleuca viridiflora

Familie
Myrtaceae – Myrtengewächse

Standort
Südostasien, Australien

Essenz
Wasserdampfdestillation aus den Blättern und Zweigen

Hauptwirkstoffe
1,8-Cineol, Pinen, Terpinen-4-ol, Viridiflorol

Ölgehalt
etwa 2 %

Charakteristika
antiseptisch, entzündungshemmend

*D*er Niaoulibaum zählt wie der Cajeputbaum zu der Familie der Myrtengewächse. Beide sind sehr eng miteinander verwandt. Die Zusammensetzung ihrer Inhaltsstoffe sowie ihre Wirkung und Anwendungsweisen sind jedoch unverwechselbar. Das ursprünglich von der Insel Gomène in Neukaledonien importierte Öl wurde in Frankreich unter dem Handelsnamen Gomènol vertrieben.

Pflanzenaufbau
Bis zu 15m hoch werdender Baum mit schmalen spitzen Blättchen und sich leicht ablösender Rinde.

Wirkungsweise
Niaouli hat stark antiseptische und entzündungshemmende Eigenschaften auf die Atemwege und ableitenden Harnwege. Aufgrund dieser Wirkung ist es besonders bei Erkältungskrankheiten, Husten, Schnupfen, Heiserkeit sowie bei Bronchitis, Sinusitis und Grippe angezeigt. Aufgrund seiner stark desinfizierenden und zugleich hautfreundlichen Eigenschaft eignet sich Niaouli hervorragend für Kompressen zur Behandlung von schlecht heilenden Wunden, Furunkeln und Akne. Ein Massageöl mit Niaouli-Öl kann gereizte empfindliche Haut aufgrund der zellregenerierenden Eigenschaften wieder ins Gleichgewicht bringen.

Der würzig-strenge, an Kampfer erinnernde Geruch der Niaouli-Essenz hat eine anregende Wirkung auf den Kreislauf und kann uns helfen einen klaren Kopf zu bekommen. Niaouli harmoniert gut mit Zitrusdüften.

Eigenschaften

entzündungshemmend	bei Erkältung und Grippe
schleimlösend	bei Husten und Schnupfen
anregend	auf den Kreislauf
stärkend und klärend	bei Orientierungslosigkeit

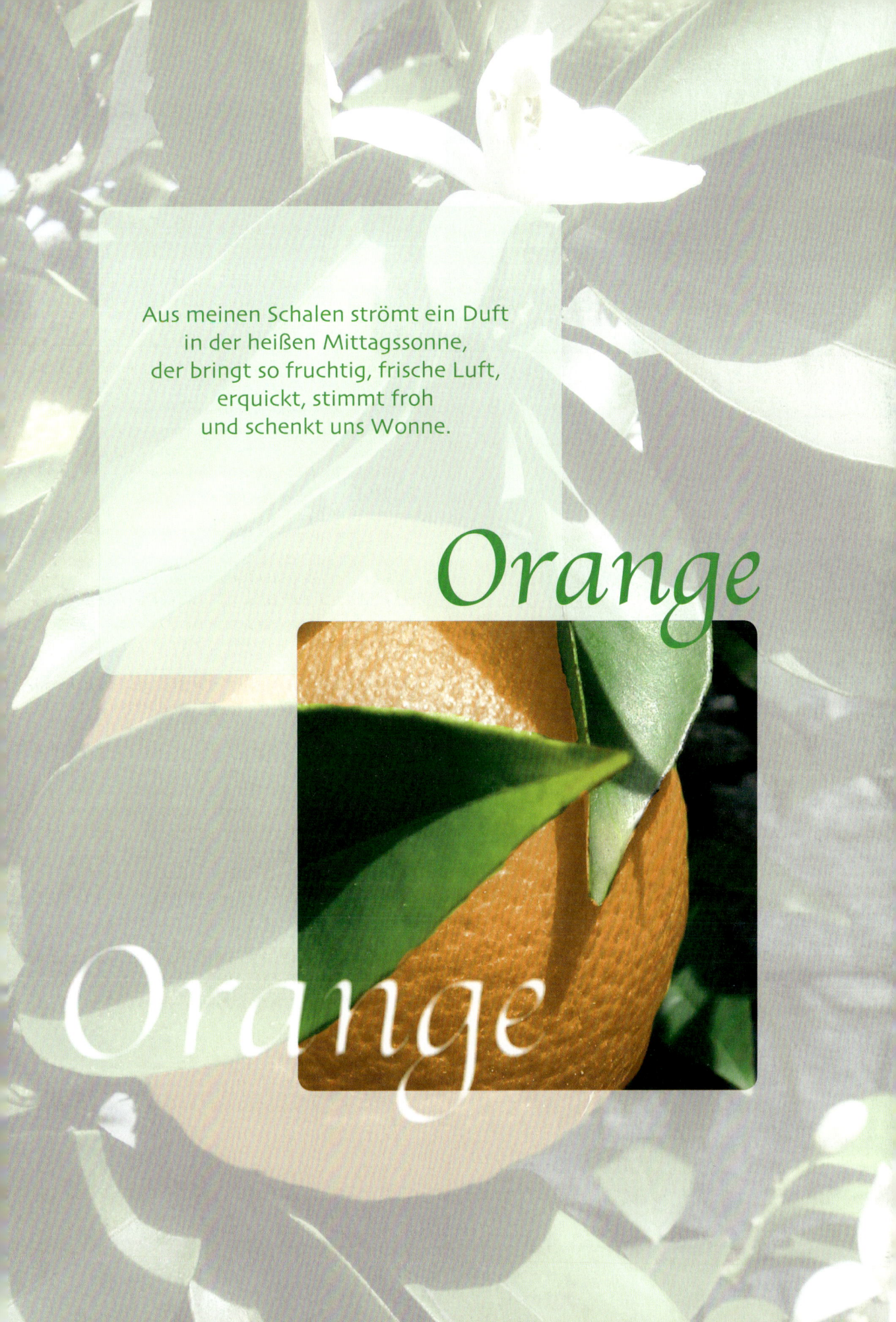

Aus meinen Schalen strömt ein Duft
in der heißen Mittagssonne,
der bringt so fruchtig, frische Luft,
erquickt, stimmt froh
und schenkt uns Wonne.

Orange

Orange

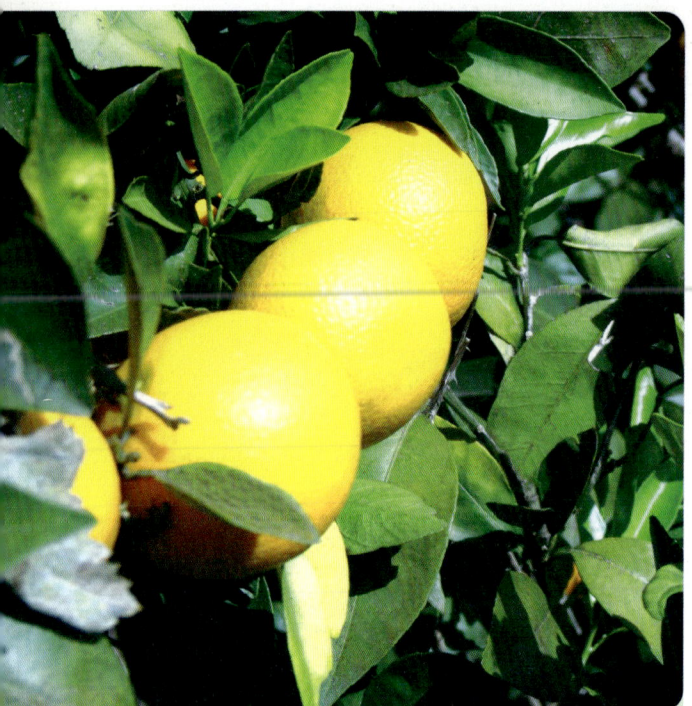

Orange

Citrus sinensis

Familie
Rutaceae – Rautengewächse
Standort
Mittelmeergebiet, Südamerika
Essenz
Kaltpressung aus den Fruchtschalen
Hauptwirkstoffe
Limonen, Linalool, Citronellal, Carvon
Ölgehalt
etwa 2 %
Charakteristika
herzstärkend, erwärmend, harmonisierend

*D*ie Orangen-Essenz zählt zweifellos zu den beliebtesten ätherischen Ölen. Ihr fruchtig-süßer Duft wird allgemein als angenehm und stimmungshebend empfunden. Hinzu kommt, dass Orangen-Öl in seiner Wirkungsweise recht unkompliziert ist und keine besonderen Vorkenntnisse für die Anwendung erforderlich sind. Nicht zuletzt deshalb wird es gern als das Öl für Einsteiger empfohlen.

Pflanzenaufbau
Die Orange stammt ursprünglich aus China, wie auch dem Namen Apfelsine (=Apfel aus China) zu entnehmen ist. Heute werden Orangenbäume rings um das Mittelmeer kultiviert. Der Orangenbaum ist ein 3-4 m hoher Baum mit ganzrandigen, lanzettförmigen, immergrünen Blättern. Die gestielten Blüten sind weiß und sitzen einzeln in den Blattachseln oder in Gruppen an den Zweigspitzen.

Wirkungsweise
Orangenschalen-Öl hat eine beruhigende Wirkung auf Herz und Kreislauf. Es vermag Fieber zu senken und wirkt heilungsfördernd bei Nieren- und Blasenleiden.
Der süße fruchtige Duft des Orangen-Öls wirkt beruhigend und zugleich belebend. Er hat die Kraft, Nervosität und Stress die Spannung zu nehmen. Orangen-Öl verbreitet eine erwärmende Atmosphäre, die auch bei Angstgefühlen, Kummer und bedrückender Kopflastigkeit befreiend und erheiternd wirkt. Es wirkt in jeder Lebenssituation ausgleichend und macht mit seinen leicht appetitanregenden Eigenschaften wieder Lust aufs Leben.
Orange harmoniert gut mit Gewürz-Ölen wie Nelke und Zimt, aber auch mit Orangenblüten (Neroli), Melisse, Ylang Ylang und Zypresse.

Eigenschaften
beruhigend	bei Nervosität, Stress
erwärmend	bei Angst, Kopflastigkeit
harmonisierend	bei Traurigkeit, Kummer
erheiternd	bei Lustlosigkeit, Frustration

Weitere Anwendung
äußerlich: In Verdünnung mit fettem Öl als beruhigendes, erwärmendes und sinnliches Massage-Öl; ebenso zum Aktivieren bei mangelhafter Durchblutung; wenige Tropfen frisches Orangenöl gelöst in Emulgator als Zusatz für harmonisierende Vollbäder.

innerlich: Als Teeaufguss aus den getrockneten Orangenschalen oder 2-3 Tropfen Essenz auf 1 Glas Honigwasser, 2-3 x täglich bei Herzklopfen, Herzbeklemmung, Verdauungsstörungen, Nieren- und Blasenleiden.

in der Küche: Orangen-Öl eignet sich hervorragend zum Backen von Kuchen und Keksen aus dem vollen

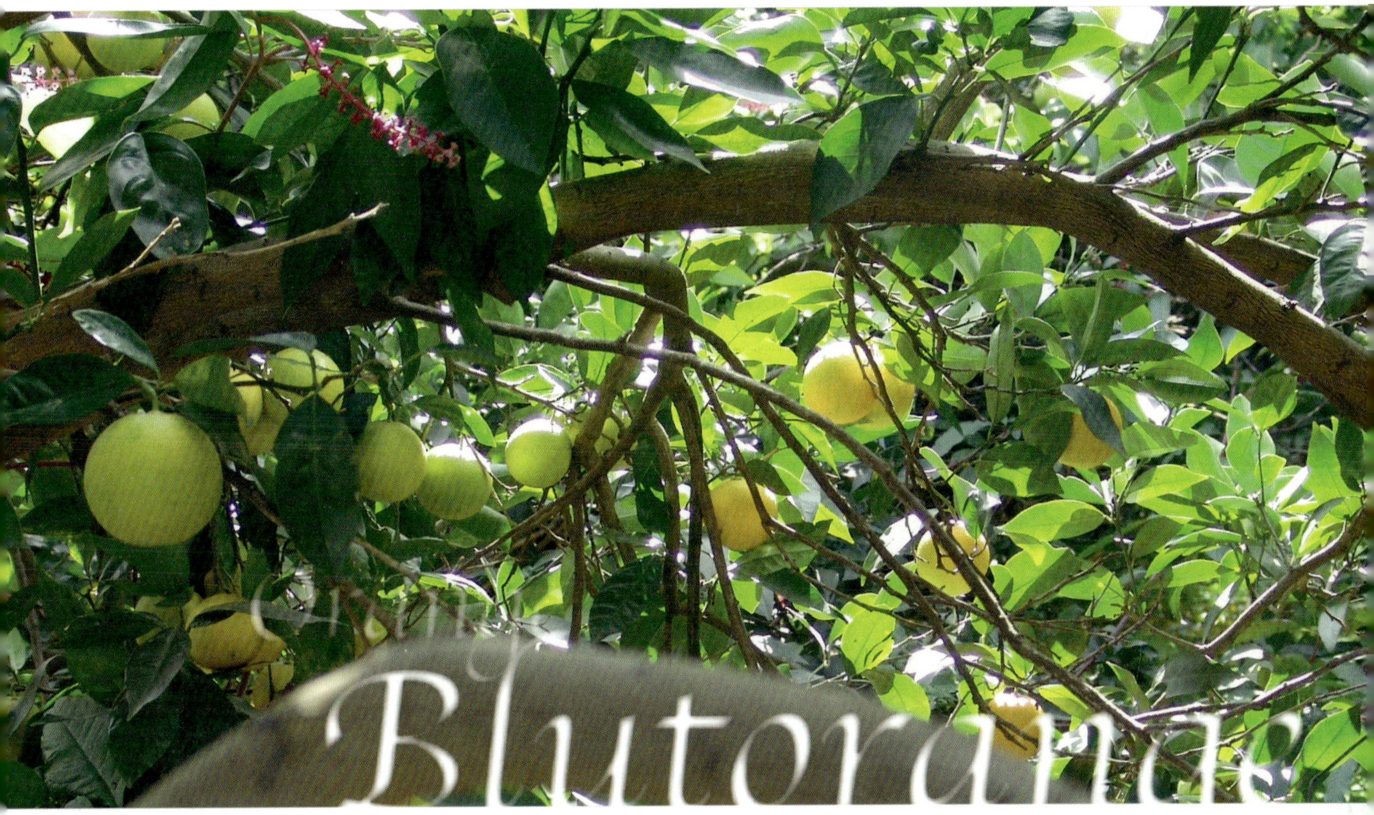

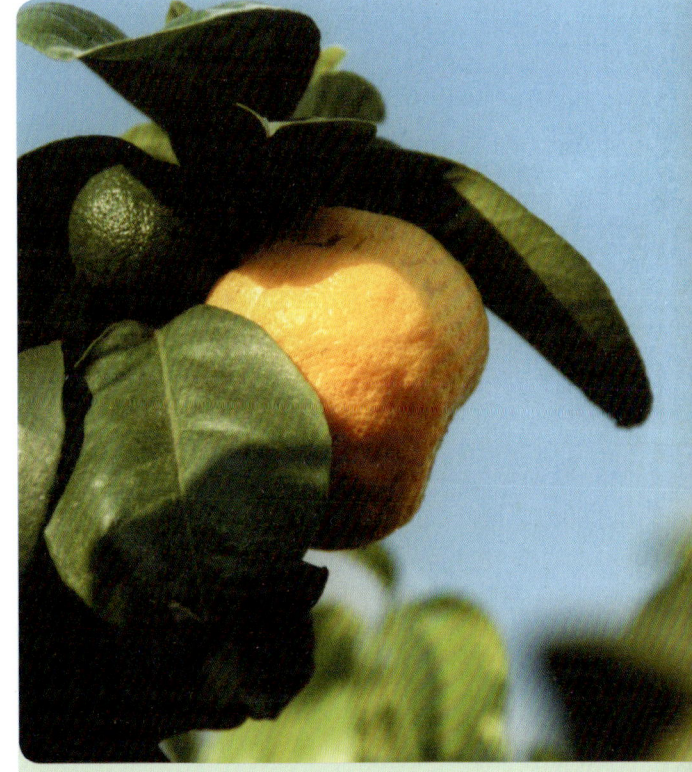

Korn. Auch für diverse Süßspeisen, Milchshakes, mit Honig gesüßten Eiscremes ist es bestens geeignet. Bitte immer daran denken, dass hier wenige Tropfen genügen! Öl aus kontrolliert biologischem Anbau ist für diese Anwendung in jedem Fall vorzuziehen.

Hinweis: Zur Anwendung auf der Haut sollte das Öl nicht zu lange gelagert haben und gut in Basisöl verdünnt sein, da sonst Hautreizungen hervorgerufen werden können.

Blutorange

Blutorangenöl wird aus den Schalen der Blutorange gepresst, die Stammpflanze ist ebenso Citrus sinensis, die Pflanzen produzieren durch ausgewählte Wachstumsbedingungen mehr rote Farbpartikel als „normale" Orangen. Das Öl hat ähnliche Eigenschaften wie Orangen-Öl, hat aber ein wunderbar feines Aroma und ist eine gute Abwechslung zum beliebten Orangen-Öl, vor allem in der Winterzeit.

Blutorange

Oregano

Origanum vulgare ssp. heracleoticum /
Origanum heracleoticum

Familie
Lamiaceae – Lippenblütler
Standort
östliches Mittelmeergebiet
Essenz
Wasserdampfdestillation aus dem Kraut
Hauptwirkstoffe
Carvacrol, Thymol Pinene, Campher
Ölgehalt
etwa 2 %
Charakteristika
antiseptisch, magenstärkend, hustenstillend

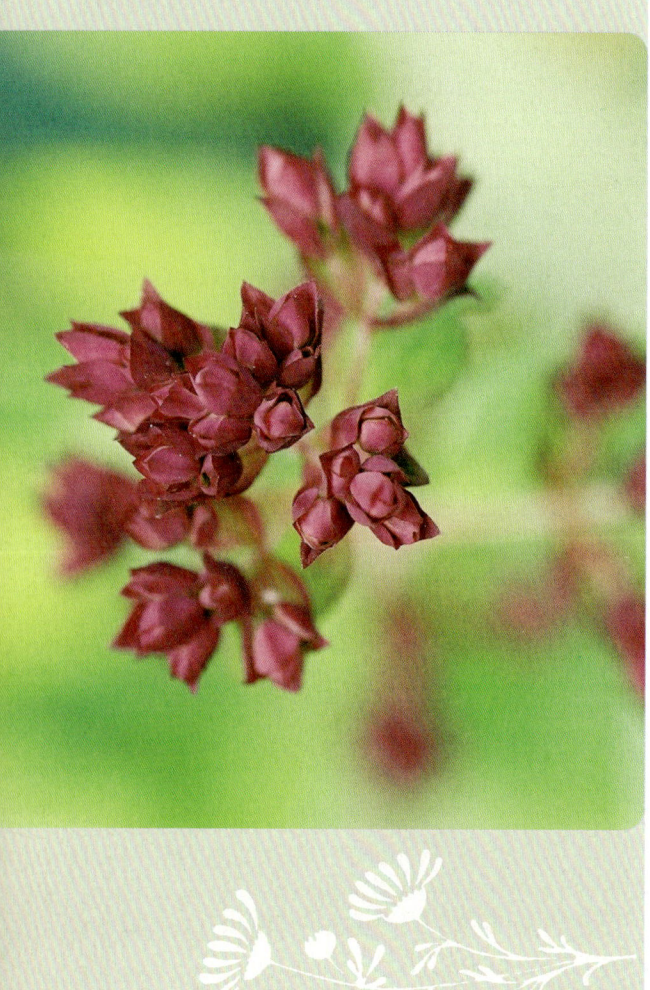

Oregano, auch kretischer Dost genannt, ist mit Majoran (Origanum majorana) und unserem einheimischen Dost (Origanum vulgare ssp. vulgare) verwandt. Origanum heracleoticum wächst optimal vor allem in den östlichen Mittelmeerregionen, von Istrien über Dalmatien, Griechenland und die Türkei bis Israel. Er zählt zu den beliebtesten Gewürzen der kulinarischen Küche und hat verschiedene Heileigenschaften. Vor allem in der italienischen Küche findet sich Oregano als typisches Pizzagewürz. Zur Gewinnung des ätherischen Öls wird Oregano zur Blütezeit geerntet.

Pflanzenaufbau

Oregano ist eine mehrjährige Staude, wird etwa 40 cm hoch und hat kleine, schwach gezähnte, spitz zulaufende Blätter. Die zahlreichen purpurrosa Blüten sind in Doldenrispen angeordnet.

Wirkungsweise

Oregano hat eine äußerst starke antiseptische und entzündungshemmende Wirkung, die besonders bei Infektionen der Atem- und Harnwege eine schnelle Linderung herbeiführen kann. Zudem wirkt er erwärmend, krampflösend, schweißtreibend und blähungswidrig. Sein Anwendungsspektrum ist sehr groß. Als Therapeutikum wird es eingesetzt bei Grippe, Keuchhusten, Stirnhöhlenentzündung, Asthma, Darminfektionen und als Einreibemittel bei rheumatischen Beschwerden.
Oregano harmoniert gut mit Lavandin, Lavendel, Melisse indicum, Lemongras und Zeder.

Eigenschaften

stark antiseptisch	bei Atemwegserkrankungen
magenanregend	bei Verdauungsbeschwerden
schmerzlindernd	bei Rheuma
anregend	bei Schwäche
stärkend	in der Rekonvaleszenz

Hinweis: Aufgrund seiner hautreizenden und menstruationsfördernden Eigenschaft sowie seiner vielschichtigen, zum Teil noch unerforschten Wirkungsweise sollte er nicht ohne sachkundige Beratung verwendet werden! Nicht für Schwangere, Babys und Kleinkinder einsetzen und auf der Haut nur in starker Verdünnung.

Oud / Adlerholz

Aquilaria malaccensis / agallocha

Familie
Thymelaceae

Standort
Indien, Indonesien, Vietnam

Essenz
Wasserdampfdestillation aus dem Holz

Hauptwirkstoffe
Agarofurane, Benzylaceton,
Phenylethylchromone

Ölgehalt
etwa 2 %

Charakteristika
warm, holzig, beruhigend

Der Einsatz der kostbaren Räucherung wurde und wird auch heute noch für religiöse Zeremonien geschätzt. Durch langes Lagern von Adlerholzstücken teils unter der Erde entwickeln sich besonders kostbare Holzstücke. In der Japanischen Räucherzeremonie unterscheidet man 6 verschiedene Qualitäten, je nach Duftintensität.

Alchemisten benutzten das Öl auf der Suche nach dem verborgenen Stein, Schamanen und Sufis gebrauchen es noch heute für besondere Riten. Oud ist neben Sandelholz eine der wichtigsten Essenzen für die Meditation.

In der tibetischen Medizin ist auch der medizinische Gebrauch bekannt. Das Öl wird dort vor allem für Nervosität, Angst, Spannungen und Schlaflosigkeit eingesetzt. Die wundheilenden, entzündungshemmenden Eigenschaften sind auch bei arabischen Heilern bekannt. Oud-Öl harmoniert gut mit Sandelholz, Rose, Nelke, Anis, Kardamom, Myrrhe und Muskat.

Eigenschaften

entspannend	bei Angst und Nervosität
beruhigend	bei Schlaflosigkeit
harmonisierend	bei Stresssymptomen
zentrierend	zur Meditation
erotisierend	bei sexuellen Problemen

Hinweis: Oud-Öl in der Schwangerschaft nicht einnehmen. Bei übermäßigem Gebrauch sind Beeinträchtigungen der Wahrnehmung möglich.

*O*ud, welches auch Adlerholz genannt wird, ist vor allem als Räucherzutat sehr bekannt und von großer Bedeutung. Gerade für japanische Räucherzeremonien wird es heute häufig gebraucht. Aufgrund des Preises, der über dem Goldpreis liegt (50.000 € für 1 Kilo), ist es eine besondere Kostbarkeit. Der Name Oud bedeutet soviel wie „das Holz, das nicht schwimmt", da sehr hochwertige Oudholzstücke tatsächlich nicht im Wasser schwimmen sondern untergehen.

Pflanzenaufbau

Der Adlerholzbaum ist ein immergrüner Baum, der bis zu 40m hoch wird und eine Stammdicke von 60cm erreichen kann. Verwendet wird das Kernholz des Baumes, allerdings entwickelt sich der besondere Duft des Holzes erst, wenn der Baum von einem speziellen Pilz befallen ist.

Wirkungsweise

Oud ist eine Räucherzutat, die Menschen in Arabien gerne verwenden, um den ganzen Körper in Rauchschwaden einzuhüllen. Vor allem die verführerische Komponente des Oud Aromas soll dadurch zum Tragen kommen. Mit dem Oudöl können Einreibungen und Massage-Öle zubereitet werden, um den Körper zu parfümieren. Im Hohelied der Liebe wird Oud erwähnt „... dein Bett beduftet mit Aloe, Cassia und Kalmus" – wobei hier mit „Aloe" Oud und nicht Aloe vera gemeint ist.

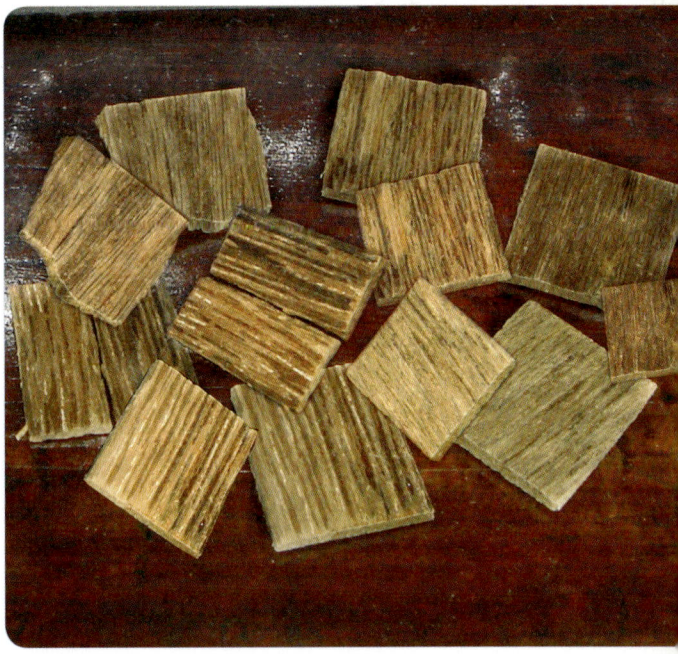

Oud

Palmarosa

Cymbopogon martinii

Familie
Poaceae - Süßgräser

Standort
Indien, Brasilien, Madagaskar

Essenz
Wasserdampfdestillation aus den Blättern

Hauptwirkstoffe
Geraniol, Geranylacetat, Linalool

Ölgehalt
etwa 2%

Charakteristika
blumig, erfrischend, verwöhnend

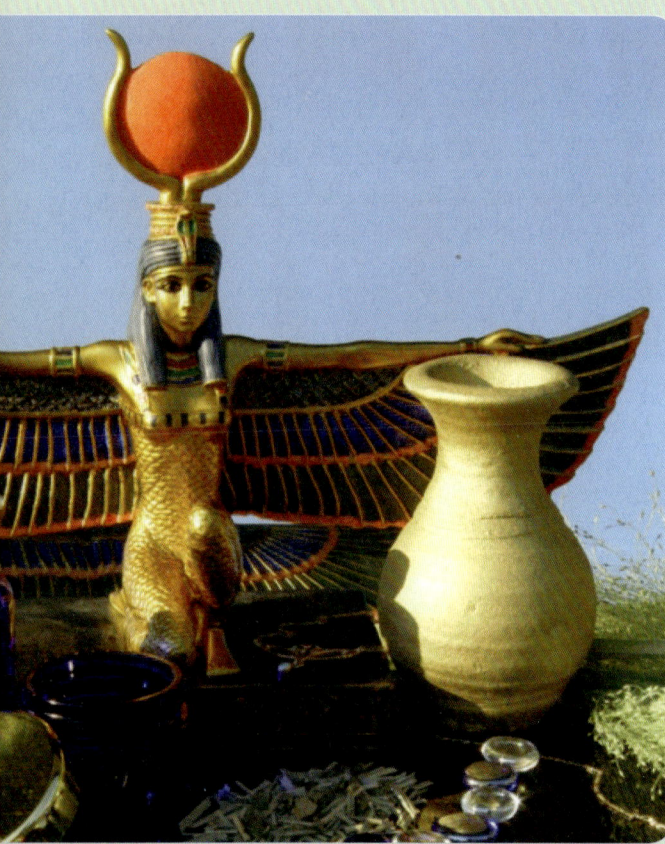

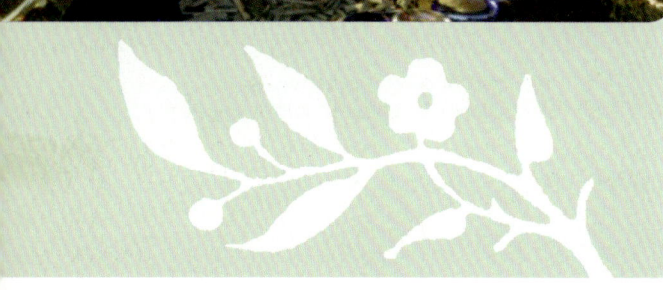

*D*er Duft des Palmarosagrases ähnelt aufgrund ähnlicher Inhaltsstoffe sehr dem Geranien-Öl, deshalb wird Palmarosa auch Ostindisches Geranium genannt.

Pflanzenaufbau

Palmarosa, das eine Wuchshöhe von ca. 3 m erreicht, gehört wie Lemongras, Citronella und Vetiver zur Familie der Süßgräser, die in warm feuchtem Klima sehr gut gedeihen. Während Lemongras im Sommer problemlos auf europäischen Balkonen wachsen kann, reicht die Wärme für Palmarosa nicht aus. Es bevorzugt heiß schwüle Bedingungen wie sie bei uns nur unter Glas entstehen.

Wirkungsweise

Palmarosa mit seinem weich frischen Duft wird gerne in blumigen Duftkompositionen eingesetzt. Es enthält Wirkstoffe wie Geraniol und Linalool, die auch in Geranie und Rose vorkommen, das Öl ist jedoch viel billiger zu gewinnen und wird deshalb als Ersatz oder Verfälschung verwendet. Palmarosa wird deshalb häufig zur Parfümierung von Kosmetik eingesetzt. In der Raumbeduftung unterscheidet es sich jedoch durch seine frische Komponente, die ein wenig an Lemongras erinnert.

Palmarosa hat ausgesprochen hautpflegende Eigenschaften und wird deshalb gerne Massage-Ölen oder Cremes hinzugemischt, um der Haut Feuchtigkeit und Regeneration zu schenken. Durch die antiseptischen Wirkungen wird es auch zur Behandlung von speziellen Hautproblemen wie Entzündungen und Akne eingesetzt. Die aktivierenden Eigenschaften auf das Lymphsystem erklären den Einsatz in Cellulite Massage-Öl. Auch Entzündungen im Bereich der Atemwege und des Verdauungssystems gelten als Einsatzgebiete für Palmarosa. Es harmoniert gut mit Ylang Ylang, Rosenholz, Sandelholz, Rose und Zeder.

Eigenschaften

desinfizierend	bei Infektionen
antimykotisch	bei Pilzerkrankungen der Haut
regulierend	auf entzündete Haut und Akne
stark hautpflegend	
ausgleichend	bei Stress
aufbauend	bei depressiven Verstimmungen

Patchouli

Pogostemon cablin / patchouli

Familie
Lamiaceae – Lippenblütler
Standort
Indien, China, Südostasien
Essenz
Wasserdampfdestillation aus den Blättern
Hauptwirkstoffe
Patchoulol, Aromadendren, Patchoulenon
Ölgehalt
etwa 3 %
Charakteristika
herb, stimulierend, aphrodisierend

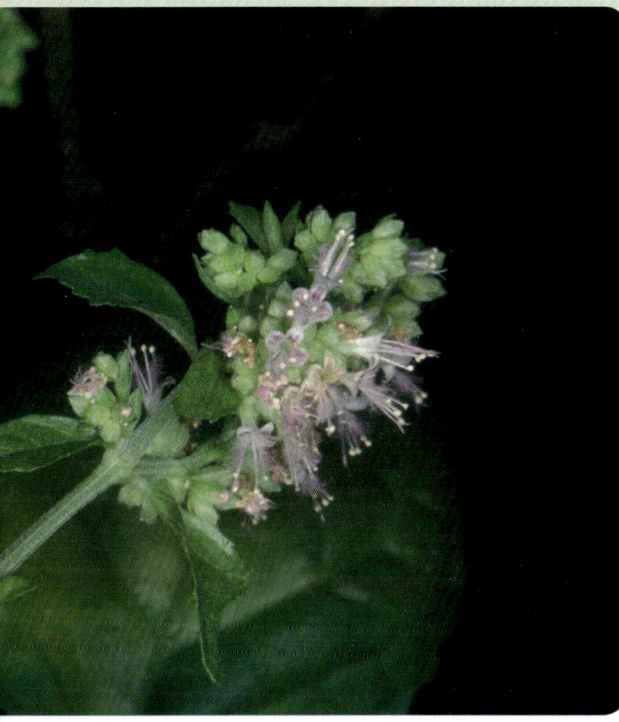

*P*atchouli wird in Indien schon seit Jahrhunderten zum Parfümieren von Stoffen eingesetzt, um diesen eine unverwechselbare Duftnote zu verleihen und sie vor Insekten zu schützen. In den siebziger Jahren war es eines der beliebtesten Öle der Hippie-Bewegung. Patchouli wächst vorwiegend in Indien, China und Malaysia. Das zähflüssige, bräunlich-gelbe Öl wird heute zum größten Teil in Singapur gehandelt und stammt meist aus Indonesien.

Pflanzenaufbau
Patchouli ist ein bis zu 1 m hoher Strauch, mit pelzig behaarten Blättern und zart violetten Lippenblüten in ährenartigen Blütenständen.

Wirkungsweise
Die therapeutische Wirkungsweise von Patchouli ist noch recht wenig erforscht. Bekannt ist seine antiseptische, leicht bakterizide Eigenschaft, aufgrund der es zur schnellen Narbenbildung von Wunden eingesetzt wird. Ferner wirkt es anregend und stimulierend. Bei höheren Dosierungen kann es jedoch auch beruhigend wirken.

Patchouli-Öl verströmt einen süßen, schweren Duft, der nicht selten als etwas modrig empfunden wird. Es vermag jedoch depressive Gefühle umzustimmen und die Sinne für das Erotische zu öffnen. Da das Aroma sehr stark ist, bietet es sich an, Patchouli-Öl mit anderen frischen Ölen zu mischen. Für die Anwendung in der Raumbeduftung können Sie sich zur besseren Dosierung eine Verdünnung von 2 – 10% in Jojoba-Öl oder Alkohol herstellen. Sie werden feststellen, dass eine Spur dieses unvergleichlichen Duftes ganz anders und viel verführerischer riecht als hohe Konzentrationen. Gerade im Bereich der geistigen Ebene stärkt es die Gefühle, in schwierigen Situationen inne zu halten, die Probleme zunächst zu betrachten und ihnen dann angemessen zu begegnen.

Patchouli harmoniert gut mit Bergamotte, Lavendel, Rose, Rosmarin und Zitrone.

Eigenschaften
hautpflegend	bei Entzündung und Akne
straffend	bei Cellulite und Krampfadern
insektenabwehrend	
stimulierend	bei Frustration
antidepressiv	bei Depressionen und Ängsten
aphrodisierend	bei Lustlosigkeit und Frigidität
ausgleichend	bei Stress

Weitere Anwendung
äußerlich: In Form von Kompressen zur schnellen Heilung schlecht heilender Wunden; als aphrodisierende Beigabe zu verschiedenen Massage-Ölen, als Badezusatz. Bei Entzündungen in der Mundhöhle wird es als entzündungshemmendes Gurgelwasser verordnet. Patchouli ist aufgrund seiner Inhaltsstoffe ein natürliches Fixativ und bietet sich von daher auch besonders als Zusatz für die unterschiedlichen Parfüms und Duftkombinationen an.

Petitgrain

Citrus aurantium var. amara

Familie
Rutaceae – Rautengewächse

Standort
Mittelmeergebiet

Essenz
Wasserdampfdestillation aus den Blättern, Zweigen und Fruchtansätzen

Hauptwirkstoffe
Linalylaceat, Citral, Linalool, Ocimen

Ölgehalt
etwa 1 %

Charakteristika
entspannend, gedächtnisstärkend, ausgleichend

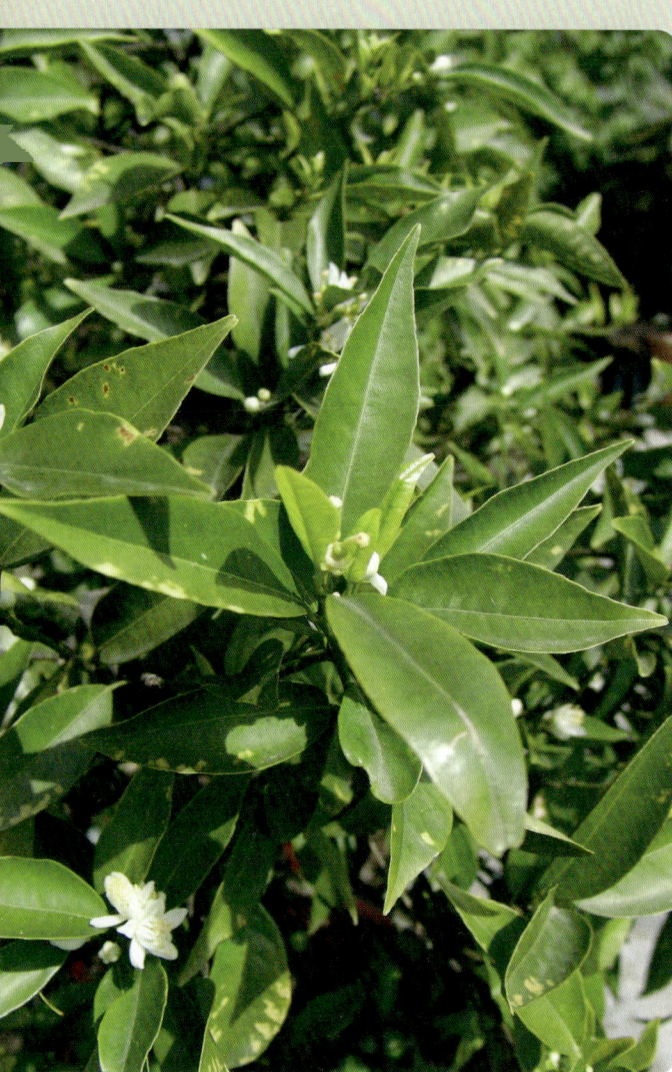

Petitgrain stammt ebenso wie *Neroli* vom schon beschriebenen Bitterorangenbaum, jedoch werden nicht die Blüten, sondern die Blätter, Zweigspitzen und Fruchtansätze zur Gewinnung verwendet.

Früher wurde Petitgrain – seinem Namen „Petitgrain" = kleines Korn entsprechend – aus den unreifen, kleinen grünen Früchten gewonnen. Es gibt auch Petitgrain von anderen Zitrusarten, das jedoch selten produziert wird.

Wirkungsweise

Petitgrain ist ein herbfrisches Aroma, das wie ein milder Frühlingswind durch die Räume fliegt. Es wirkt auf Gedächtnis und Konzentrationsfähigkeit erfrischend und belebend und eignet sich gut zur geistigen Arbeit. Der Duft des Petigrain-Öls ist frisch und belebend, und nicht so blumig wie das kostbare Neroli. Da es wesentlich preiswerter ist, wird es häufig in der Parfümproduktion eingesetzt. Wer sich Naturparfums selbst kreieren möchte, findet in Petitgrain einen Duft, der der Komposition einen sanften Frischekick gibt.

Im Vordergrund stehen jedoch mehr die ausgleichenden, stabilisierenden Eigenschaften des Petitgrain. Das Öl ist sehr komplex zusammengesetzt und hat auf die Psyche aufgrund ähnlicher Inhaltsstoffe wie Lavendel auch verwandte Eigenschaften. Es gleicht Gefühlsschwankungen aus und wirkt auch bei depressiven Verstimmungen wie Kummer, Trauer und Ärger aufhellend und leicht stimulierend. Gestressten Menschen schenkt es eine Portion Gelassenheit.

Petitgrain passt sehr gut zu Rosmarin, Lavendel, Bergamotte und Neroli.

Eigenschaften

anregend	bei geistiger Arbeit
ausgleichend	bei Gefühlsschwankungen
beruhigend	bei Unruhe und Schlaflosigkeit
aufhellend	bei depressiven Verstimmungen

Pfeffer war eines der kostbarsten Gewürze aus dem Orient und gehört auch zu den ältesten Heilmitteln, die in Indien, China und anderen Kulturen seit circa 4000 Jahren verwendet wurden. Es ist wohl das bekannteste Küchengewürz, das auch zur Herstellung von Gewürzweinen und Medizin beliebt war.

Pflanzenaufbau

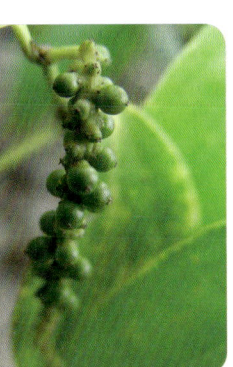

Kletterpflanze mit kräftigen, eiförmigen grünen Blättern. Die hängenden Blütenstände werden bis ca. 15 cm lang und entwickeln kleine runde Beeren, die erst grün sind und sich bei Reife rot verfärben. Zur Gewinnung von schwarzem Pfeffer werden die grünen Früchte vor der Reife geerntet. Beim nachfolgenden Trocknungsvorgang werden sie dann schwarz. Grüner Pfeffer wird ebenfalls aus unreifen Früchten durch sehr schnelle Trocknung hergestellt. Weißer Pfeffer entsteht aus den reifen roten Früchten, die dann geschält und getrocknet werden.

Wirkungsweise

Die stark wärmende und anregende Energie des Pfeffer-Öls ist hilfreich bei vielen Beschwerden. Traditionell wird es eingesetzt zum Aktivieren bei Beschwerden im Verdauungsapparat. Vor allem das Würzen mit Pfeffer regt die Verdauung an. Als Einreibung wird Pfeffer-Öl verschüttelt in fettes Basisöl empfohlen bei Rheuma, Gelenkbeschwerden und anderen schmerzhaften Beschwerden des Bewegungsapparates. Auch Sportler aktivieren vor und nach dem Sport mit solchen Einreibungen die Durchblutung und beugen damit Verletzungen und Muskelkater vor.

Das ätherische Öl in der Raumbeduftung wirkt aufbauend und appetitanregend. Es hilft Menschen, die lange krank waren, wieder zu Kräften zu kommen. Hierfür wird es vorzugsweise mit frischen, wohlriechenden Zitrusdüften gemischt. Pfeffer ist auch bekannt als Liebesmittel und wird aufgrund seiner aphrodisischen Eigenschaften in verschiedenen Zubereitungen eingesetzt, beispielsweise als Massage-Öl oder anregende Raumbeduftung – gemischt mit Blütenessenzen. Ansonsten passt es gut zu Weihrauch, Sandelholz, Lavendel und Majoran.

Eigenschaften

erwärmend	bei Durchblutungsstörungen
aktivierend	
schmerzlindernd	bei Muskel- und Gelenkbeschwerden
krampflösend	bei Verdauungsbeschwerden
aufbauend	gegen Erschöpfung
aphrodisisch	bei Lustlosigkeit

Hinweis: Das Öl ist im Allgemeinen sehr gut verträglich, da die im Gewürz enthaltenen Scharfstoffe im Öl nicht enthalten sind. Besonders empfindliche Menschen sollten vor dem Gebrauch als Massage-Öl einen Armbeugentest durchführen!

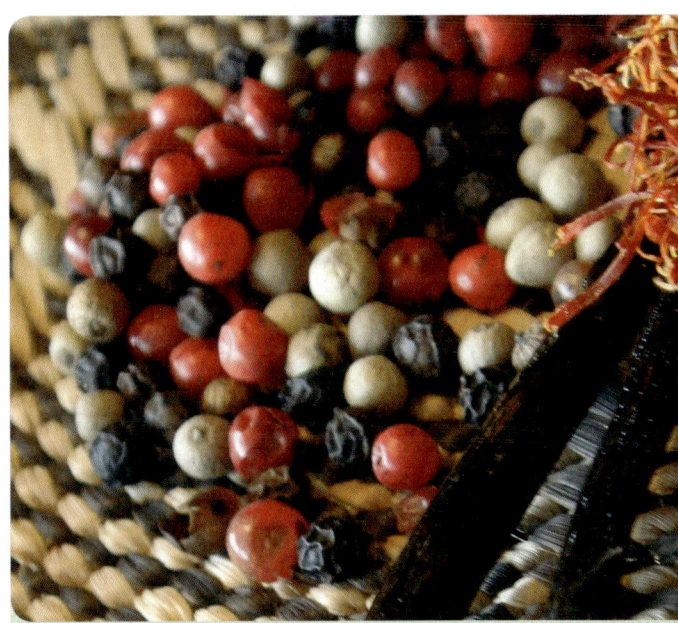

Pfeffer

Piper nigrum

Familie
Piperaceae - Pfeffergewächse
Standort
Indien, Indonesien
Essenz
Wasserdampfdestillation aus den nicht ganz reifen Früchten
Hauptwirkstoffe
Limonen, Pinene, β-Caryophyllen
Ölgehalt
etwa 2 %
Charakteristika
scharf würzig, kräftigend

Pfefferminze

Mentha piperita

Familie
Lamiaceae – Lippenblütler

Standort
Europa, Asien, Nord- und Südamerika

Essenz
Wasserdampfdestillation aus dem Kraut

Hauptwirkstoffe
Menthol, Menthylacetat, 1,8-Cineol

Ölgehalt
etwa 2 %

Charakteristika
erfrischend, antiseptisch, krampflösend

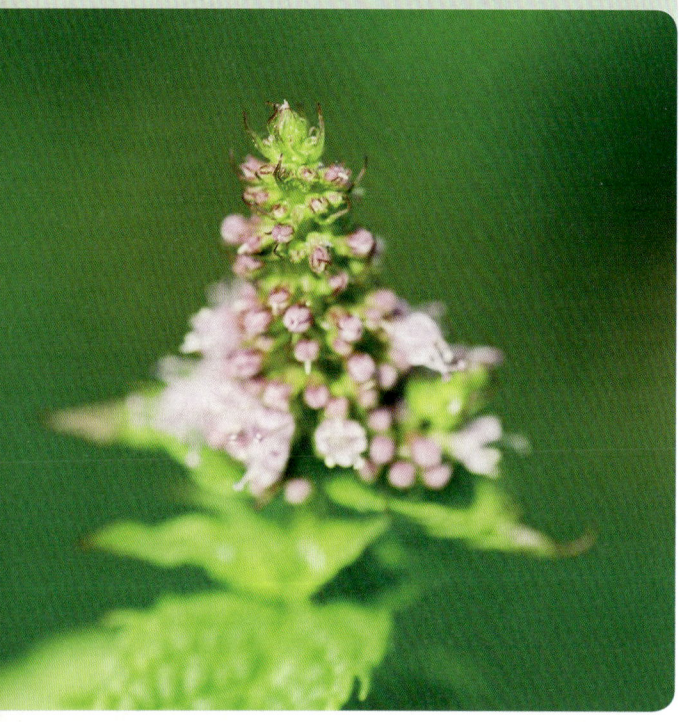

M inzearten wurden schon in vergangenen Zeiten vor allem in Japan und China, aber auch in Europa kultiviert und manche Arten gelangten über Nordafrika nach Europa. Ihre Vielfalt ist riesengroß und wurde durch Kreuzungen noch vermehrt. Die bekannte Arzneipflanze Pfefferminze ist heute die wohl bekannteste Minzeart und entstand aus der Kreuzung von Wasserminze (Mentha aquatica) und Krauser Minze (Mentha spicata).

Pflanzenaufbau

Die Pfefferminze hat einen ausdauernden Wurzelstock, aus dem ein vierkantiger, bis zu 80 cm hoch werdender Stängel empor treibt. Die gestielten Blätter sind länglich spitz mit gezähntem Rand. Wie der Stängel weisen sie eine leicht rötlich violette Färbung auf. Die rosa bis violett gefärbten Lippenblüten sind in einer länglichen Ähre angeordnet.

Wirkungsweise

Das Pfefferminz-Öl hat eine Eigenschaft, in der es sich gänzlich von anderen Essenzen unterscheidet: Es wirkt auf die temperatur-empfindlichen Nerven, was sich nach Einnahme oder Einreibung durch ein spürbares Kältegefühl bemerkbar macht. Durch das folgende erwärmende, sogar leicht brennende Gefühl kommt seine schmerzstillende und krampflösende Eigenschaft zum Tragen. Äußerlich angewendet bringt es bei Rheuma, Hexenschuss, Gelenkschmerzen, Muskelkater und Insektenstichen schnelle Linderung. Von seinen vielen Eigenschaften werden in der Raumbeduftung vor allem die krampflösende, entzündungshemmende und schleimlösende Wirkung des Pfefferminz-Öls spürbar, und zwar bei fast allen Erkältungskrankheiten wie Grippe, Heiserkeit, hartnäckigem Husten, Bronchitis und Sinusitis. Die hervorragende Wirksamkeit gegen Kopfschmerzen ist durch mehrere Studien belegt, vor allem bei Spannungskopfschmerzen.

Das Pfefferminz-Öl hat einen frischen reinen Duft, der bei geistiger Erschöpfung und Überarbeitung wieder einen klaren Kopf macht und die Konzentrationsfähigkeit erhöht. Pfefferminze harmoniert gut mit Benzoe, Citrone, Eukalyptus, Lavendel, Rosmarin und Teebaumöl.

Pfefferminz-Öl ist – im Gegensatz zu fast allen anderen ätherischen Ölen – in Deutschland als Standardarzneimittel registriert und darf von Unternehmen mit entsprechender Zertifizierung mit verschiedenen Heilwirkungen angeboten werden.

Eigenschaften

erfrischend	bei geistiger Erschöpfung
gedächtnis-stärkend	bei Unkonzentriertheit
ausgleichend	bei Übelkeit und Schwindel
krampflösend	bei Kopfschmerzen
desinfizierend	bei Erkältung, Husten, Heiserkeit
schleimlösend	bei verschleimten Atemwegen

Weitere Anwendung

äußerlich: In Verdünnung zur Inhalation bei Rachen-

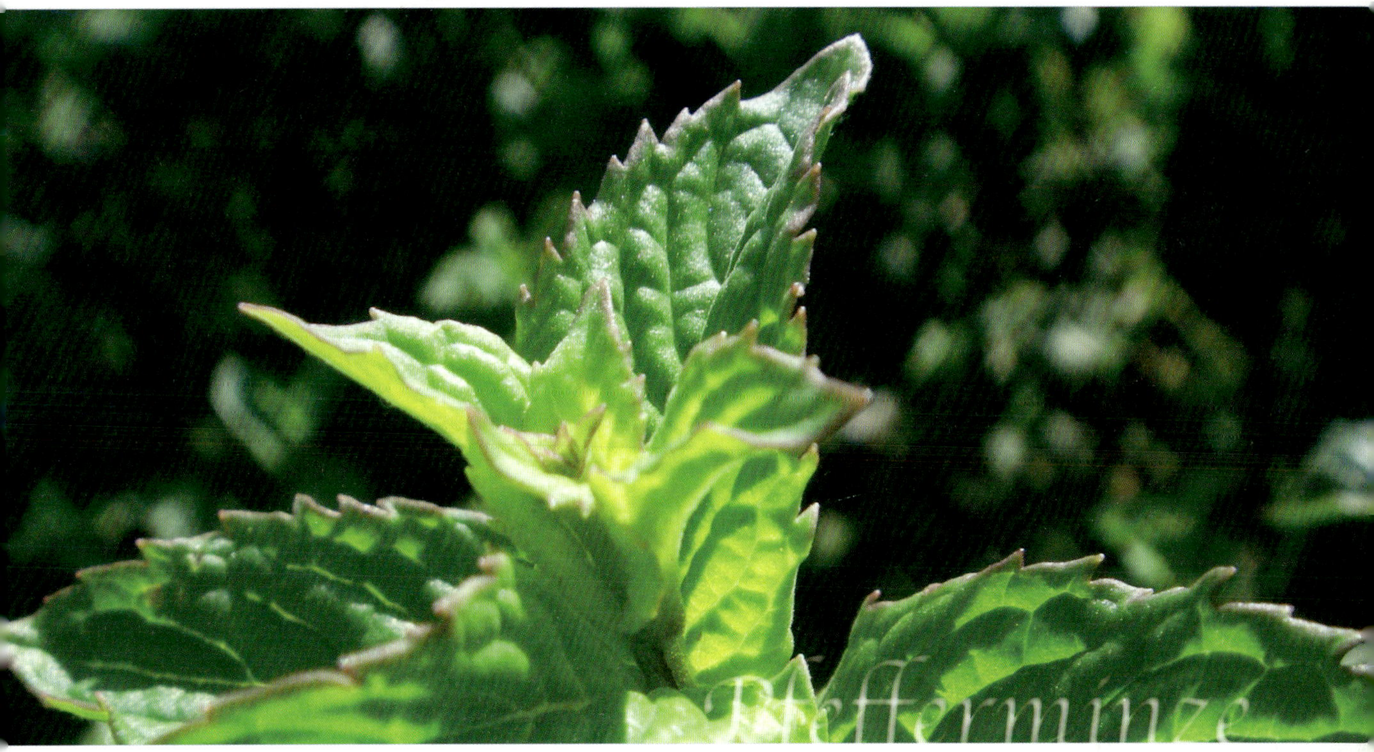

und Stirnhöhlenkatarrh; als Gurgelmittel für Mundspülungen bei Zahnfleischentzündungen, wunder Zunge, Zahnschmerzen; als Kompresse für wohltuende Stirnumschläge bei Kopfschmerzen; bei Fieber und Erkältung kann der ganze Körper mit lauwarmem Pfefferminzwasser gewaschen werden. Dazu werden wenige Tropfen Essenz in Wasser gegeben und mit Kompressentüchern gut verrührt aufgenommen. Auch Fieberwickel können mit Pfefferminzöl verstärkt werden. Bitte Pfefferminze niemals einem Erkältungsbad zugeben, da man darin extrem schnell zu frieren beginnt.

innerlich: Als Tee aus dem frischen oder getrockneten Kraut (3-5 frische Blätter oder 1 Teelöffel getrocknetes Kraut auf 1 Tasse Aufguss, 3 x täglich) bei Schwächeanfällen, Kopfschmerzen, Schwindelgefühl, Erkältung, Husten, Heiserkeit, Entzündungen des Rachens und der Stirnhöhle. Dosierung der Essenz: 1-3 Tropfen auf 1 Teelöffel Honig in einer Tasse Wasser gelöst, bis zu 3 x täglich.

Hinweis: Nicht für Babys und Kleinkinder unter 3 Jahren anwenden, vor allem nicht im Gesichtsbereich. Für Schwangere sollte das Öl nur in Ausnahmefällen von Fachkundigen angewendet werden. Manche Homöopathen raten von gleichzeitiger Einnahme mit einem Homöopathikum ab.

Abgrenzung zum Minzöl: Pfefferminz-Öl wird von Aromatherapeuten im Vergleich zum billigeren Minzöl

(Mentha arvensis) bevorzugt, da jenes einen höheren Ketongehalt hat und damit neben dem geringeren Therapiespektrum auch eine schlechtere Verträglichkeit aufweist.

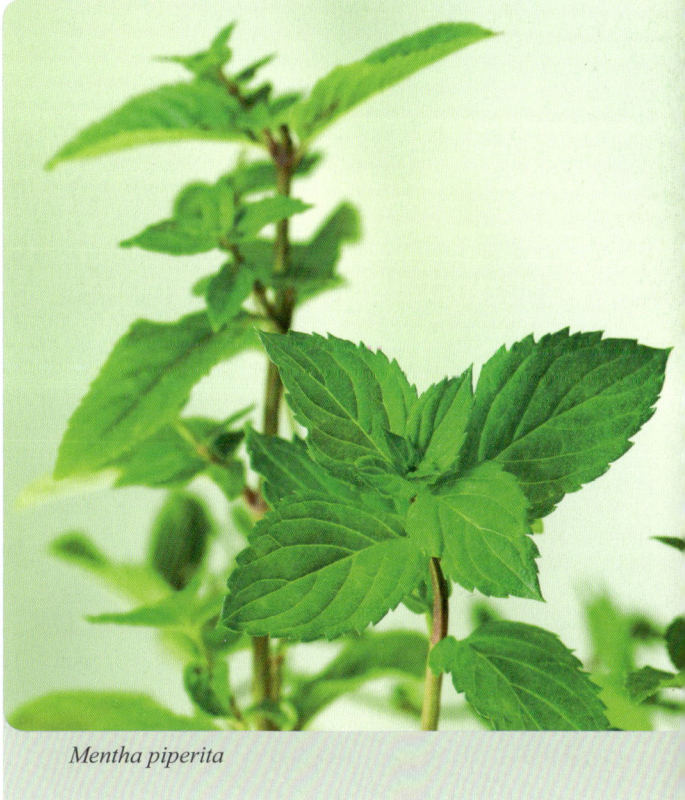

Mentha piperita

Ravensara

Cinnamomum camphora

Familie
Lauraceae – Lorbeergewächse

Standort
Madagaskar

Essenz
Wasserdampfdestillation aus den Blättern

Hauptwirkstoffe
1,8-Cineol, Terpineole, Sabinen

Ölgehalt
etwa 2%

Charakteristika
aktivierend, schleimlösend

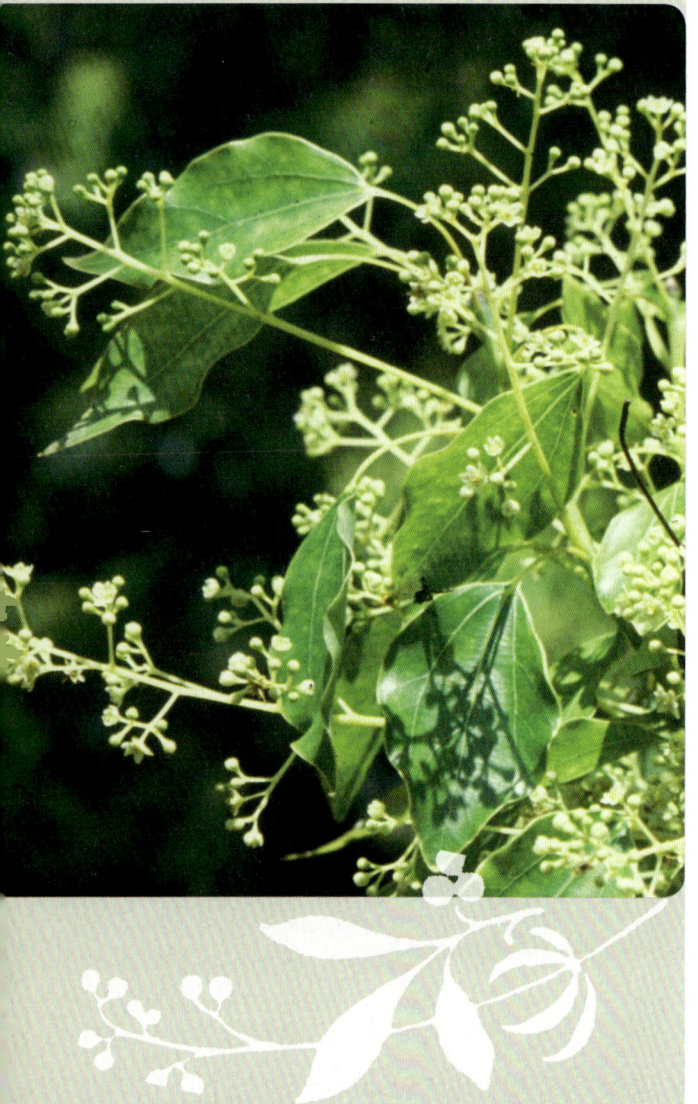

*E*ine Namensverwirrung ist dadurch entstanden, dass das madagassische Wort ravintsara soviel bedeutet wie „gute Blätter" und auf Madagaskar sowohl für die Blätter des Nelkennussbaumes (Ravensara aromatica) als auch für andere Blätter verwendet wurde. Heute hat man sich darauf geeinigt, die Namen Ravensara und Ravintsara gleichbedeutend für Cinnamomum camphora Öl zu verwenden. Das Öl ist wesentlich milder als Kampheröl.

Pflanzenaufbau
Ravensara-Öl wird aus den Blättern eines Kampherbaumes gewonnen, der zumeist in Madagaskar kultiviert wird. Er ist ein unscheinbarer, stark belaubter Baum, wird bis zu 20m hoch und besitzt eine rötlich graue Rinde.

Wirkungsweise
Ravensara ist ein wundervoll mildes, sanft duftendes Öl mit hervorragenden Eigenschaften für die Erkältungszeit. Es wirkt antibakteriell und - was vor allem bei Virusgrippe wichtig ist - stark antiviral. Es kann ähnlich wie Teebaumöl zum vorbeugenden Desinfizieren der Raumluft dienen, wenn die Gefahr einer Ansteckung besteht. Das Aroma ist aber wesentlich milder und angenehmer. Darüber hinaus besitzt das Öl auch auf der Haut antivirale Eigenschaften und wird deshalb in starker Verdünnung zur Therapie von Gürtelrose angewendet. Hier spielen die ausgesprochen hautfreundlichen Eigenschaften eine wichtige Rolle. Durch den hohen Gehalt an 1,8-Cineol wirkt das Öl stark schleimlösend, was für Inhalationen ausgenutzt werden kann. Für die Psyche ist das Öl die stabilisierende, stärkende Kraft, die wir in Zeiten von Krankheit und starken Belastungen gut gebrauchen können. Ravensara mischt sich gut mit Cajeput, Myrte, Litsea cubeba und Rose.

Eigenschaften

antiviral	bei Grippe und Erkältung
schleimlösend	bei Bronchitis und Sinusitis
stabilisierend	bei Nervosität und Schwäche

Hinweis: Ravensara sollte vorsichtig dosiert werden bei Kindern mit spastischen Atemwegserkrankungen.

Rose

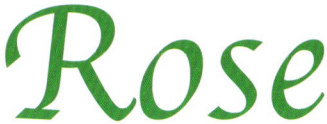

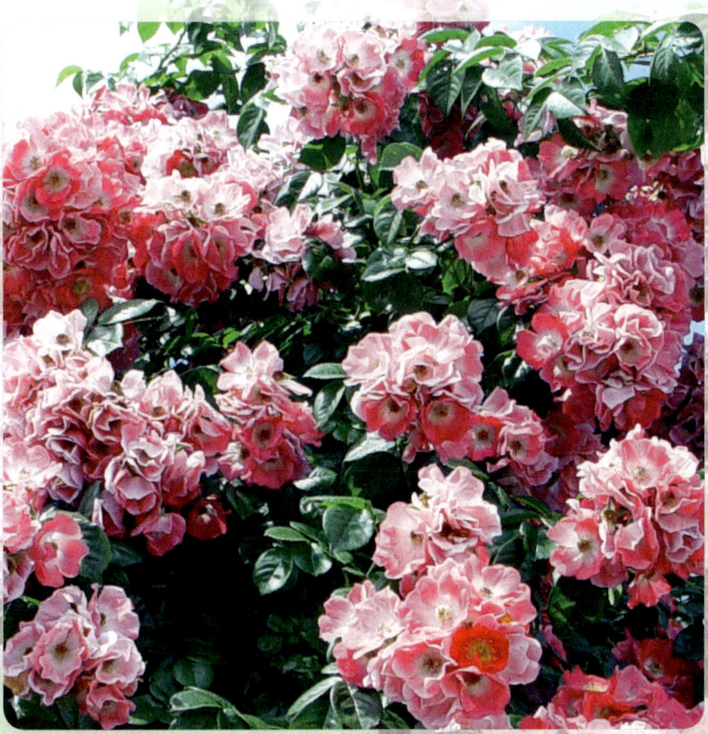

Spürst Du in der Sommermorgen Luft
mein' lieblich schmeichelhaften Duft,
so blumig weich und samtig zart?
Lass Dich fallen in die Gegenwart!

Rose

Rose

Rosa damascena und Rosa centifolia

Familie
Rosaceae – Rosengewächse

Standort
R. damascena: Bulgarien, Türkei, Indien, Iran
R. centifolia: Marokko, Frankreich

Essenz
Wasserdampfdestillation aus den frischen Blüten

Hauptwirkstoffe
Citronellol, Geraniol, Phenyläthylalkohol

Ölgehalt
etwa 0,03 %

Charakteristika
harmonisierend, aufbauend, herzstärkend

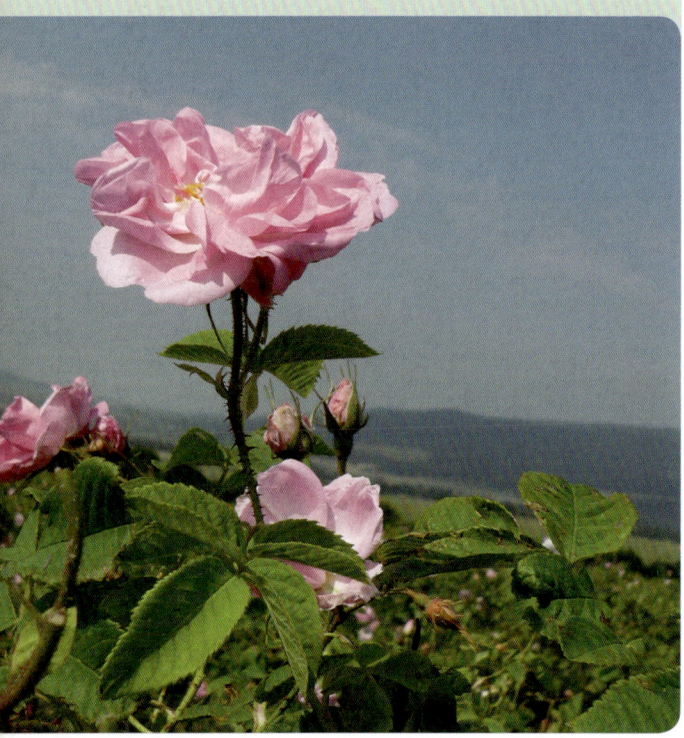

Als Königin der Blumen wird sie von Dichtern poetisch beschrieben und Sängern lobend besungen. Zweifellos gilt die Rose als eine der beliebtesten und begehrtesten Blumen, die in der westlichen Welt auf ähnliche Weise bewundert und verehrt wird wie der Jasmin in der fernöstlichen Kultur. Es gibt sehr viele duftende Rosenarten. Die stark duftende Damaszener Rose ist bei uns nicht heimisch, sondern stammt ursprünglich aus Persien, wo auch das kostbare Rosen-Öl entdeckt und zuerst gewonnen wurde. Heute wird sie außer im Iran vor allem in Bulgarien, in der Türkei und Marokko angebaut und destilliert. Die „Hundertblättrige" Rosa centifolia, auch als Provencerose oder Zentifolie bekannt, ist eine Züchtung mit gefüllten Blüten. Sie entstand aus der Kreuzung mehrerer Rosenarten. Ihr Blütenspektrum reicht von weiß über rosa bis dunkelrot. Die Ausbeute bei der Gewinnung der ätherischen Öle ist bei beiden Arten äußerst gering. Je nach Anbauland werden zwischen 3.000 und 5.000 kg Rosenblüten für 1 kg Essenz benötigt. In den heißen Anbau-Ländern bedeutet „schlechtes Wetter für die Rosenernte" nicht etwa Regen, sondern zu heißes Wetter, da das Öl dann zu schnell aus den Blüten verdunstet.

Pflanzenaufbau

Die Rose ist die Namengeberin für die große Pflanzenfamilie der Rosengewächse, zu denen beispielsweise auch Mandel und Aprikose gehören. Typisch für Rosengewächse sind fünf Blütenblätter und eine große Anzahl an Staubblättern, die bei vielen Zuchtformen zu Blütenblättern wurden. Für die Gewinnung des ätherischen Öls werden vorwiegend stark duftende, bestachelte Damaszener-Rosen mit buschigem Wuchs und rosafarbenen Blüten bevorzugt.

Wirkungsweise

Das Anwendungsspektrum der Rose ist sehr breit gefächert. Ihr Hauptcharakteristikum ist jedoch ihre harmonisierende Wirkung auf die Seele. Bei tiefer Trauer, Kummer und Leid, die über Jahre das Herz verhärtet und die Gefühle abgestumpft haben, ist Rose das ideale ätherische Öl. Rose wirkt antidepressiv, herz- und nervenstärkend und ist eine wunderbare Essenz zur Pflege der Haut. Vor allem entzündete Hautbereiche und schlecht heilende Wunden regenerieren sich mit Rosenöl verdünnt in fettem Basisöl oft unglaublich schnell. Aufgrund seiner stark entspannenden Eigenschaft hat sich die Essenz sowohl in der Geburtshilfe als auch in der Sterbebegleitung sehr bewährt. Von Aromatherapeuten wird es deshalb auch als das ideale „Schwellenöl" bezeichnet.

Der faszinierende blumige Duft des Rosen-Öls verströmt Freude, unbefangene Heiterkeit und Liebeszauber, die unseren ganzen Körper durchdringen und uns tief in unserem Herzen berühren. Depressionen, Kummer und Schmerz verfliegen und selbst das traurigste Herz wird augenblicklich befreit von seinem Leid. Rosen-Öl stärkt unsere Liebesfähigkeit, weckt unser Empfinden für Sinnlichkeit und Ästhetik. Es öffnet die Pforte zu einer fast vergessen geglaubten Welt der Wahrnehmung, die von Verständnis, Zärtlichkeit und

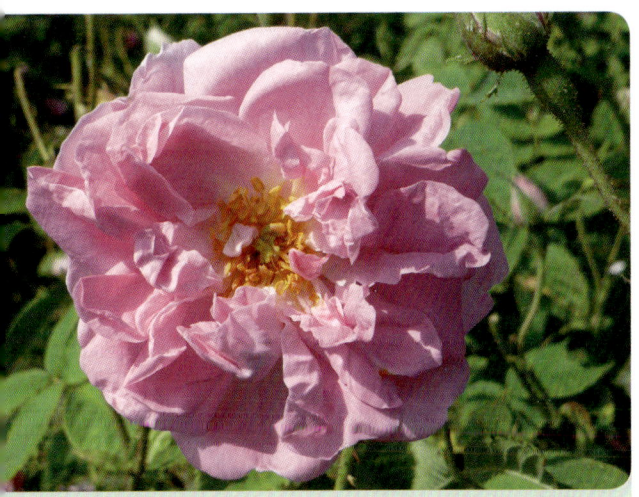

Rosa damascena

Liebe durchdrungen ist.
Rose harmoniert gut mit Jasmin, Lavendel, Melisse und Neroli.

Eigenschaften

harmonisierend	bei Depressionen und Trauer
aufhellend	bei Kummer und Leid
entspannend	bei Nervosität
	und Herzbeschwerden
sinnlich öffnend	bei Empfindungslosigkeit
krampflösend	bei Nervosität
	und Kopfschmerzen
entzündungshemmend	bei gereizter Haut
und hautregenerierend	

Weitere Anwendung

äußerlich: Rosenwasser, welches bei der Destillation von Rosen-Öl als Nebenprodukt entsteht, ist ein altbewährtes Heil- und Pflegemittel für die Haut. Es kann für Waschungen und Einreibungen verwendet werden und hilft bei Juckreiz, nervösen Verspannungen, Gefühlskälte und Kopfschmerzen. Beim Kauf sollten Sie darauf achten, dass es sich - vor allem für die entzündete Haut - wirklich um natürliches Rosenwasser ohne Alkoholzusatz handelt. Rosenwasser ist auch ein hervorragendes Tonikum für die Gesichtshaut nach der Reinigung. Rosencreme oder Rosen-Öl in Verdünnung mit fettem Öl ist bei allen Hauttypen zu verwenden, ist aber besonders bei spröder und zu Entzündung neigender Haut angezeigt und gilt in der Naturkosmetik als Anti Age Zusatz. Die Rosen-Essenz ist eine wunderschöne Zutat für stimulierende, leicht aphrodisierende Körperöle und Vollbäder.

innerlich: Als blutreinigender, leicht abführender Tee aus den getrockneten Blütenblättern (1 gehäufter Teelöffel getrockneter Blüten auf 1 Tasse Aufguss, nach Belieben mit Honig gesüßt); dieser Tee ist besonders bei übermäßigen Monatsblutungen, Schwindelgefühlen und Kopfschmerzen angezeigt. Handelsübliches Rosenwasser wird heute meist synthetisch produziert und zur Zubereitung von Marzipan und zum Aromatisieren verschiedener Speisen eingesetzt.

Mairose

Rosen-Öl wird vor allem aus der Damaszenerrose gewonnen. Es gibt jedoch auch Öl, das aus Rosa centifolia, der hundertblättrigen Rose, gewonnen wird. Meistens wird dieses als Absolue unter dem Namen Mairose angeboten. Absolues werden durch Extraktion mit Lösungsmitteln gewonnen und deshalb in der Aromatherapie nicht so gerne verwendet. Das Mairosen Absolue hat aber einen wunderschönen Duft, der sogar mehr an den Duft von frischen Rosen erinnert als das Destillat. Rosen Absolue hat hervorragend ausgleichende Eigenschaften auf die Psyche bei Angst, Nervosität und Stress.

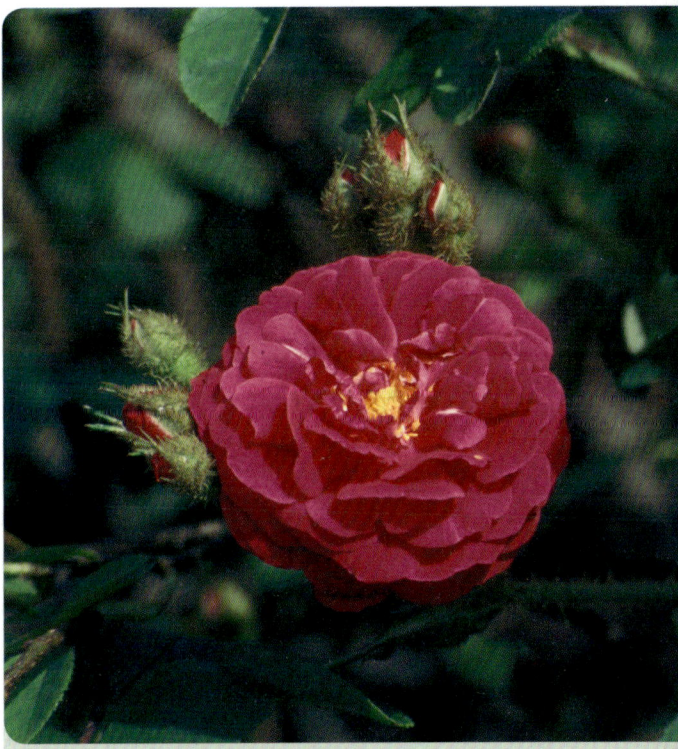

Rosa centifolia

Rosenholz

Aniba rosaeodora

Familie
Lauraceae – Lorbeergewächse

Standort
Südamerika

Essenz
Wasserdampfdestillation aus dem Holz

Hauptwirkstoffe
Linalool, Terpineol, Nerol, Pinene

Ölgehalt
etwa 1 %

Charakteristika
entspannend, nervenstärkend, antiseptisch

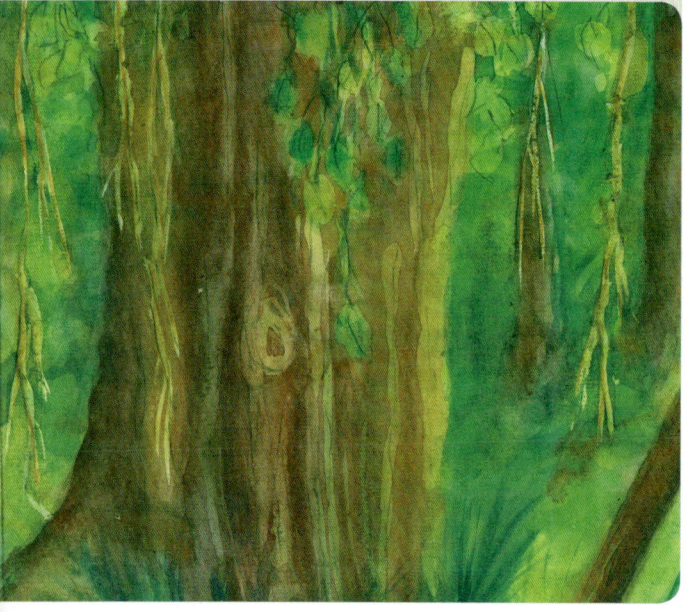

durch Wasserdampfdestillation aus dem zersplitterten Holz. Es besteht zu über 90 % aus Linalool.

Pflanzenaufbau

Der im Amazonas-Gebiet beheimatete Anibabaum ist ein gewaltiger Urwaldriese mit dicker, rötlicher Rinde und starken, auslaufenden Ästen. Er trägt an den stark belaubten Ästen kleine gelbe Blütchen.

Wirkungsweise

Rosenholz hat eine antiseptische, entzündungshemmende und zugleich hautberuhigende Eigenschaft, weshalb es sich bestens zur Wundbehandlung und bei Hautreizungen bzw. -entzündungen anbietet. Darüber hinaus wirkt es schmerzstillend und nervenstärkend.

Auf den psychischen Bereich hat es eine beflügelnde, aphrodisierende Wirkung. Rosenholz-Öl hat einen angenehm warmen, rosenähnlichen Duft, der in der Raumluft eine archetypische Atmosphäre schafft, die positive Assoziationen an feucht-warme Regenwälder aufkommen lässt. Der Duft der Rosenholz-Essenz regt die Phantasie an, ist angenehm entspannend und stimmungshebend. Nervöse Verspannungen lösen sich, Depressionen, Kummer und Leid können losgelassen werden. Statt Gefühlskälte stellt sich ein erhöhtes sinnliches Empfinden ein, das unter Umständen auch ein erotisches Nachspiel zur Folge haben kann.

Bei Kopfschmerzen, extremen Stresssituationen und Nervosität wirkt Rosenholz krampflösend, stärkend und aufbauend.

Es harmoniert gut mit Basilikum, Bergamotte, Kiefer, Lemongras und Zypresse.

Eigenschaften

entspannend	bei nervösen Verspannungen
aufhellend	bei Depressionen und Ängsten
harmonisierend	bei extremen Gefühlsschwankungen
aphrodisierend	bei Lustlosigkeit und Gefühlskälte
krampflösend	bei Kopfschmerzen
stärkend	bei Nervosität und Stress

Weitere Anwendung

äußerlich: Rosenholz-Öl eignet sich vorzüglich für leicht aphrodisierende Massage-Öle, pflegende Hautcremes und als entspannender Badezusatz. Es ist eine ideale Zutat für Wohlfühlmassage-Öle kombiniert mit Ihren Lieblingsblütenölen.

In Verdünnung wird es als Kompresse zur Wundbehandlung bei schlecht heilenden Wunden, Entzündungen und Hautreizungen eingesetzt.

*R*osenholz wird nicht – wie irrtümlich oft angenommen – aus den verholzten Stängeln der allgemein bekannten Rose gewonnen, sondern stammt von dem in den Tropen Südamerikas wachsenden Anibabaum, der zu den Lorbeergewächsen zählt. Die Anibabäume werden – bis auf Ausnahmen – nicht wegen der Ölgewinnung gefällt, sondern sind zum größten Teil Opfer der flächendeckenden Abholzung oder Brandrodung, die betrieben wird, um Acker- und Weideflächen für die Fleischproduktion zu schaffen. Zum Schutz der wildwachsenden Rosenholzbäume wird Rosenholz seit einigen Jahren auch in Plantagen kultiviert. Die Gewinnung des ätherischen Öls erfolgt

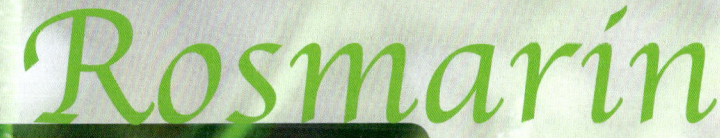

Rosmarin

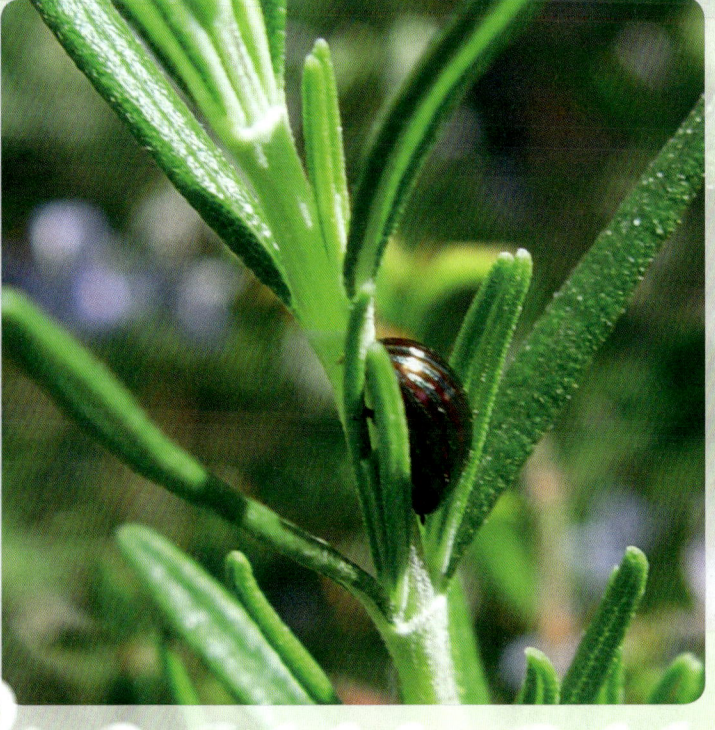

Rosmarin

Dein Aroma ist total bekannt,
für würzig frische Speisen.
Dein Duft wird ziemlich oft verkannt,
er hält Dich fit – nicht nur auf Reisen!

Rosmarin

Rosmarinus officinalis

Familie
Lamiaceae – Lippenblütler

Standort
Mittelmeergebiet, in Mitteleuropa kultiviert

Essenz
Wasserdampfdestillation aus dem blühenden Kraut

Hauptwirkstoffe
1,8-Cineol, Pinene, Campher, Borneol

Ölgehalt
etwa 2 %

Charakteristika
antiseptisch, krampflösend, konzentrationsfördernd

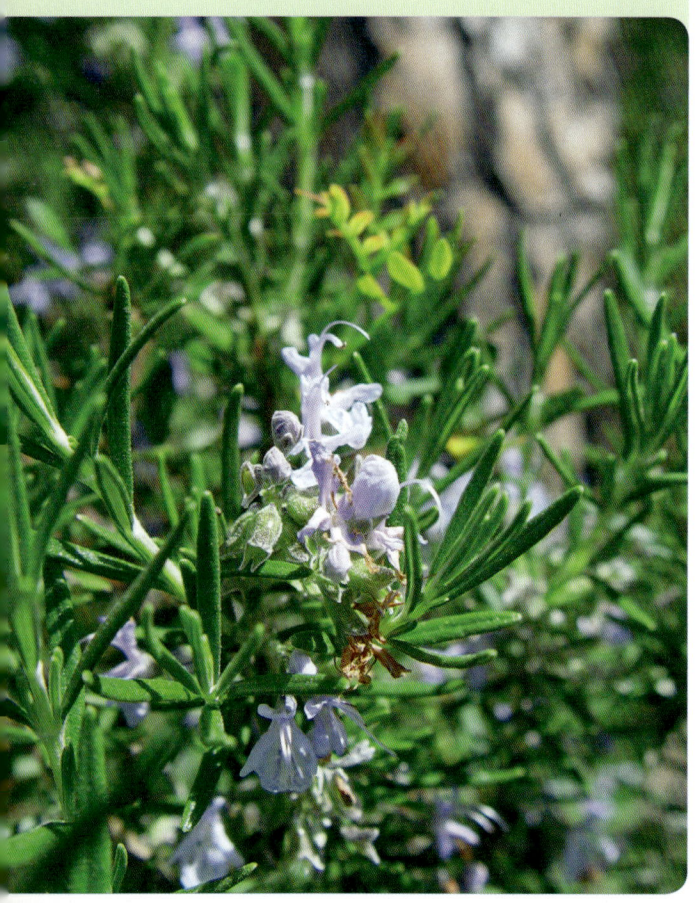

Rosmarin

Rosmarin zählt zu den ältesten Kult- und Heilpflanzen. In vielen Hochkulturen besaß er große symbolische Bedeutung. Sowohl die alten Griechen als auch die Römer schätzten ihn sehr und verwendeten ihn bei ganz bedeutenden Lebenssituationen wie Hochzeiten und Begräbnissen. Auch die Ägypter verehrten ihn und legten Rosmarinzweige in die Gräber ihrer Pharaonen.

Pflanzenaufbau

Rosmarin ist ein immergrüner, buschig-verzweigter Halbstrauch, der bei uns etwa ½ m erreichen kann, und blüht im Mittelmeergebiet im zeitigen Frühjahr von März bis April. Seine dunkelgrünen, nadelähnlichen Blätter sind am Rand leicht eingerollt und an der Unterseite weißfilzig behaart. Die Blüten sind zart blau bis weiß oder rosa und sitzen auf kleinen Stielen in den Blattachseln.

Wirkungsweise

Rosmarin wirkt anregend auf Herz und Kreislauf. Durch seine antiseptische, entzündungshemmende und krampflösende Eigenschaft ist Rosmarin ein altbewährtes Mittel bei Entzündungen der Atemwege wie Erkältung, Husten, Heiserkeit, Grippe und Asthma. Von seinen vielen Wirkungen auf die einzelnen Körperorgane kommen in der Duftlampe vor allem seine krampflösende und entzündungshemmende Eigenschaft auf die Atemwege zum Tragen. Rosmarin wirkt außerdem anregend auf Herz und Kreislauf und wird traditionell verwendet in Präparaten für Muskeln und

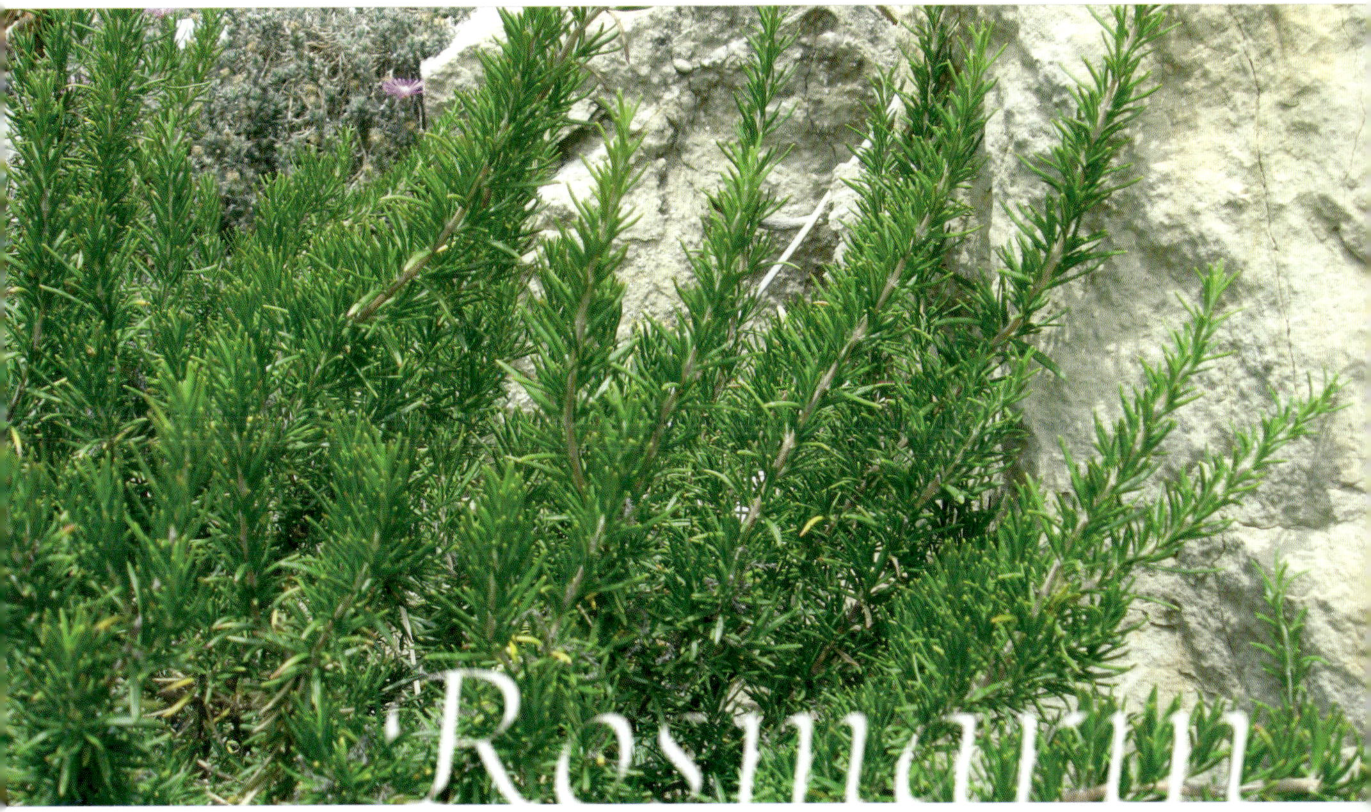

Rosmarin

Gelenke, um die Durchblutung zu fördern. Diese Eigenschaft ist sowohl bei Schmerzen in diesem Bereich als auch für Sportler wertvoll.

Die Rosmarin-Essenz hat einen würzig-frischen, kampferartigen Duft, der eine stimulierende Wirkung auf das zentrale Nervensystem ausübt. Rosmarin-Öl bietet sich daher in der Raumbeduftung immer dann an, wenn durch geistige Arbeit bedingte Erschöpfungszustände eintreten und die Konzentrationsfähigkeit nachlässt. Es stärkt die Willenskraft und eignet sich als Raumduft sowohl für Bewusstseinsübungen als auch zum kreativen Schaffen.

Rosmarin harmoniert gut mit Basilikum, Bergamotte, Kiefer, Lemongras und Zitrone.

Weitere Anwendung

äußerlich: Rosmarin ist ein hervorragender Zusatz für die verschiedensten Bäder, Körper- und Massage-Öle. Verdünnt mit fettem Öl ist Rosmarin ein gutes Einreibungsmittel bei Nervenschmerzen, rheumatischen Beschwerden, Durchblutungsstörungen und allgemeiner Abgespanntheit und ein hervorragendes Sportlermassageöl.

innerlich: Als Tee aus dem getrockneten Kraut (1 Teelöffel getrocknetes Kraut auf 1 Tasse Aufguss) bei Herzschwäche, Verdauungsstörungen, Kopfschmerzen sowie zur Stärkung der Leber- und Gallensekretion.

Hinweis: In der Schwangerschaft nur von erfahrenen Therapeuten anzuwenden! Nicht für Babys und Kleinkinder. Bei Neigung zu Epilepsie sollte Rosmarin gemieden werden, außerdem bei starkem Bluthochdruck.

Eigenschaften

anregend	bei Erschöpfung
gedächtnisstärkend	bei Unkonzentriertheit
konzentrationsfördernd	bei Zerstreutheit
schmerzlindernd,	auf Muskeln und Gelenke
durchblutungsfördernd	
krampflösend	bei Entzündungen der Atemwege
entzündungshemmend	bei Erkältungen, Husten, Grippe
nervenstärkend	bei Nervenschwäche und Gereiztheit

Salbei

Salvia officinalis

Familie
Lamiaceae - Lippenblütler

Standort
Mittelmeergebiet, in Mitteleuropa kultiviert

Essenz
Wasserdampfdestillation aus dem Kraut

Hauptwirkstoffe
Thujon, 1,8-Cineol, Campher

Ölgehalt
etwa 2 %

Charakteristika
blutreinigend, entzündungshemmend, stärkend

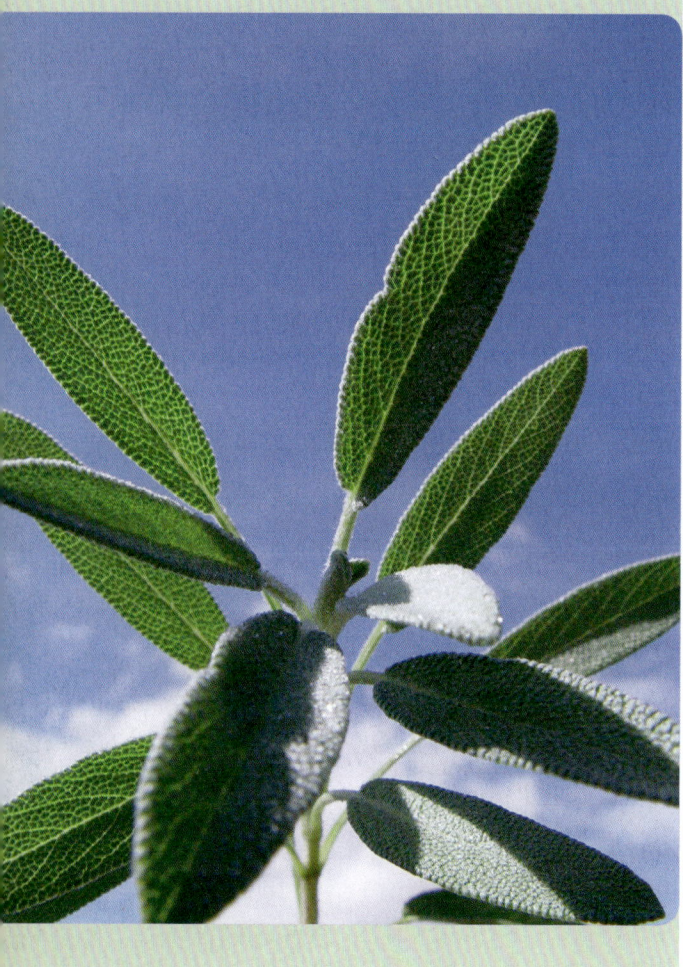

D er aus dem Mittelmeerraum stammende Salbei war in unseren Breitengraden schon im Mittelalter bekannt und sehr geschätzt. Mönche unterschiedlichster Ordenszugehörigkeit kultivierten ihn als Heil- und Gewürzpflanze. Aus den Klostergärten verbreitete er sich schnell in die Bauerngärten ganz Mitteleuropas und gehört heute als unabdingbares Gewürzkraut der Gourmetküche in jeden Kräutergarten.

Pflanzenaufbau

Salbei ist ein ausdauernder, bis zu 80 cm hoch werdender, am Grunde verholzter Halbstrauch mit zart violetten Lippenblüten in locker ährenförmigen Blütenständen. Die gestielten Blätter haben eine längliche lanzettartige Form, wirken etwas runzelig und sind graufilzig behaart.

Wirkungsweise

Die Beliebtheit des Salbeis ist in erster Linie auf seine stark desinfizierende Kraft als Gurgelmittel und seine schweißregulierende Eigenschaft zurück zu führen. Von besonderer Bedeutung ist seine entzündungshemmende Eigenschaft bei Erkrankungen der Atemwege. Bei Erkältungskrankheiten aller Art kann seine desinfizierende und schleimlösende Wirkung zu einer schnellen Linderung führen.
Die Salbei-Essenz hat einen frischen, kräuterartigen Duft, der äußerst reinigend und aufbauend wirkt. In Phasen innerer Selbstreinigung kann er sehr hilfreich sein, zumal er auch die Selbstheilungskräfte in uns stärkt und eine allgemein ausgleichende Eigenschaft besitzt.
Salbei passt gut zu Bergamotte, Lavendel, Rosmarin und Zitrone.

Eigenschaften

reinigend und klärend

unterstützend	auf innere Reinigungsprozesse
stärkend	auf die Selbstheilungskräfte
entzündungshemmend	bei Erkrankungen der Atemwege
schleimlösend	bei Erkältung, Husten, Sinusitis
desinfizierend	bei Halsentzündungen

Weitere Anwendung

äußerlich: Salbei eignet sich aufgrund seiner antiseptischen Eigenschaft gut für Kompressen zur Wundbehandlung von Verletzungen, Geschwüren, eiternden Wunden und Insektenstichen. Salbeiteebäder helfen bei Ekzemen und Krätze. Mundspülungen heilen entzündetes Zahnfleisch. Hierfür können übrigens auch frische Salbeiblätter im Mund zerkaut werden, was verschiedene Indianerstämme noch heute bei Zahnfleischentzündungen anwenden.

Die schweißregulierende Eigenschaft kann bei starkem Schwitzen im Klimakterium ausgenutzt werden. Waschungen mit wenigen Tropfen Salbei-Öl, gut vermischt in nicht zu kaltem Wasser helfen!

innerlich: Der Tee aus den frischen oder getrockneten Blättern (3-4 frische Blätter oder 1 Teelöffel getrocknetes Kraut auf 1 Tasse Aufguss) hilft bei Verschleimung und verhindert Milchstauungen bei abstillenden Müttern.

Hinweis: Salbei-Essenz sollte unter keinen Umständen von Epileptikern und zu Epilepsie neigenden Menschen verwendet werden! Salbei nicht zu häufig und nur äußerst sparsam anwenden! Nicht für Schwangere, Babys und Kleinkinder.

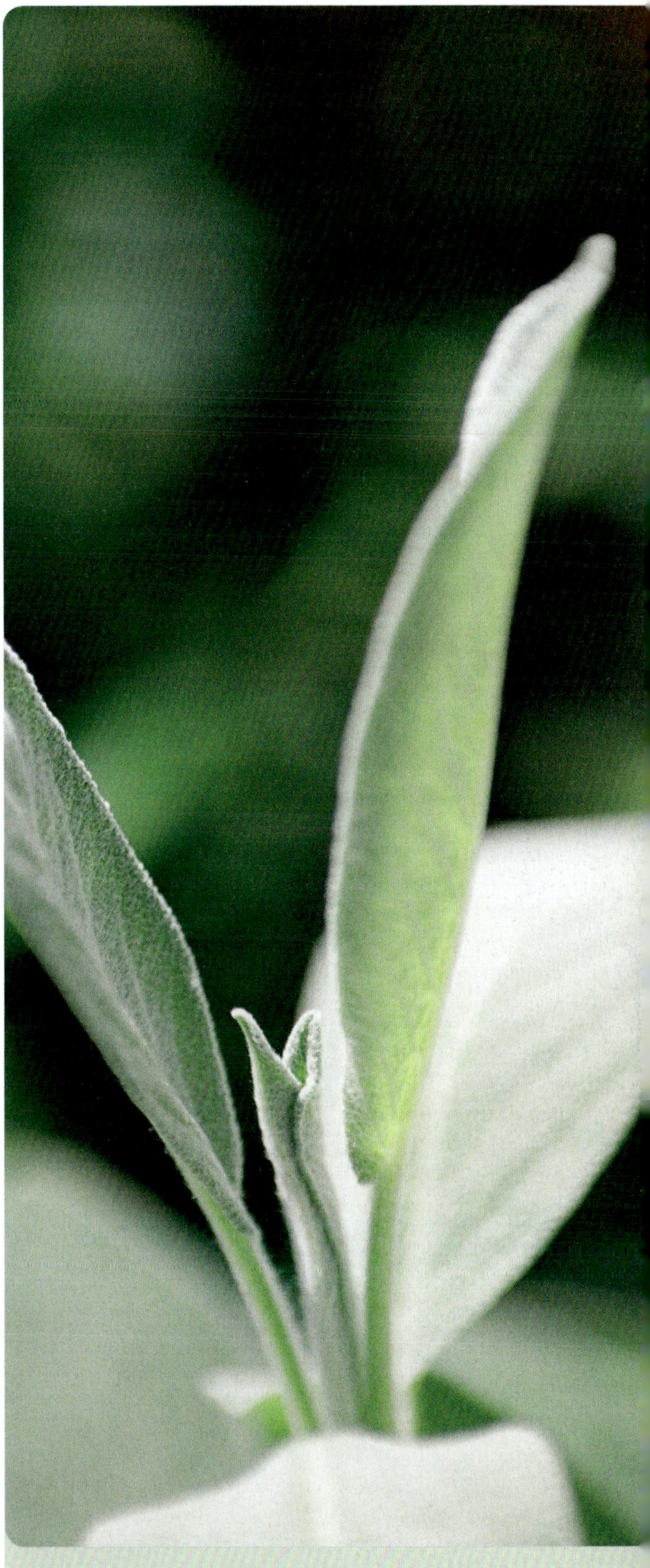

Salvia officinalis

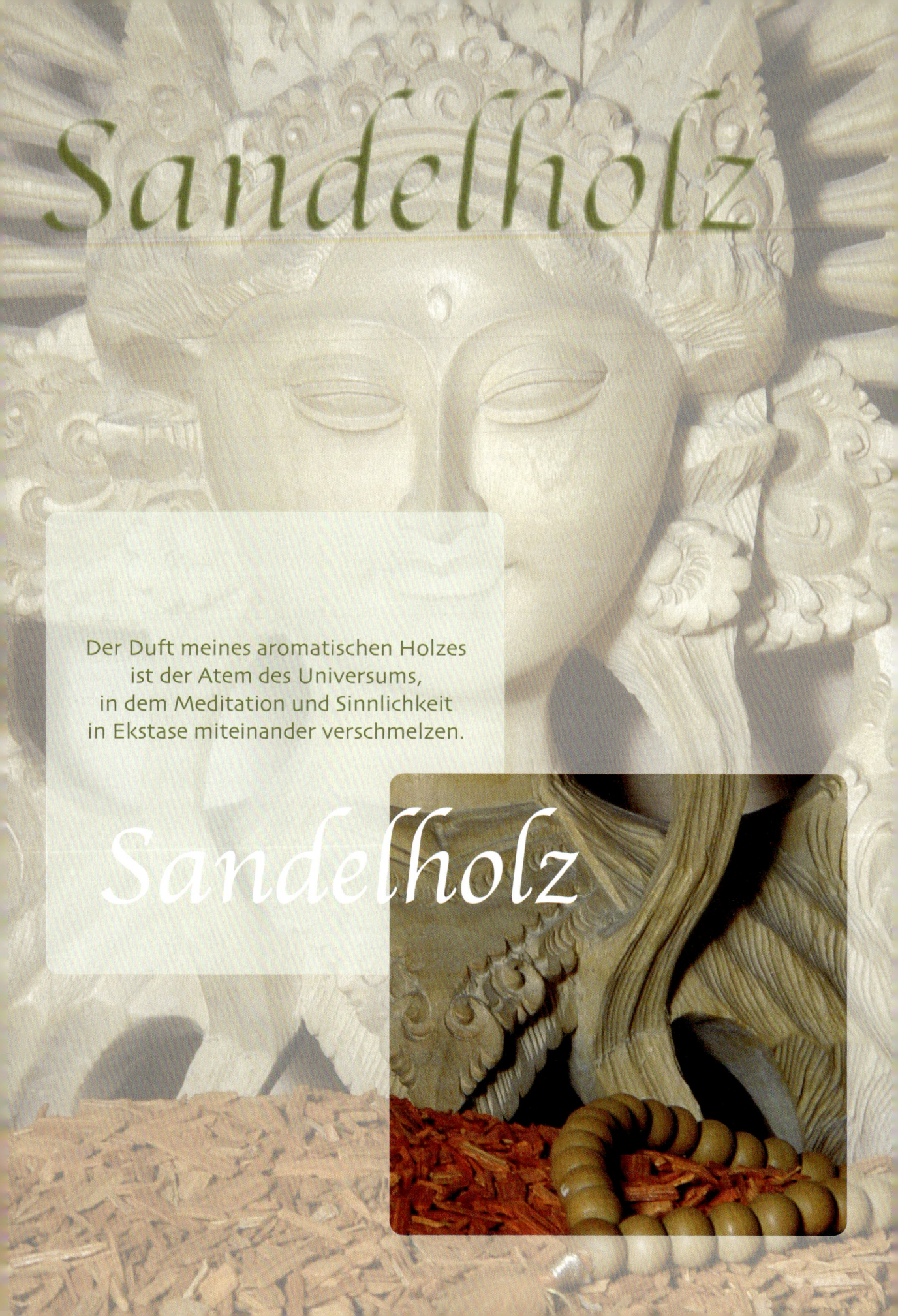

Sandelholz

Der Duft meines aromatischen Holzes
ist der Atem des Universums,
in dem Meditation und Sinnlichkeit
in Ekstase miteinander verschmelzen.

Sandelholz

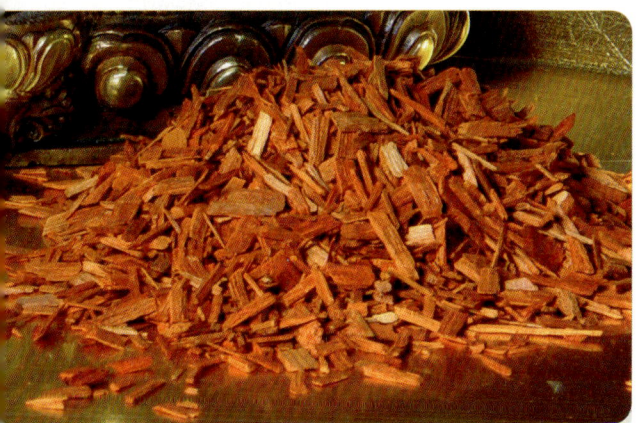

Sandelholz

Santalum album

Familie
Santalaceae – Sandelholzgewächse

Standort
Indien

Essenz
Wasserdampfdestillation aus dem Holz

Hauptwirkstoffe
Santalol, Santalen

Ölgehalt
etwa 4 %

Charakteristika
erwärmend, krampflösend, harmonisierend

*S*andelholz zählt zu den aromatischen Hölzern, die schon vor Jahrtausenden sehr begehrte Handelsgüter waren. Die Ägypter holten sich das kostbare Holz schon 1.700 v. Chr. mit Kamelen aus Indien, um daraus Schmuck, wertvolle Utensilien und Räucherwerk zu fertigen. Heute sind aufgrund des sehr hohen Preises von Echtem Sandelholz unter dem Namen Sandelholz einige ätherische Öle im Handel, die nicht aus dem kostbaren Santalum album gewonnen werden. Achten Sie beim Kauf auf die korrekte Bezeichnung!

Pflanzenaufbau

Der Sandelholzbaum ist ein immergrüner, ganzjährig blühender Baum, der bis zu 10 m hoch werden kann. Aufgrund der Tatsache, dass er sich mit seinen Wurzeln zum Teil von dem Saft anderer Bäume ernährt, wird er botanisch als Parasit eingestuft. Gefällt werden nur die alten Bäume, deren hartes Kernholz zur Herstellung von Möbeln, Räucherwerk und ätherischen Ölen dient. Das beste Sandelholz stammt aus der südindischen Provinz Mysore.

Wirkungsweise

Sandelholz wird jedoch nicht nur für Parfums, Räucherwerk und Schmuck verwendet, sondern dient aufgrund seiner außergewöhnlichen Wirkungen in Indien schon seit Jahrhunderten als traditionelles ayurvedisches Heilmittel. Es hat eine antiseptische, entzündungshemmende und krampflösende Eigenschaft, die bei Erkrankungen der Atemwege, insbesondere bei chronischer Bronchitis und Halsentzündung, eine schnelle Linderung herbeiführt. Sandelholz wird auch als Therapeutikum bei Entzündungen der Blase, Harnröhre und der Magenschleimhäute eingesetzt.

Sein Hauptcharakteristikum ist jedoch seine harmonisierende und beruhigende Wirkung auf den psychisch-emotionalen Bereich. Sandelholz-Öl hat einen süßlichen, archetypischen Duft, der an märchenhafte Tropenwälder erinnert. Der Duft wird jedoch nicht sofort spürbar, sondern entfaltet seine ganze Schönheit so langsam wie eine sich öffnende Lotusblüte. Wenn wir den Duft wahrnehmen, hat er uns schon verwandelt und in seinen unwiderstehlichen Bann gezogen.

Sandelholz nimmt die Spannung aus dem Leben und schafft eine meditative Schwingung, in der wir uns selbst genügen, in der wir nicht länger in der äußeren Welt suchen, sondern uns selbst als Ziel unserer Suche erkennen. Sandelholz harmoniert gut mit sich selbst, außerdem mit Blüten wie Rose, Neroli, Magnolie.

Eigenschaften

beruhigend	bei nervösen Verspannungen
ausgleichend	bei Hektik, Stress, Angstgefühlen
stimulierend	zur Meditation, Kontemplation
aphrodisierend	bei Gefühlskälte, Lustlosigkeit
entzündungshemmend	bei Entzündungen der Atemwege
schleimlösend	bei Husten und Heiserkeit
erwärmend	bei Bronchitis, Erkältung

Weitere Anwendung

äußerlich: Sandelholz eignet sich aufgrund seiner antiseptischen Eigenschaft (in Verdünnung mit fettem Öl) hervorragend bei Akne, Ekzemen, entzündeter, fettiger und trockener Haut.

innerlich: 1 - 2 Tropfen Essenz auf 1 Teelöffel Honig in ½ Tasse Wager gelöst, bis zu 2-3 x täglich. Nicht bei Einschränkung der Nierenfunktion.

Schafgarbe

Achillea millefolium

Familie
Compositae – Korbblütler

Standort
Europa, Asien

Essenz
Wasserdampfdestillation aus dem blühenden Kraut

Hauptwirkstoffe
Chamazulen, 1,8-Cineol, Borneon

Ölgehalt
unter 1 %

Charakteristika
entzündungshemmend, wundheilend, harmonisierend

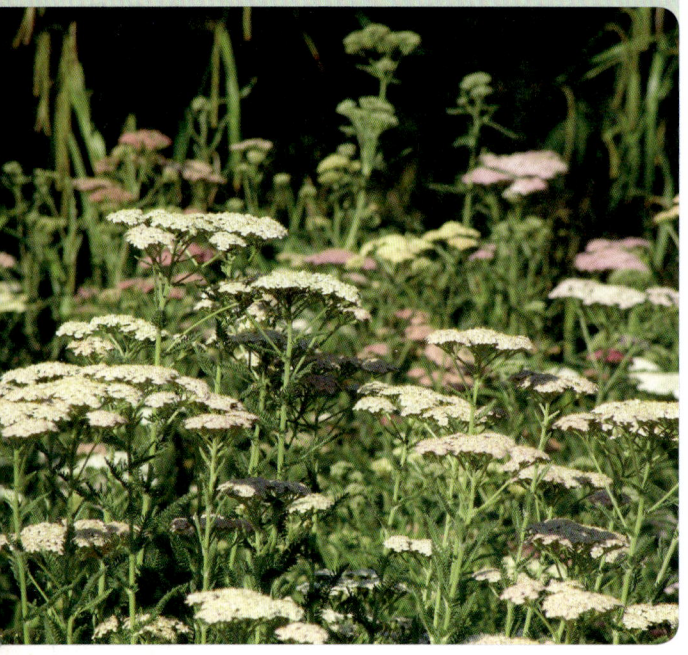

*K*aum eine andere Pflanze vereint so viele und wirkungsvolle Heilkräfte in sich wie die Schafgarbe. Es ist daher nicht weiter verwunderlich, dass sie bereits in verschiedenen Hochkulturen als Heilpflanze bekannt war. Für die Chinesen war sie sogar mehr als nur eine Heilpflanze, denn ihre harten hohlen Stängel dienten schon vor Jahrtausenden für das heute wieder entdeckte I Ging, eine Art Orakel, das anhand von fünfzig Stäbchen Auskunft über die individuelle Lebenssituation des Fragenden gibt.

Pflanzenaufbau
Die bei uns einheimische Schafgarbe ist eine ausdauernde Pflanze mit lineal lanzettlichen, fein gefiederten Blättern. Der derbe, schwach behaarte und leicht kantige Stängel kann bis zu 80 cm hoch werden. Die kleinen, weißen bis rosa Körbchenblüten sind in doldenartigen Blütenständen angeordnet. Die Blütezeit der formenreichen Art ist zwischen Juni und Oktober.

Wirkungsweise
Schafgarbenkraut hat einen hohen Gehalt an Bitterstoffen und eignet sich aufgrund dieser Inhaltsstoffe bestens für die Behandlung von Magen-Darmerkrankungen. Es wirkt krampflösend und entzündungshemmend und kann sowohl bei Krämpfen als auch bei Entzündungen insbesondere des Bauchraumes, der Blase und Niere eingesetzt werden. Durch ihre blutreinigende und blutverbessernde Eigenschaft dient sie ebenso als Therapeutikum bei rheumatischen Beschwerden und Gicht. Auf die Haut hat Schafgarbenöl einzündungshemmende und stark wundheilende Eigenschaften. Es wird gerne kombiniert mit Kamille blau, Rose und Lavendel zur Therapie von schlecht heilenden Wunden.
Die Eigenschaften der Schafgarbe in der Raumbeduftung sind – im Verhältnis zu der Vielfalt ihrer Heileigenschaften – äußerst begrenzt. Doch der angenehm aromatische, etwas kräuterartige Duft hat eine harmonisierende Wirkung, die vor allem in schweren Lebenssituationen, bei Entscheidungsunfähigkeit und typischen Alterskrisen eine große Erleichterung sein kann. Schafgarbe zeigt uns, dass unser Leben nicht an unserem Tellerrand endet, sondern sich in die unermesslichen Weiten des Universums erstreckt.

Eigenschaften
harmonisierend	bei Orientierungslosigkeit
stärkend	für Intuition und Meditation
krampflösend	bei Kopfschmerzen
anregend	zur Stärkung der Selbstheilungskräfte

Weitere Anwendung
äußerlich: Schafgarbe eignet sich hervorragend für Sitzbäder, Kompressen oder Heilerdeauflagen bei Verletzungen, offenen Wunden, Ekzemen, Hautreizungen, Entzündungen (z.B. der Brustwarzen) u.v.a. Schafgarbe ist auch ein altbewährtes Mittel bei Krampfadern.

innerlich: Als Tee aus dem getrockneten Kraut (1 Teelöffel auf 1 Tasse Aufguss) bei Erkrankungen der Harnorgane wie Blasenentzündung, Blasen- und Nierenschwäche sowie bei Entzündungen im Magen-Darmbereich.

Eigenschaften

erfrischend und belebend	bei Müdigkeit
stärkend	bei Stress und Burn Out
entzündungshemmend	bei Erkältungskrankheiten
blähungstreibend	bei Verdauungsbeschwerden
erfrischend	bei Übelkeit
lindernd	bei Kopfschmerzen

HInweis: Manche Homöopathen raten vom Einsatz während einer homöopathischen Behandlung ab. Das Öl enthält aber praktisch kein Menthol und Kampher! Nicht für Babys, Kleinkinder und Schwangere.

Aus der Vielzahl der Minzpflanzen ist Spearmint, auch Krause oder Ährige Minze genannt, wegen ihres besonderen Aromas eine der Bekanntesten! Spearmint wird häufig zum Aromatisieren von Kaugummis, Mundwässern, Zahnpasten etc. eingesetzt und schmeckt angenehm frisch.

Pflanzenaufbau

Die Krause Minze ist eine ausdauernde, bis zu 1 m hoch werdende Pflanze mit vielen Verzweigungen und spitzen, am Rande krausen, gezähnten Blättern. Diese sind meist kahl oder nur auf den Nerven gering behaart. Die kleinen zartvioletten Blüten bilden im Juli bis September ährenartige Blütenstände.

Wirkungsweise

Die positive verdauungsfördernde, etwas appetitanregende und blähungstreibende Eigenschaft wurde früher in Teezubereitungen ausgenutzt, das Öl wirkt ebenso bei Beschwerden des Verdauungsapparates. Auch bei Übelkeit ist Spearmint als Riechfläschchen oder 1 Tropfen auf die Zunge oft eine große Hilfe. Einige Menschen mögen das Spearmintaroma wesentlich lieber als das stark mentholhaltige Öl der Pfefferminze. Spearmint ist darüber hinaus stark entzündungshemmend und schleimlösend und kann damit auch bei Atemwegsinfektionen eingesetzt werden. Die Wirkungen des Spearmint-Öls sind aufgrund anderer Inhaltsstoffe aber durchaus nicht identisch mit denen der Pfefferminze. Insgesamt ist es etwas milder und für Kinder meist auch besser verträglich.

Das frisch spritzige Aroma von Spearmint hilft uns, Stress besser zu verkraften und mit frischen Kräften unsere Aufgaben besser zu bewältigen. Es hilft bei Müdigkeit und häufig auch bei Kopfschmerzen und Migräne. Spearmint harmoniert gut mit Lavendel, Jasmin, Pfefferminze und Zitrusdüften.

Spearmint

Mentha spicata

Familie
Lamiaceae – Lippenblütler
Standort
Europa, Asien, Nord- und Südamerika
Essenz
Wasserdampfdestillation aus dem Kraut
Hauptwirkstoffe
Limonen, Carvon, etwas 1,8-Cineol
Ölgehalt
etwa 2 %
Charakteristika
erfrischend, antiseptisch, krampflösend

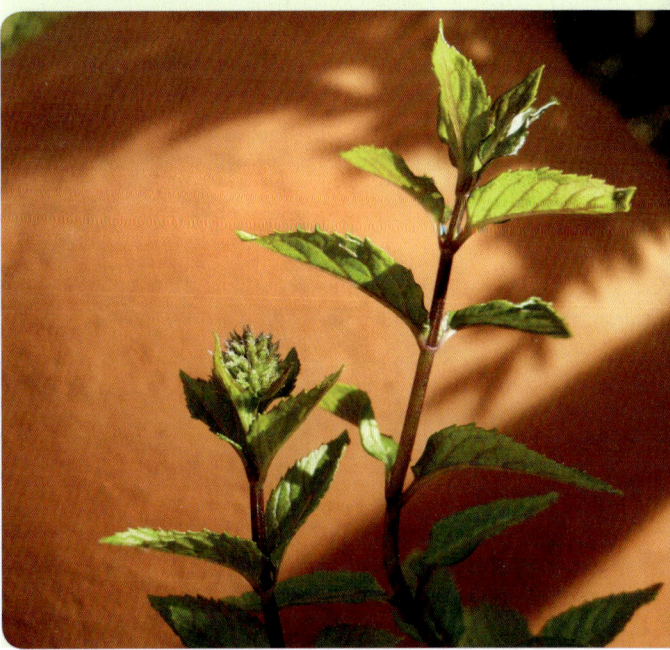

Spearmint

Teebaum

Melaleuca alternifolia

Familie
Myrtaceae – Myrtengewächse

Standort
Südostasien, Australien

Essenz
Wasserdampfdestillation aus den Blättern

Hauptwirkstoffe
Terpinen-4-ol, 1,8- Cineol, Terpinene

Ölgehalt
etwa 2 %

Charakteristika
antiseptisch, entzündungshemmend, wundheilend

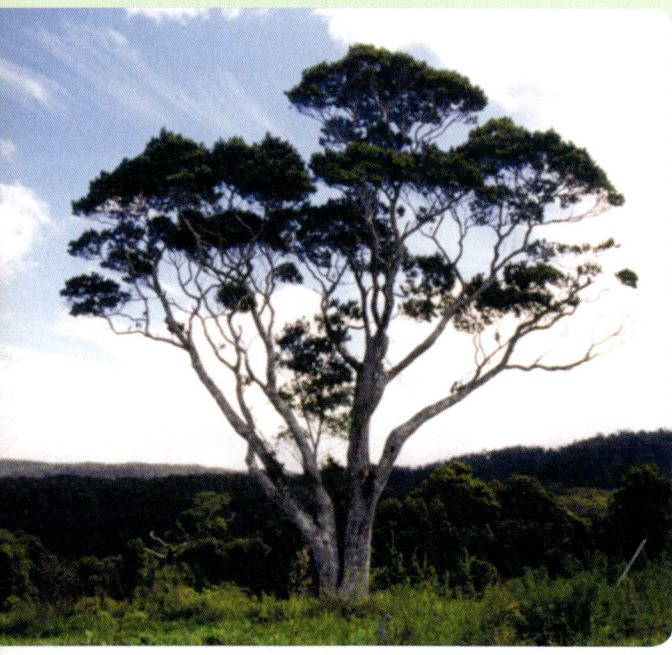

*D*ie Tea Tree Essenz wird aus den Blättern eines in Australien und Malaysia wachsenden Baumes gewonnen, der jedoch nichts mit dem Teestrauch gemeinsam hat, aus dem der schwarze Tee hergestellt wird. Angeblich wurde er von dem Weltreisenden James Cook als Teebaum bezeichnet, weil er und seine Begleiter aus den Blättern einen Tee bereiteten.

Die Melaleuca-Gewächse, zu denen auch Cajeput und Niaouli zählen, werden zur Familie der Myrtengewächse, der u.a. Eukalyptus und Myrte angehören, gerechnet. Sie alle haben eine antiseptische Wirkung, die

besonders bei Infektionskrankheiten von großer Hilfe sein kann.

Pflanzenaufbau

Bis zu 10m hoch werdender immergrüner Baum mit zarten nadelartigen Blättern. Die Rinde ist grau weißlich und schält sich vom Baum in relativ großen Fetzen ab, die an Papierstücke erinnern. In dieser Pflanzenfamilie heißen deshalb einige Bäume auch Paperbark Trees. Die radiären Blüten sind gelblich weiß. Zur Kultivierung wird Teebaum als Strauch beschnitten und in Reihen angebaut.

Wirkungsweise

In Australien gilt Teebaum-Öl als Mittel für „jede Gelegenheit", welches von den Aboriginees traditionell schon seit Jahrtausenden eingesetzt wird. Tea Tree wirkt sehr stark gegen jede der drei krankheitsübertragenden Mikroorganismen (Bakterien, Pilze und Viren). Aufgrund dieser einzigartigen Wirkungsweise, welche eine bakterizide, antiseptische und zugleich antivirale Eigenschaft in sich vereint, sind mit Teebaum bei fast allen Infektionskrankheiten überraschende Erfolge erzielt worden.

Äußerlich wirkt Tea Tree wundheilend und keimtötend bei Pilzbefall, Akne und Herpes. Zur Anwendung gegen Herpes sollte das Öl in jedem Fall immer gut verdünnt werden in fettem Basisöl. Da die Lippenhaut sehr zart ist, sollte das Öl hier nicht pur aufgetragen werden. Wer häufig an Herpes leidet, kann mit wenig Teebaum-Öl in Pflegecreme oder als Pflegestift Rezidiven vorbeugen.

Bei Akne und unreiner Haut können einzelne Pickel mit einem Wattebausch abgetupft werden. Am Besten tränkt man den Wattebausch mit Wasser oder Basisöl und gibt darauf 1–2 Tropfen frisches Öl. Auch Waschungen oder Gesichtskompressen mit Teebaum-Öl können helfen.

Bei Insektenstichen, Schlangen- und Skorpionbissen wird die Essenz traditionell punktuell auch unverdünnt auf die entsprechende Stelle getropft. Sie wirkt desinfizierend und zugleich juckreizlindernd.

Zur Anwendung auf der Haut ist die Kombination der stark desinfizierenden Eigenschaften mit wundheilenden Effekten interessant. Teebaum-Öl hilft in der Anwendung, da nach dem Abtöten von Keimen eine rasche Wundheilung eintritt. Deshalb wird Teebaumöl auch bei verschiedenen Erkrankungen der Haut eingesetzt. Hier ist es in jedem Fall sinnvoll, sich fachkundigen Rat einzuholen, um nichts falsch zu machen.

Auch Warzen können ebenfalls direkt mit Teebaum-Essenz betupft werden, sollten aber anschließend mit einem kleinen Pflaster abgedeckt werden, damit die Essenz nicht sofort verdunstet. Wie bei fast allen Naturheilmitteln ist ein Erfolg nur durch regelmäßige Anwendung über einen längeren Zeitraum (4-6 Wochen) gewährleistet.

Teebaum zählt zu den wenigen Essenzen, die wirksam gegen Pilze sind. Sogar Trichomonaden und Pilzbefall im Geschlechtsbereich sind erfolgreich behandelt worden. Als Dosierung für Vaginalduschen werden 5 Tropfen Essenz auf ½l Wasser angegeben; bei der Anwendung ist darauf zu achten, dass die Lösung vorher gut verschüttelt wird. Man kann das Öl auch in Jojoba-Öl lösen und mit einem Wattebausch auftragen.

Teebaum zählt zweifellos zu den interessanten Neuentdeckungen innerhalb der Aromatherapie. Viele wissenschaftliche Studien belegen die Wirksamkeit. Aufgrund massiver Vermarktung durch Discounter gelangten schnell billige, gepanschte Qualitäten auf den Markt und damit plötzlich auch Unverträglichkeiten und Allergien. Statt zu differenzieren und die Übeltäter beim Namen zu nennen, wurde das Teebaum-Öl an sich in Verruf gebracht und eine Empfehlung von maximal 1% in kosmetischen Mitteln ausgesprochen. Neueste Studien aus dem Jahr 2006 belegen jedoch zweifellos die Unbedenklichkeit. Die Technische Universität München hat in Zusammenarbeit mit der Universität Witten/Herdecke an 200.000 Fällen den Einsatz von Teebaum-Öl ausgewertet. Unter der Leitung von Prof. Dr. Dr. Dietrich Wabner wurden mögliche Unverträglichkeiten auf der Haut sowie Allergien, die durch Teebaum ausgelöst wurden, untersucht. Das Ergebnis ist eindeutig und unzweifelhaft: Lediglich 0,01% der Befragten haben „ungewöhnliche Reaktionen" in Zusammenhang mit Teebaum beobachtet – und davon haben noch 50% das Teebaum-Öl unverdünnt auf der Haut angewendet! Bei registrierten Arzneimitteln wäre dies eine echte Traumquote im Hinblick auf Verträglichkeit.

Die Bedeutung der Teebaum-Essenz liegt eindeutig in den oben beschriebenen Anwendungsbereichen.

Für die Raumbeduftung bieten sich andere desinfizierende Essenzen mit angenehmeren Duftnoten an. Allerdings kann man Teebaum-Öl durch Kombination mit anderen Essenzen durchaus für die Nase akzeptabel machen. Gemischt mit Lavendel und Rose oder mit frischen Zitrusdüften erscheint einem der Duft gleich ganz anders. Gerade in der Erkältungszeit können uns wenige Tropfen Teebaum-Öl - gemischt mit unseren Lieblingsdüften - vor Ansteckung schützen.

Eigenschaften

desinfizierend   bei Infektionen
hautpflegend   bei Wunden und gereizter Haut
juckreizlindernd

Hinweis: Gerade bei Teebaum-Öl ist für die gute Verträglichkeit extrem wichtig, dass das Öl von hochwertiger Qualität ist. Durch den enorm gestiegenen Bedarf sind teilweise Öle im Handel, die nicht den geforderten Qualitätskriterien entsprechen. Achten Sie hier in jedem Fall darauf, nur richtig deklariertes 100% natürliches oder naturreines Öl von einem seriösen Hersteller zu erwerben. In seltenen Fällen kann Teebaum-Öl Hautreizungen hervorrufen, meistens jedoch rühren solche Reizungen von unsachgemäßem Gebrauch oder von zu lange gelagertem Öl her. Gerade das Teebaum-Öl ist stark oxidationsempfindlich. Wenn eine Flasche Öl verwendet wird, gelangt immer mehr Sauerstoff in die Flasche, je leerer sie wird. Dieser Sauerstoff bewirkt dann in der Flasche eine Oxidation, wobei so genannte Peroxide entstehen, die hautreizend wirken können. Achten Sie also bei der Anwendung auf der Haut darauf, dass Sie immer möglichst frisches Öl verwenden, das noch nicht lange geöffnet ist. Bei der Dosierung lesen Sie bitte im Dosierungsteil nach, wie stark ätherische Öle verdünnt werden sollten, damit sie auf der Haut eine möglichst gute Verträglichkeit aufweisen.

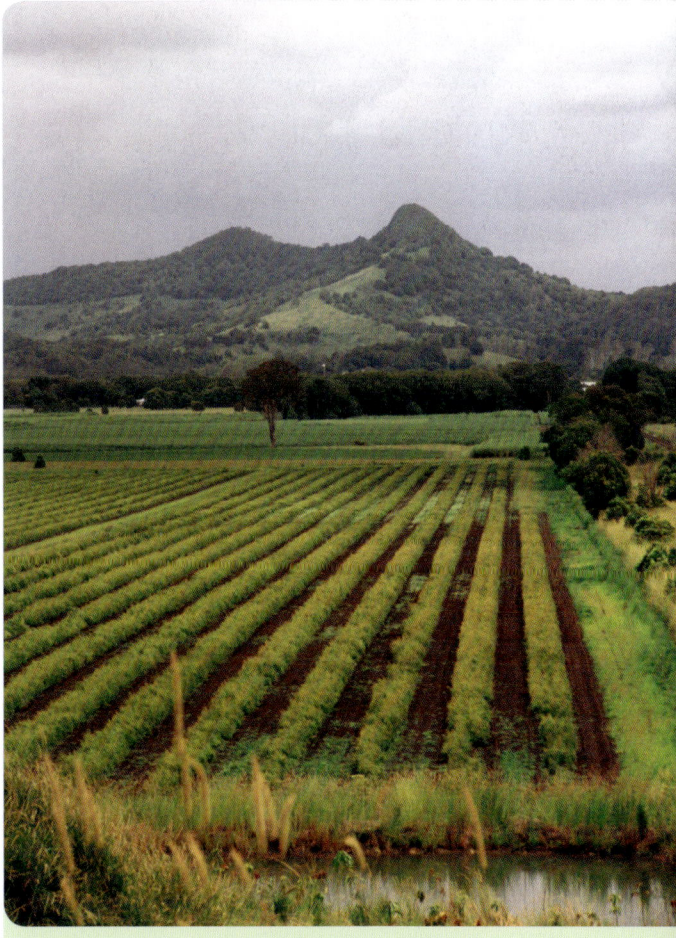

Australisches Teebaumfeld vor Mt. Warning

Thymian

Thymus vulgaris

Familie
Lamiaceae – Lippenblutler

Standort
westliches Mittelmeergebiet,
in Mitteleuropa kultiviert

Essenz
Wasserdampfdestillation aus dem
blühenden Kraut

Hauptwirkstoffe
Thymol, p-Cymen, Terpinene

Ölgehalt
etwa 2 %

Charakteristika
antiseptisch, entzündungshemmend,
krampflösend

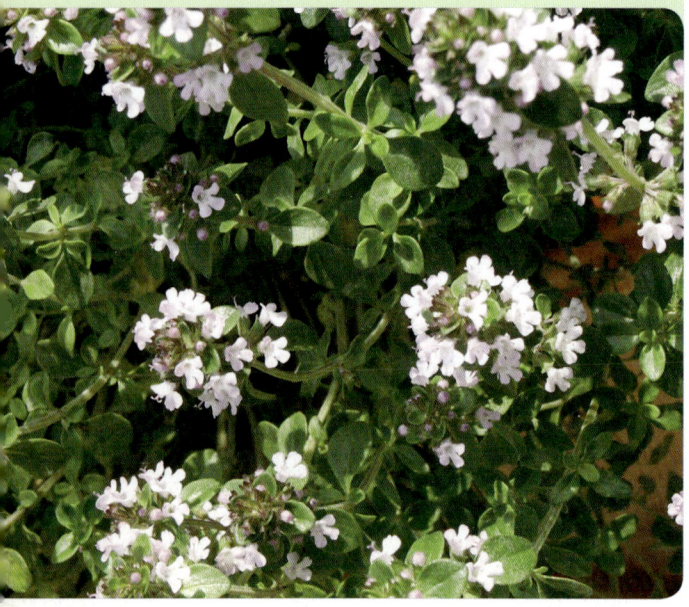

*T*hymian ist in den warmen Mittelmeerländern beheimatet. Benediktinermönche brachten ihn von dort im 11. Jahrhundert mit in unsere Breitengrade. Heute wird Thymian in vielen Gärten kultiviert. Er ist nicht nur ein vorzügliches Gewürz in der Küche, sondern eine Pflanze mit außergewöhnlichen Heilwirkungen.

Pflanzenaufbau

Thymian ist ein ausdauernder, stark verzweigter, bis zu 50 cm hoch werdender Zwergstrauch. Seine zahlreichen, vierkantigen Zweige sind allseits kurz behaart. Die kleinen graugrünen Blätter sind am Rande eingerollt und unterseits weißfilzig behaart, die kleinen Blüten sind weiß bis violett und ähren- oder köpfchenförmig angeordnet.

Wirkungsweise

Thymian ist eine äußerst aromatische Pflanze, deren ätherisches Öl zu etwa 40% aus Thymol besteht. Thymol ist ein natürliches Antiseptikum, das um ein Vielfaches wirksamer ist als synthetische Desinfektionsmittel. Die antiseptische Wirkung des Thymians ist so stark, dass selbst in tausendfacher Verdünnung Staphylokokken kaum eine Überlebenschance haben. Thymian ist aufgrund dieser Eigenschaft ein hervorragendes Therapeutikum zur Behandlung aller Infektionen, Erkrankungen der Atemwege wie Keuchhusten, Lungenentzündung und Asthma. Seine krampflösende, entzündungshemmende und schleimlösende Eigenschaft kommt in der Raumluft sehr gut zum Tragen. Darüber hinaus wird er zur Krankheitsprophylaxe und Steigerung der körpereigenen Abwehr eingesetzt. Aufgrund schmerzlindernder Effekte wird Thymian auch Einreibemitteln zugesetzt, sollte dafür aber sehr stark verdünnt werden.

Der würzig frische Duft des Thymian-Öls hat eine allgemein anregende und konzentrationsfördernde Wirkung, die unterstützend bei geistiger Arbeit ist. Thymian harmoniert gut mit Bergamotte, Melisse und Zitrone.

Eigenschaften

anregend	bei allgemeiner Trägheit
konzentrationsfördernd	für geistige Arbeit
desinfizierend	bei Entzündungen der Atemwege
schleimlösend	bei Grippe und Erkältung
krampflösend	bei Husten und Bronchitis

Weitere Anwendung

äußerlich: In starker Verdünnung für Kompressen, Waschungen und Einpinselungen wirkt Thymian keimtötend und schmerzlindernd bei Brandwunden und Verletzungen. Bei Nervenschwäche, rheumatischen Schmerzen und Schwellungen werden Thymianbäder empfohlen. Bei Husten, Halsschmerzen, Zahnfleischentzündungen, Mund- und Racheninfektionen wirken Inhalationen und Mundspülungen mit Thymian (immer in Verdünnung!) schmerzlindernd und desinfizierend.

innerlich: Als Tee aus dem getrockneten Kraut (1 Teelöffel auf 1 Tasse Aufguss) bei Erkrankungen der Atemwege, Unterleibskrämpfen, zur Stärkung des Magens und zur Anregung der Verdauung.

Hinweis: Thymian Öl immer sparsam dosieren und für die Anwendung auf der Haut gut verdünnen! Kann auf Haut und Schleimhäuten Reizungen verursachen. Nicht anwenden bei Babys, Kleinkindern, Schwangeren und Neigung zur Epilepsie!

Chemotyp: Die Thymianpflanze hat eine außergewöhnliche Eigenschaft, die für die Anwendung als Aromatherapeutikum wichtig ist. Bei der Entwicklung verschiedener Inhaltsstoffe spielt es eine Rolle, wo die Pflanzen von Thymus vulgaris angebaut werden. Die oben beschriebene Thymianart wird manchmal auch als Chemotyp Thymol bezeichnet und entsteht bei Kultivierung von Thymian in Höhenlagen mediterraner Regionen. Dieser Chemotyp ist besonders stark desinfizierend und wird manchmal auch unter dem Namen „Thymian rot" angeboten. Interessant ist darüber hinaus der Chemotyp Linalool, der viel milder als der oben beschriebene und deshalb auch für Kinder geeignet ist. Er wird auch als „Thymian weiß" bezeichnet.

Thymian serpyllum
Quendel / Sandthymian

Thymus serpyllum

Standort
Mitteleuropa

Hauptwirkstoffe
Thymol, Carvacrol, Linalool, 1,8-Cineol

Der von Juni bis August hell- bis dunkelpurpurn blühende Quendel oder Sandthymian wächst bei uns wild auf Halbtrockenrasen, trockenen Wiesen, in Kiefernwäldern und im Süden in Gebirgen. Auch er wird häufig als Gewürz und Teedroge eingesetzt. Er ist etwas stärker behaart und sein Aroma ist etwas milder als das des Echten Thymians. Das Öl hat neben desinfizierenden Eigenschaften vor allem ausgleichende Eigenschaften

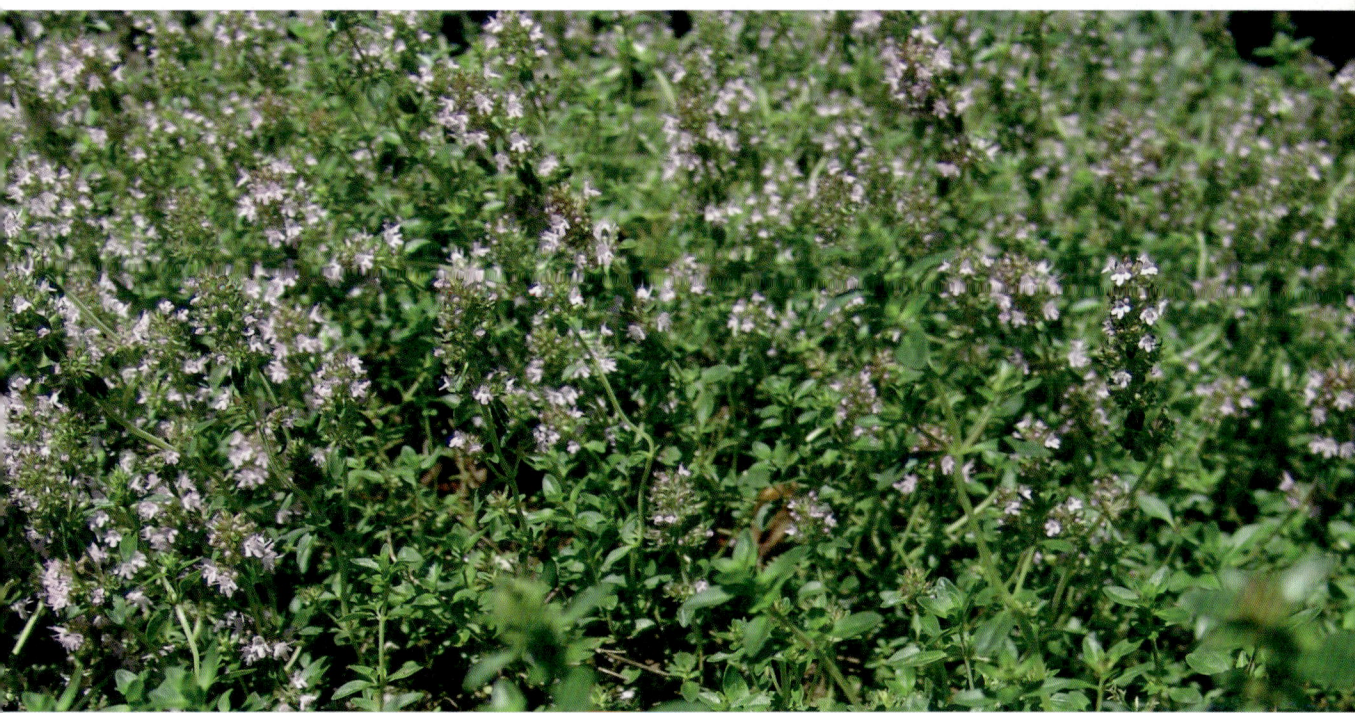

Thymus serpyllum

Tolu

Myroxylon balsamum

Familie
Fabaceae - Schmetterlingsblütler

Standort
Asien

Essenz
Alkoholextraktion aus dem Harz

Hauptwirkstoffe
Copaen, Caryophyllen, Benzylbenzoat, Zimtsäure

Ölgehalt
etwa 3 %

Charakteristika
warm, würzig, vanillig

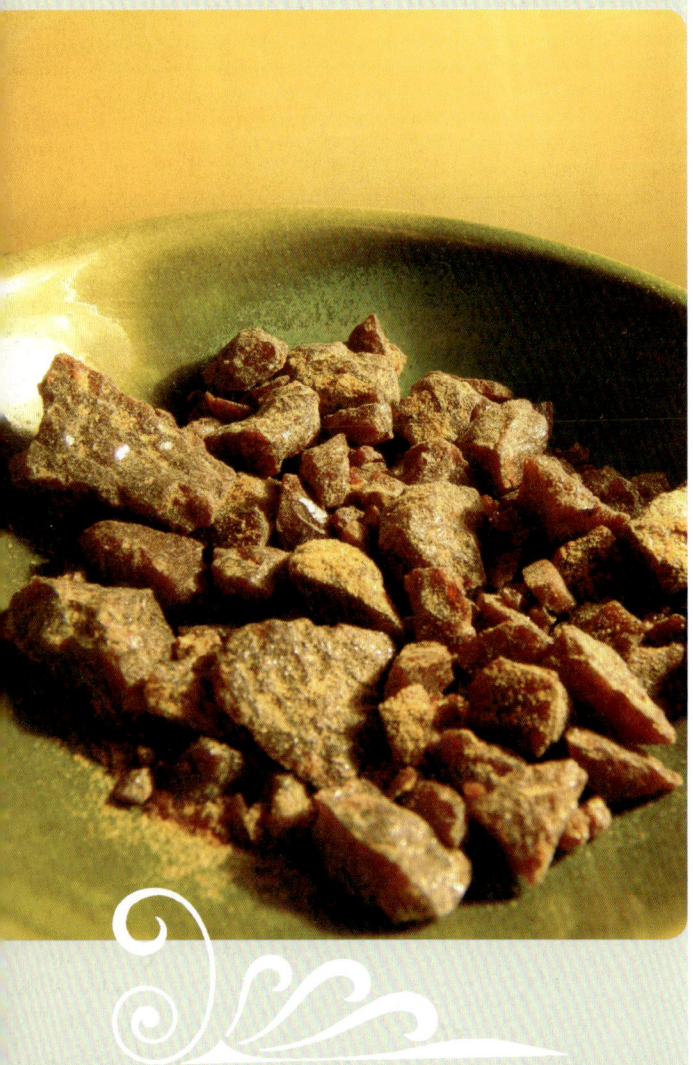

Tolu ist eine wundervoll weich vanillige Note zum Abrunden von Parfum und Kosmetik!

Pflanzenaufbau
Großer tropischer Baum, aus dem das Harz durch Einritzen in die Rinde gewonnen wird.

Wirkungsweise
Die medizinische Verwendung von Tolu ist uns heute praktisch nicht mehr bekannt, obwohl das Öl sowohl desinfizierend als auch schleimlösend wirkt. Der Einsatz wäre vor allem bei chronischen Erkrankungen des Atemtraktes sinnvoll. Bekannter sind die hautpflegenden Eigenschaften des Öls. Es wirkt entzündungshemmend und hautregenerierend bei Wunden und gereizten Hautzuständen. In der Naturkosmetik wird es als pflegende Essenz für trockene Haut verwendet. Das Öl hat leicht konservierende Eigenschaften und wird auch als Fixativ und Duftkomponente in der Parfümerie eingesetzt.

Tolu ist eine Duftnote zum Wohlfühlen und Entspannen, die uns Kraft gibt, uns stabilisiert und stützt. Es lässt sich zur Raumbeduftung hervorragend kombinieren mit Magnolie, Ylang Ylang, Vanille, Sandelholz, Weihrauch.

Eigenschaften
stabilisierend   bei Schwäche
aufbauend   bei Depression

Hinweis: Bei der Anwendung auf der Haut können manchmal allergische Reaktionen hervorgerufen werden. Menschen, die auf Perubalsam allergisch reagieren, sollten vor Anwendung auf der Haut erst vorsichtig in der Arminnenbeuge testen.

*T*onka wird aus dem getrockneten Samen der vorwiegend in Brasilien und Venezuela kultivierten Tonkabohne gewonnen. Die Gewinnung erfolgt in den meisten Fällen mit chemischen Extraktionsmitteln und nur selten durch Alkoholauszug.

Pflanzenaufbau

Der Tonka Baum ist ein sehr großer tropischer Baum, der violette Blüten trägt. In den Früchten ist je ein Same enthalten, der als Tonkabohne bezeichnet wird und der zur Ölgewinnung getrocknet und gebeizt wird.

Wirkungsweise

Tonka verströmt einen angenehmen, blumig-warmen Duft, der in fast jeder Lebenssituation aufhellend und harmonisierend wirkt. Das leicht marzipanartige Aroma von Tonka bringt Freude und Heiterkeit ins Haus. Zu dieser euphorisierenden Wirkung kommt noch die sinnliche Komponente hinzu, denn Tonka hat auch eine leicht aphrodisierende Eigenschaft. Das Öl ist vor allem auch in der kalten Jahreszeit sehr beliebt und harmoniert gut mit Orange, Mandarine, Zimt, aber auch Lavendel, Zitrone und Blütenessenzen.

Eigenschaften

harmonisierend	bei Trübsal, Trauer
aufhellend	bei Ängsten und Depressionen
beruhigend	bei Überreiztheit
stärkend	bei Nervenschwäche

Weitere Anwendung

äußerlich: Die Tonkabohne ist ein ideales Öl zum Mischen von Massage-Ölen. Es harmoniert gut mit einer ganzen Reihe von Essenzen wie z.B. Lavendel, Lemongras, Jasmin, Rose oder Ylang Ylang. Sie eignet sich auch vorzüglich für Massage-Öle und als Badezusatz.

Hinweis: Aufgrund der natürlich enthaltenen Cumarine wird heute von einem innerlichen Gebrauch abgeraten. Früher wurden cumarinhaltige Gewürze häufig in der Küche eingesetzt. Seitdem nachgewiesen wurde, dass synthetisch hergestelltes Cumarin unter anderem leberschädigend wirken kann, werden auch ätherische Öle mit natürlich enthaltenem Cumarin, die seit Jahrtausenden als Heilmittel verwendet wurden, zu Unrecht in Verruf gebracht.

Tonka

Dipteryx odorata

Familie
Fabaceae – Schmetterlingsblütler
Standort
Mittel- und Südamerika
Essenz
Alkoholextraktion aus den Bohnen
Hauptwirkstoffe
Cumarin, Triterpene
Ölgehalt
etwa 2 %
Charakteristika
stimulierend, aufhellend

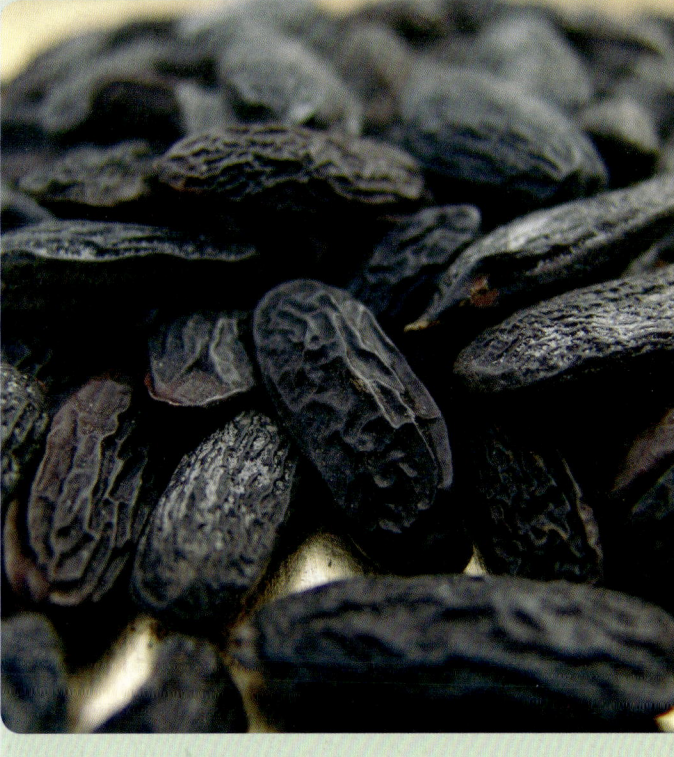

Tuberose

Polianthes tuberosa

Familie
Agavaceae · Agavengewächse

Standort
Mittel- und Südamerika, Südfrankreich

Essenz
Absolue aus den Blüten

Hauptwirkstoffe
Farnesol, Eugenol, Methylanthranilat

Ölgehalt
unter 0,5 %

Charakteristika
aphrodisierend, euphorisierend, entspannend

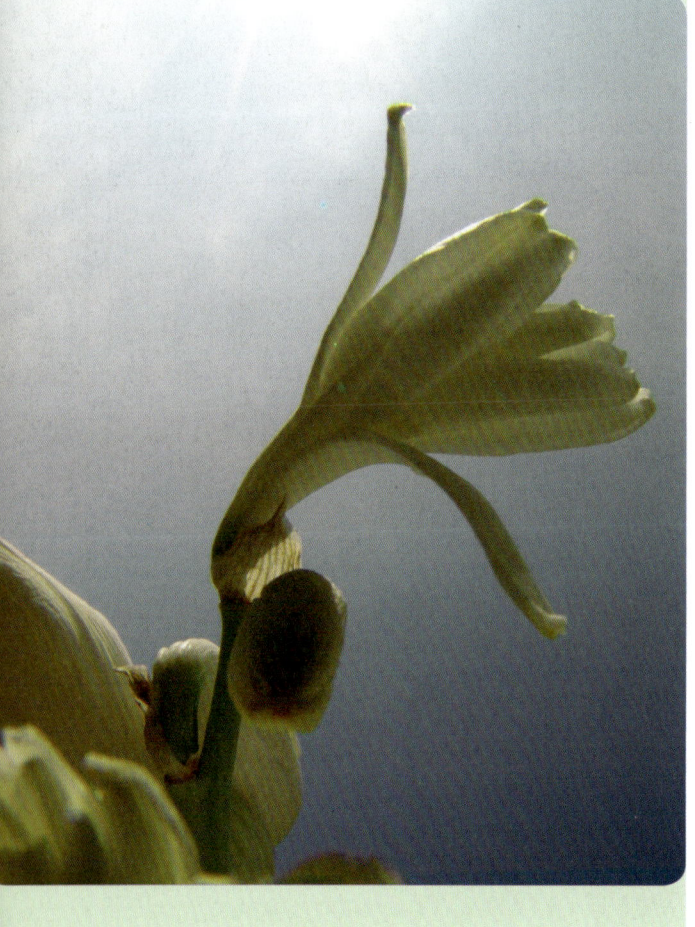

D as Öl der Tuberosenblume ist eine der kostbarsten Essenzen. Die Jahresernte ergibt weltweit noch nicht einmal 20 kg reine Essenz, und das, obwohl das Öl zum größten Teil durch Lösungsmittel-Extraktion gewonnen wird, was wesentlich ergiebiger ist als Wasserdampfdestillation oder das Enfleurage-Verfahren. Das so gewonnene unverdünnte Absolue wird anschließend mit Alkohol und destilliertem Wasser gestreckt. Aufgrund der extrem hohen Duftintensität und Strahlkraft wird die Verdünnung allerdings eher als Erleichterung empfunden.

Pflanzenaufbau
Die stark duftende strahlend weiße, lilienähnliche Blüte entspringt einem bis zu 50cm hoch werdenden Stängel. Die länglich spitzen Blätter umschließen diesen am Grund der Pflanze.

Wirkungsweise
Tuberose hat einen unbeschreiblich betörenden Duft, der stark euphorisierend und erotisierend stimmt, worin wohl der Hauptgrund für die starke Nachfrage liegt. Es ist zweifellos eine der begehrtesten Essenzen, die für die Parfümindustrie für zahlreiche aphrodisierende Duftmischungen verwendet wird. Für einen Raum mittlerer Größe genügt schon 1 Tropfen Tuberose-Öl in der Duftlampe. Aufgrund des teuren Preises wird das Öl häufig synthetisch gewonnen. Natürliches Öl ist sehr teuer und selten erhältlich.

Hinweis:
Tuberose ist nicht für die Einnahme geeignet!

Pflanzenaufbau

Vanille ist eine in Mittel- und Südamerika beheimatete, weißblühende Orchideenart. Das ätherische Öl wird aus der Kapselfrucht, der so genannten Vanilleschote gewonnen. Der weitaus größte Teil der Weltproduktion kommt von den Inseln Madagaskar, Réunion und den Komoren. Vanillepflanzen ranken sich an Bäumen oder künstlichen Rankhilfen nach oben und werden in der Natur meist von Kolibris bestäubt. In Kulturen übernimmt diesen Vorgang meist der Mensch. Das charakteristisch süße Vanillearoma stammt vom Inhaltsstoff Vanillin, das in den Kapseln jedoch nur in sehr geringen Mengen (2-3 %) enthalten ist. Es entfaltet sich erst durch den auf Wasserdampfbasis angewendeten Fermentationsprozess.

Wirkungsweise

Vanille dient in erster Linie zum Aromatisieren von Süßigkeiten wie Schokolade, Bonbons, Pudding und Eiscremes. Die große Beliebtheit dieser Sweets ist nicht nur auf den großen Anteil Zucker zurückzuführen, sondern auch auf das charakteristische Vanillearoma. Das allgemein bekannte, süße und warme Aroma der Vanille scheint eine beruhigende und besänftigende Wirkung auf den Organismus zu haben. Nicht umsonst dienen Süßigkeiten häufig als kleines Trostpflaster gegen den alltäglichen Frust. Aufgrund der verheerenden Wirkungen des weißen Industriezuckers ist es aus ernährungsphysiologischen und kalorientechnischen Gründen jedoch empfehlenswerter, das Bedürfnis nach Süßem über das Schnuppern an echtem Vanille-Öl zu befriedigen. Übrigens kann einem Abnehmwilligen das Riechen an Vanille ähnlich wie bei Kakao auch wirklich helfen, Süßigkeitsgelüsten zu widerstehen. Vanilleduft schenkt uns eine Atmosphäre von Geborgenheit und Glück und duftet wunderbar zusammen mit Kakao, Tonka, Orange und Sandelholz und Zimt.

Eigenschaften

beruhigend   bei Schlafproblemen
ausgleichend   bei Frust und Kummer
euphorisierend   bei Unmut und Trauer

Vanille

Vanilla planifolia

Familie
Orchidaceae – Orchideengewächse
Standort
Mittel- und Südamerika
Essenz
Alkoholextraktion aus den Schoten
Hauptwirkstoffe
Vanillin 3%, Hydroxybenzaldhyd, Eugenol
Ölgehalt
etwa 3 %
Charakteristika
ausgleichend, beruhigend, balsamisch

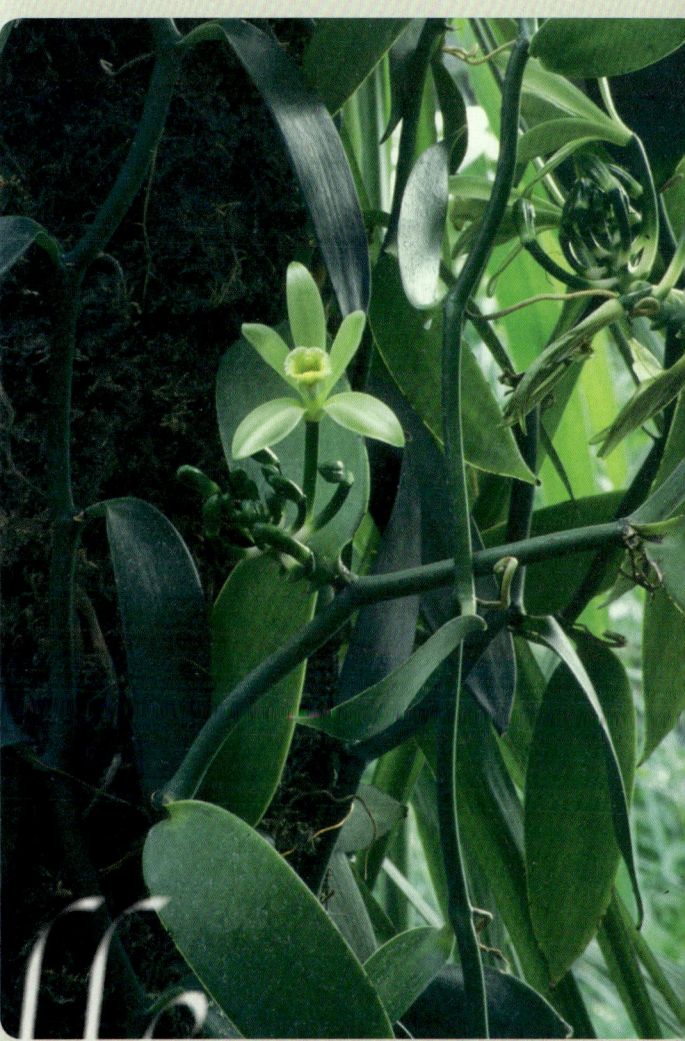

Vetiver

Vetiveria zizanioides

Familie
Poaceae – Süßgräser

Standort
Asien, Südamerika

Essenz
Wasserdampfdestillation aus den Wurzeln

Hauptwirkstoffe
Vetivon, Vetiven, Vetiverol

Ölgehalt
etwa 2 %

Charakteristika
entspannend, aufbauend

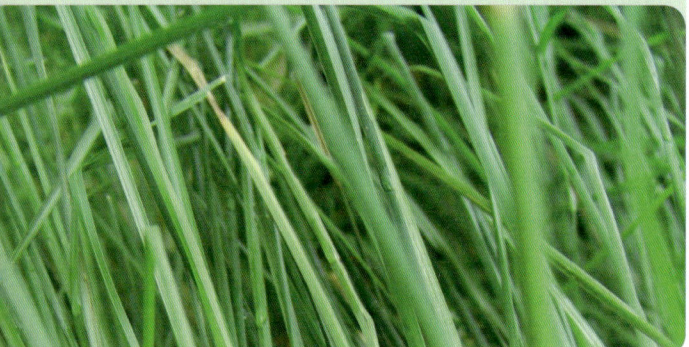

allerdings keine Seltenheit und primär auf die unterschiedliche Herkunft zurückzuführen.

Bekannt sind die stark hautpflegenden Eigenschaften von Vetiver, es wird aufgrund von Regenerationseffekten vor allem für die reifere Haut verwendet. Darüber hinaus hat Vetiver eine entspannende Wirkung auf die Nerven. Es stärkt bei Erschöpfungszuständen, wirkt regenerierend nach Krankheiten und hat eine aufhellende, antidepressive Eigenschaft. Wer Angst hat, den Boden unter den Füßen zu verlieren, ist mit Vetiver gut beraten, da es eine stark erdende Energie hat. Die Vetiver-Essenz beinhaltet auch eine sinnliche Komponente, die in der richtigen Mischung nicht selten als aphrodisierend empfunden wird. Allerdings sollten Sie beim Gebrauch daran denken, dass 1 Tropfen des starken Öls oft schon zu viel des Guten ist, also lieber vor Gebrauch beispielsweise in Jojobaöl verdünnen. Gerade für eine erotische Mischung sollten Sie eine Spur Vetiver mit ihrem Lieblingsblütenöl mischen! Vetiver harmoniert gut mit Lemongras, Orange, Rose, Tonka und Ylang Ylang.

Eigenschaften

hautpflegend	für die reife Haut
entspannend	bei Unruhe und Stress
beruhigend	bei Schlaflosigkeit
erdend	bei Orientierungslosigkeit
aufbauend	bei Schwäche
aphrodisierend	bei Frigidität

Vetiver wird aus den getrockneten Wurzeln eines tropischen Süßgrases gewonnen und hat einen stark erdigen, etwas modrigen Geruch, der nicht jedem gefällt. Während einige Menschen auf das zähflüssige, rötlich-braune Öl schwören, wird es von mindestens ebenso vielen als unangenehm empfunden.

Pflanzenaufbau

Dieses Süßgras zeichnet sich durch einen starken, großen Wuchs aus. Es wird bis zu 2 m hoch und hat kräftige, breite Blätter. Das Vetiver-Öl wird aus den bis zu 3m tief reichenden Wurzeln gewonnen.

Wirkungsweise

Unabhängig vom individuellen Duftempfinden verströmt Vetiver eine warme, wohlige Atmosphäre. Unterschiede im Duft und Geruch sind bei Vetiver

Wacholder

Juniperus communis

Familie
Cupressaceae – Zypressengewächse

Standort
Europa, Mittelmeergebiet, Asien

Essenz
Wasserdampfdestillation aus den Beeren oder dem Holz

Hauptwirkstoffe
Pinen, Sabinen, Camphen, Terpinen-4-ol

Ölgehalt
etwa 3 %

Charakteristika
entzündungshemmend, magenstärkend, belebend

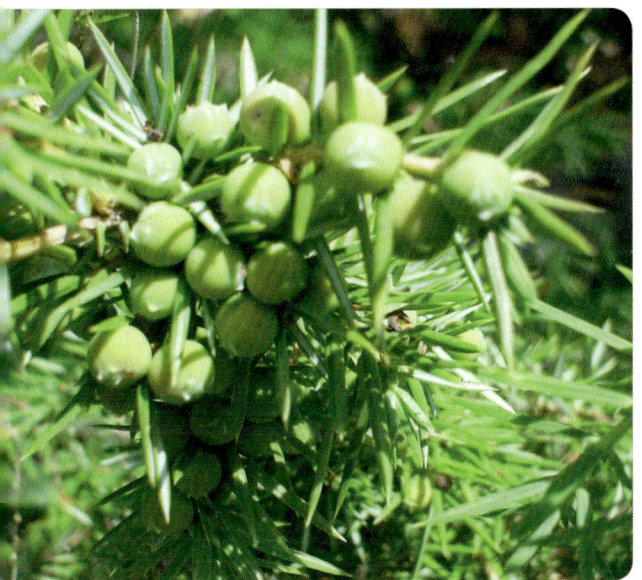

cholderholzöl; außerdem das Cade-Öl, welches aus Wacholderteer gewonnen wird und die Beerenzapfen und das daraus gewonnene Wacholderbeer-Öl. In der Aromatherapie findet hauptsächlich das ätherische Öl aus den Wacholderbeeren Verwendung, welches die besten therapeutischen Eigenschaften hat. Es hat eine antiseptische, krampflösende und harntreibende Wirkung. Aufgrund dieser Eigenschaften wurde es schon im Altertum gegen Cholera, Typhus und Ruhr eingesetzt. Heute wird es mit Erfolg bei der Behandlung von rheumatischen Beschwerden und Gicht verwendet. Wacholderbeer-Öl ist kreislaufanregend und hat zudem eine blutreinigende Wirkung, die sowohl bei innerlichen Erkrankungen als auch bei Hautentzündungen sehr hilfreich sein kann. Wacholderbeer-Öl kann auch in Zubereitungen zur Prophylaxe und Therapie von Cellulite eingesetzt werden. Hier wird das Öl beispielsweise in Jojobaöl mit anderen hautstraffenden und entwässernden Komponenten kombiniert.

Die Wacholder-Essenz hat einen wohlriechenden, würzig-aromatischen Duft, der erwärmend und aufbauend wirkt und sich sehr gut mit Lemongras, Zitrone und anderen frischen Düften kombinieren lässt.

*W*acholder zählt zu den ältesten und beliebtesten Heilpflanzen. Ähnlich dem Holunder ist er von einem sagenhaften Mythos umgeben, der sich durch die ganze Geschichte zieht. Schon in der Antike wurde das aromatische Wacholderholz für kultische und desinfizierende Räucherungen verwendet. Bei Epidemien wurden ganze Berge Wacholderholz verbrannt. Für die alten Germanen war es heilig und galt als Abwehrmittel gegen böse Geister und Dämonen. Der Glaube und das Wissen um die Heilkraft des Wacholders sind bis Anfang des letzten Jahrhunderts erhalten geblieben und insbesondere bei der ländlichen Bevölkerung tief verwurzelt.

Pflanzenaufbau

Der Wacholder ist in seiner Gestalt, Größe und Wuchs sehr unterschiedlich und – je nach Standort – sehr anpassungsfähig. Während er als Zwergstrauch nur etwa 50 cm hoch wird, erreicht er als Busch eine Höhe von bis zu 4 m und als Baum sogar 7 m. Seine Blätter sind nadelförmig mit blauweißem Streifen auf der Oberseite. Die Früchte, aus denen das ätherische Öl gewonnen wird, sind blauschwarze Beerenzapfen. Wacholder wurde über Jahrhunderte als lebende Hausapotheke geschätzt und zierte viele Bauerngärten. Bei uns ist die Lüneburger Heide die Landschaft mit dem ausgedehntesten Wacholdervorkommen.

Wirkungsweise

In der Volksmedizin wurden alle Pflanzenteile des Wacholders verwendet: Die Nadeln und Triebspitzen, das Wacholderholz und das daraus gewonnene Wa-

Eigenschaften

erwärmend	bei Kältegefühlen, Angst
anregend	bei Erschöpfung, Schlaffheit
aufbauend	bei Schwächezuständen
entzündungs-hemmend	bei Husten, Heiserkeit
schleimlösend	bei Bronchitis, Erkältung
krampflösend	bei Kopfschmerzen
lindernd	bei Gelenkbeschwerden und Rheuma

Weitere Anwendung

äußerlich: Die Essenz in Verdünnung mit fettem Öl bei allen rheumatischen Beschwerden, Gicht, Hautentzündungen, Muskelkater und Krampfadern; für Sitzbäder und Massagen bei schmerzhafter Menstruation, Magenkrämpfen.

innerlich: Als Tee oder Essenz: 1-2 Tropfen auf 1 Teelöffel Honig in ½ Tasse Wasser gelöst 1-2 x täglich.

Hinweis: Sparsam dosieren! Innerlich nicht bei Nierenschwäche und akuten Nierenerkrankungen verwenden. Nicht in der Schwangerschaft verwenden!
In der Wacholderfamilie gibt es einige Pflanzen, die nicht unbedenklich eingesetzt werden sollten. Achten Sie bitte beim Kauf immer auf die korrekte Bezeichnung der Stammpflanze und des verwendeten Pflanzenteils.

Wacholder

Weihrauch

**Boswellia sacra oder carterii –
arabischer Weihrauch**

Familie
Burseraceae – Balsamgewächse
Standort
Vorderasien, Afrika
Essenz
Wasserdampfdestillation aus dem Harz
Hauptwirkstoffe
Pinen, Thujen, Terpinen-4-ol,
Spuren von Boswellia-Säuren
Ölgehalt
6 - 9%
Charakteristika
antiseptisch, wundheilend

Aus den Harzen von Myrrhe und Weihrauch wurden vor etwa 5.000 Jahren die ersten Räuchermischungen zubereitet. Der Weihrauch hatte für die Bevölkerung Arabiens eine ähnliche Bedeutung wie der Wacholder für unsere Vorfahren: Mit dem aus Weihrauch hergestellten Räucherwerk wurden böse Geister aus Krankenzimmern vertrieben und mit der Essenz die Toten einbalsamiert. So galt Weihrauch lange Zeit als Inbegriff für Räucherwerk und wird bis heute in christlichen Kirchen bei feierlichen Anlässen verwendet.

Pflanzenaufbau
Kleiner Baum mit kräftigem Stamm, der in Halbwüstengebieten gedeiht. Das Harz tropft an natürlichen Rissen aus der borkigen Rinde in sogenannten Tränen hervor, meist wird die Gewinnung des Harzes jedoch intensiviert durch Einritzen bzw. Einkerben der Rinde. Das Harz wird dann entweder mit Alkohol zum Resinoid weiterverarbeitet oder für die Ölgewinnung meist mit Wasserdampf destilliert.

Wirkungsweise
Die Haupteigenschaft des Weihrauchs ist zweifellos seine antiseptische, desinfizierende Wirkung, die bei allen Entzündungen der Atemwege angezeigt ist. Bei chronischer Bronchitis, Hustenanfällen, Hals- und Rachenkatarrh ist er eine wirksame Essenz. Er wird aber auch mit Erfolg bei der Behandlung von Magen-Darminfektionen, Gonorrhoe, Entzündungen der Blase sowie der Harnwege eingesetzt. Äußerlich ist es ein gutes Antiseptikum bei Wunden und Geschwüren und eine hervorragende Essenz zur Hautpflege. In der Naturkosmetik wird Weihrauch-Öl zur Regeneration und als Antifaltenmittel eingesetzt.

Die Weihrauch-Essenz hat einen würzig-holzigen Duft, der eine Schwingung verströmt, mit der unweigerlich Assoziationen an die Frühgeschichte der Menscheit aufkommen, als das Leben noch unkompliziert, harmonisch und im Einklang mit der Natur war. Weihrauch weckt das verborgene, schlummernde Wissen in uns um die Einheit alles Seienden. Es öffnet uns für die universelle Energie und hilft, sich dem Lauf des Lebens hinzugeben und nicht ständig dagegen anzukämpfen.

Weihrauch harmoniert gut mit Myrrhe, Orange, Zitrone, Lemongras, Muskatellersalbei und Lavendel.

Eigenschaften

beruhigend	bei Nervosität, nach innerer Aufregung
bewusstseinswirksam	zur Meditation
entzündungshemmend	bei allen Erkrankungen der Atemwege
schleimlösend	bei Hals- und Rachenkatarrh
krampflösend	bei Hustenanfällen
lindernd	bei Gelenkschmerzen

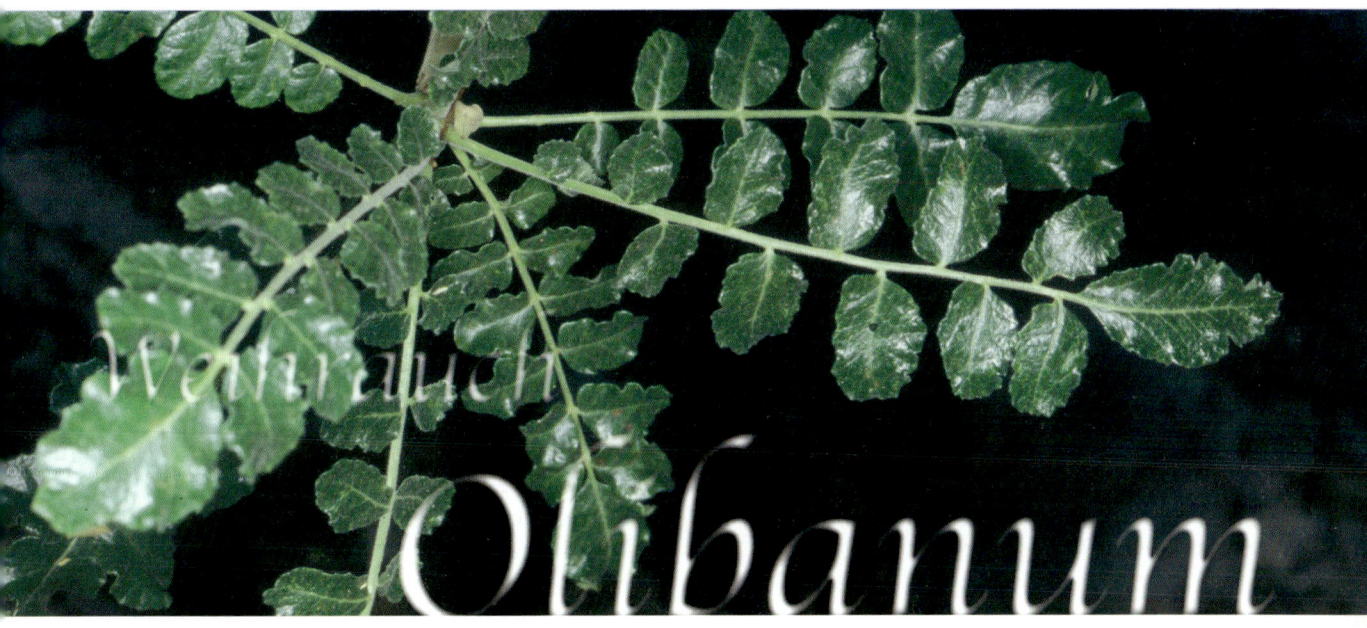

Weitere Anwendung

äußerlich: Für Inhalationen bei Asthma, chronischer Bronchitis, Stirnhöhlenvereiterung, Hustenanfällen; Einreibungen bei Erkältungen wirken schmerzstillend und krampflösend. Bei Hals- und Rachenentzündung; bei entzündetem Zahnfleisch und schlechtem Atem kann mit verdünnter Essenz gegurgelt werden; in Gesichtsmasken, Cremes, Haut- und Massage-Ölen wirkt es aufgrund seiner zusammenziehenden Eigenschaft straffend und pflegend; auch als Antifaltenöl oder vorbeugend gegen Schwangerschaftsstreifen.

Weihrauch indisch

Boswellia serrata

Neben dem bereits beschriebenen arabischen Weihrauch, der aus Boswellia carterii in verschiedenen Gegenden gewonnen wird, gibt es noch das ätherische Öl aus dem indischen Weihrauch. Die beiden ätherischen Öle haben ähnliche Eigenschaften, da sie auch ähnliche Inhaltsstoffe besitzen, wenn auch in unterschiedlichen Mengenverhältnissen. Gerade die in der Literatur kürzlich ausführlich behandelten positiven Effekte bei chronisch entzündlichen Darmerkrankungen werden dem Harz des indischen Weihrauchs bei innerer Einnahme zugeschrieben. Allerdings sind im ätherischen Öl nur Spuren von Boswelliasäuren enthalten, die für diese Wirkungen zuständig sind.

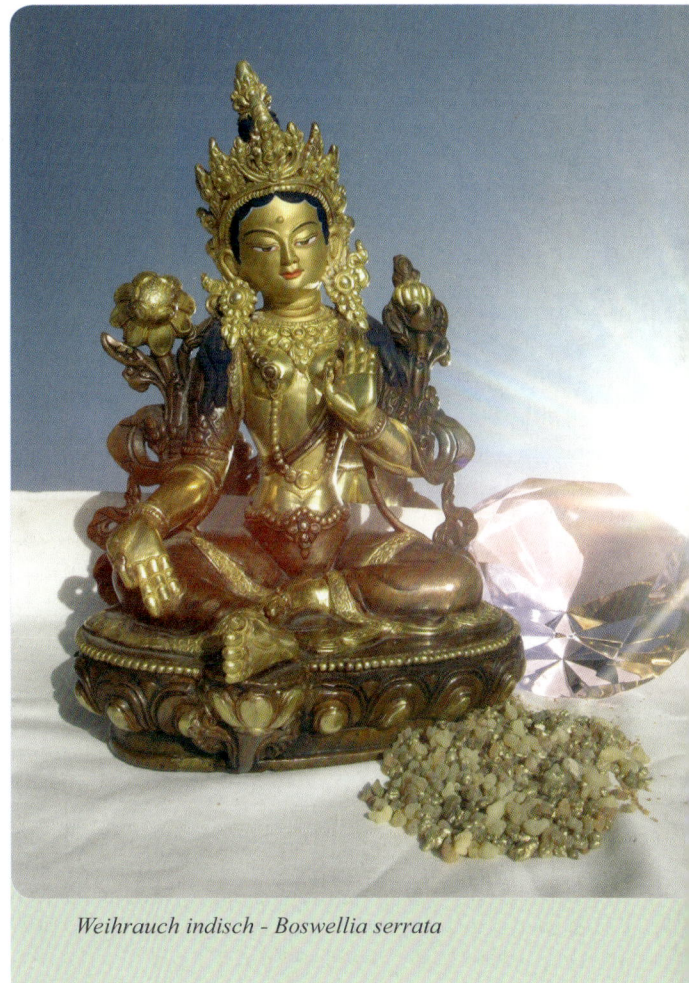

Weihrauch indisch - Boswellia serrata

Ylang Ylang

Cananga odorata

Familie
Anonaceae – Annonengewächse

Standort
Indien, Südostasien, Madagaskar, Komoren

Essenz
Wasserdampfdestillation aus den Blüten

Hauptwirkstoffe
Linalool, Geranylacetat, Geraniol, Germacren

Ölgehalt
etwa 2 %

Charakteristika
entkrampfend, aphrodisierend

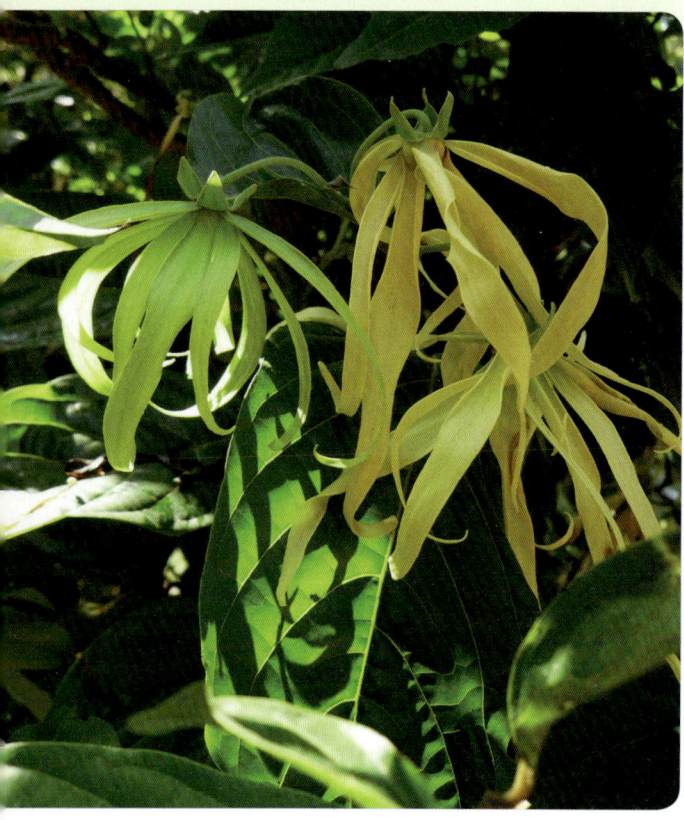

*D*as Wort *Ylang Ylang* stammt aus dem Malaysischen und bedeutet Blume der Blumen. Es bezeichnet sowohl den Baum als auch seine großen gelblichen Blüten, die einen faszinierenden, betörenden Duft verströmen.

Pflanzenaufbau
Der immergrüne Ylang Ylang Baum wird bis zu 20 m hoch, hat etwas hängende Äste und bis zu 20 cm große, gelbe Einzelblüten mit langen, zungenförmigen Blütenblättern. Er ist auf den Philippinen, Java und Sumatra beheimatet und wird heute auch auf Madagaskar und den Komoren kultiviert.

Wirkungsweise
Ylang Ylang wirkt krampflösend, schmerzlindernd und blutdrucksenkend. Seine Haupteigenschaften liegen jedoch im psychisch-emotionalen Bereich. Es wirkt beruhigend und entspannend, aber zugleich aufhellend und leicht euphorisierend. Ähnlich wie Jasmin, Rose und Sandelholz hat es eine stark erotisierende Wirkung. Es wird mit Erfolg bei Frigidität und Impotenz eingesetzt.

Die Ylang Ylang-Essenz hat einen blumig-süßen, sehr erregenden Duft, der als Raumduft sehr dominant ist und sich lange hält. Er vermag innere Unruhe und Spannungen aufzulösen. Ylang Ylang bringt alles in Einklang, was aus dem Gleichgewicht geraten ist und öffnet unsere Sinne für die Erotik und alles Schöne im Leben.

Ylang Ylang muss nicht gemischt werden, bekommt aber zusammen mit Zitrus-Ölen eine spritzige Komponente und harmoniert sehr gut mit Sandelholz.

Eigenschaften
entspannend	bei innerer Unruhe
ausgleichend	bei Angstzuständen, Zorn
aphrodisierend	bei Lustlosigkeit
beruhigend	bei nervösen Verspannungen
blutdrucksenkend	bei Herzbeschwerden
und ausgleichend	

Weitere Anwendung
äußerlich: Ylang Ylang hat auch ausgesprochen hautpflegende Eigenschaften. Verdünnt mit fettem Öl wirkt es allgemein feuchtigkeitsspendend und entzündungshemmend bei empfindlicher Haut. Es eignet sich gut für aphrodisierende Massage-Öle und entspannende Bäder.

Hinweis: Ylang Ylang auch für die Raumbeduftung immer sparsam dosieren. Zu hohe Dosierungen können Kopfschmerzen und Übelkeit bewirken.

Ysop

Ysop

Hyssopus officinalis

Familie
Lamiaceae - Lippenblütler
Standort
Mittelmeergebiet, Westasien,
in Mitteleuropa kultiviert
Essenz
Wasserdampfdestillation aus dem Kraut
Hauptwirkstoffe
Pinene, Isopinocamphon, Pinocamphon
Ölgehalt
etwa 1%
Charakteristika
belebend, kräftigend, entzündungshemmend

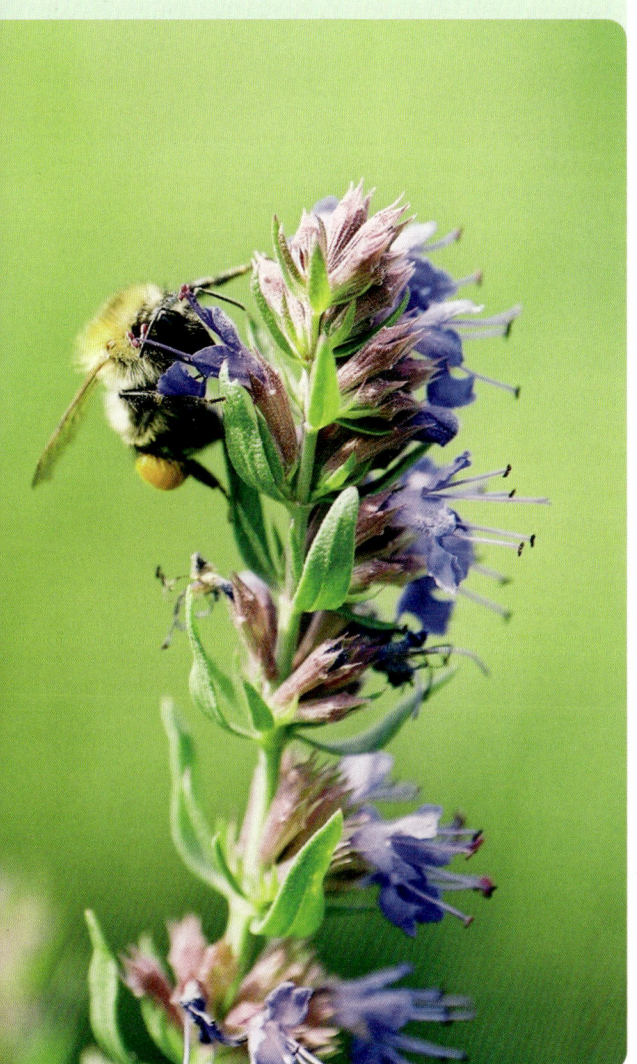

Ysop ist als Küchengewürz bei weitem nicht so bekannt wie andere Kräuter, hat aber ein feines Aroma, das zu vielen Speisen passt. Es stammt aus dem Mittelmeerraum und wird bei uns seit dem Mittelalter kultiviert. Als Aromatikum in Kräuterlikören wird Ysop gerne eingesetzt, beispielsweise im Chartreuse, Kartäuser etc.

Pflanzenaufbau

Ysop ist ein ausdauernder Halbstrauch und hat den für viele Lippenblütler typischen vierkantigen Stängel. Die schmalen Blättchen sind dicht mit Öldrüsen besetzt, die blauvioletten Blüten bilden einseitswendige, ährenartige Blütenstände.

Wirkungsweise

Die Anwendung von Ysop hat lange Tradition, es wurde früher eingesetzt, um „heilige Plätze" zu reinigen und hat einen festen Platz in der Therapie von Erkältungskrankheiten. Es wirkt stark schleimlösend und desinfizierend und wird verwendet bei Husten, Asthma, Rhinitis und Sinusitis. Als Einreibung wird Ysop-Öl bei Rheuma und chronischen Beschwerden im Bewegungsapparat verwendet.

Der aufbauende Duft von Ysop ist wohltuend bei Nervosität, Müdigkeit und Problemen, die durch zu viel Stress entstanden sind.

Es harmoniert gut mit Rosmarin, Muskatellersalbei, Geranie und Zitrusdüften.

Eigenschaften

desinfizierend	bei Atemwegsinfekten
schleimlösend	bei Bronchitis, Sinusitis etc.
ausgleichend	auf den Blutdruck
harmonisierend	bei Stress und Nervosität

Hinweis: Ysop-Öl sollte nicht für Epileptiker, Babys, Kleinkinder und Schwangere eingesetzt werden. Die Anwendung sollte auf einen kurzfristigen Gebrauch reduziert werden. Für die innerliche Einnahme ist das Kraut besser geeignet als das hochkonzentrierte Öl!

Zeder

Cedrus atlantica / Cedrus deodara

Familie
Pinaceae - Kieferngewächse
Standort
Mittelmeergebiet, Nordamerika
Essenz
Wasserdampfdestillation aus dem Holz
Hauptwirkstoffe
Himachalene, Himachalol, Atlanton
Ölgehalt
etwa 3 %
Charakteristika
stärkend, entzündungshemmend, beruhigend

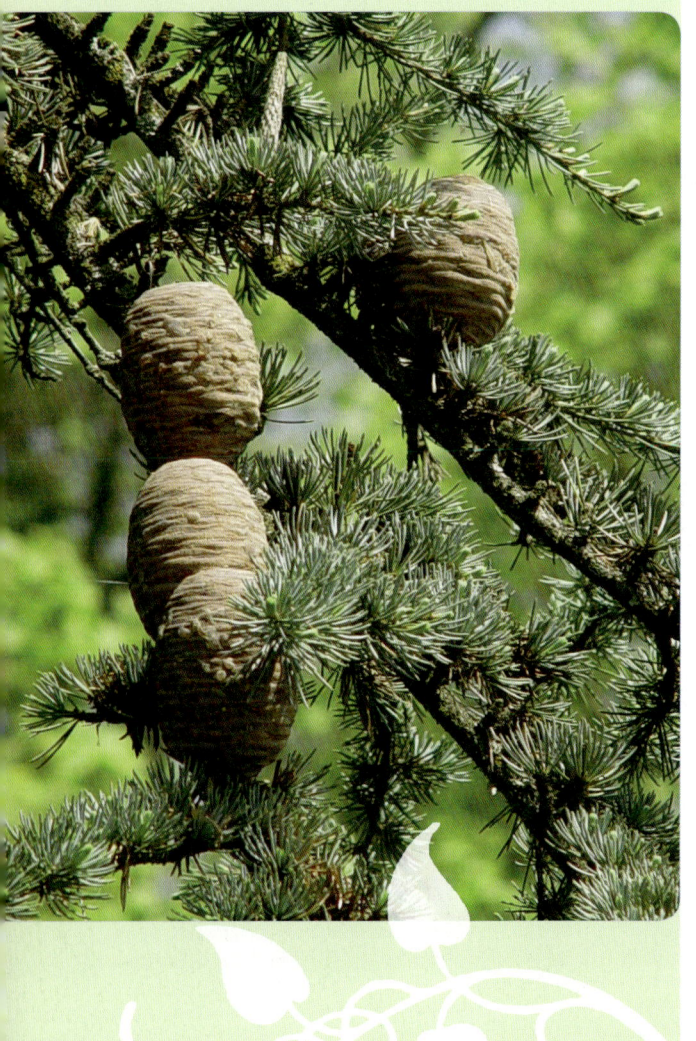

Die früher zur ätherischen Ölgewinnung genutzte Libanon-Zeder Cedrus libani, die auch schon in den heiligen Schriften lobend erwähnt wird, ist heute so gut wie ausgestorben. Ihr charakteristischer Zedernholz-Duft war bereits in der Antike so beliebt, dass der Baumbestand schon damals drastisch reduziert wurde. Aus dem edlen Zedernholz wurden nicht nur Schmuck und Altäre gebaut, sondern auch Möbel und ganze Tempel. Die Ägypter bauten sogar Schiffe daraus. Heute stehen im arabisch-libanesischen Raum nur noch einige wenige der über 2.000 Jahre alten Bäume. Für die Ölgewinnung dienen heute vor allem die beiden Zedernarten Atlas-Zeder (Cedrus atlantica) aus dem Atlasgebirge in Marokko und Algerien und die Himalaya-Zeder (C. deodora) aus dem Himalaya, die mit der gewaltigen Libanon-Zeder jedoch nicht vergleichbar sind. Darüber hinaus findet man unter dem Namen Zeder oft auch Öle aus verschiedenen Arten aus der Familie der Zypressengewächse, beispielsweise des Virginischen Wacholders (Juniperus virginiana), auch Bleistiftzeder genannt. Diese Namensungenauigkeiten haben dazu geführt, dass die echten Zedernöle oft mit Warnhinweisen versehen werden, die eigentlich für die Zypressengewächse gelten. Achten Sie beim Gebrauch daher immer auf die exakte Deklaration auf der Flasche.

Pflanzenaufbau
Zedern wachsen bevorzugt in gebirgigen Höhen zwischen 1.000 und 2.000 m Höhe und können bis zu 30 m hoch werden. Die Zeder ist ein sehr majestätischer Baum mit weit ausladenden Ästen, immergrünen Nadeln und großen, rundlichen, aufrechten Zapfen.

Wirkungsweise
Zedernholz-Öl hat entzündungshemmende Eigenschaften, die besonders positiv auf die Schleimhäute

wirken. Vor allem allergische Symptome im Atembereich können durch Zeder reguliert werden. Außerdem wird Zeder aufgrund der aktivierenden Eigenschaften auch gerne gegen Cellulite eingesetzt. Auf der Haut wirkt es regenerierend und pflegend.

Zeder eignet sich besonders im Sommer gut zur Vertreibung aufdringlicher Insekten und wird auch gerne in Kleiderschränken zur Mottenabwehr eingesetzt.

Zedernholz-Öl hat einen charakteristischen, holzig warmen Duft, der sehr lange anhält und bei allgemeinen Schwächezuständen aufbauend und stärkend wirkt. Gerade nach langer Krankheit oder Phasen von extremer Belastung profitieren wir von der Kraft des Zedern-Öls. Es gibt uns aber nicht nur Kraft, sondern hilft uns auch, wieder Wurzeln zu schlagen und zur Ruhe zu kommen.

Zeder harmoniert gut mit Bergamotte, Jasmin, Rosmarin und Zypresse.

Eigenschaften

stärkend	bei Schwächezuständen
aufbauend	bei mangelndem Selbstbewusstsein
besänftigend	bei Angst, Zorn und Ärger
entzündungshemmend	bei Erkrankungen der Atemwege
lindernd	bei allergischen Symptomen
krampflösend	bei nervösen Verspannungen

Weitere Anwendung

äußerlich: In Verdünnung mit fettem Öl bei Entzündungen, Ausschlägen und Reizungen der Haut; als Einreibung gegen Cellulite; Zedernholz hat eine entgiftende und stärkende Wirkung auf die Kopfhaut, soll positiv wirken bei Haarausfall und kann auch vorbeugend gegen Kopfläuse eingesetzt werden.

Hinweis: In Verdünnung gut verträglich. In der Schwangerschaft sollte das Öl nur von erfahrenen Therapeuten eingesetzt werden.

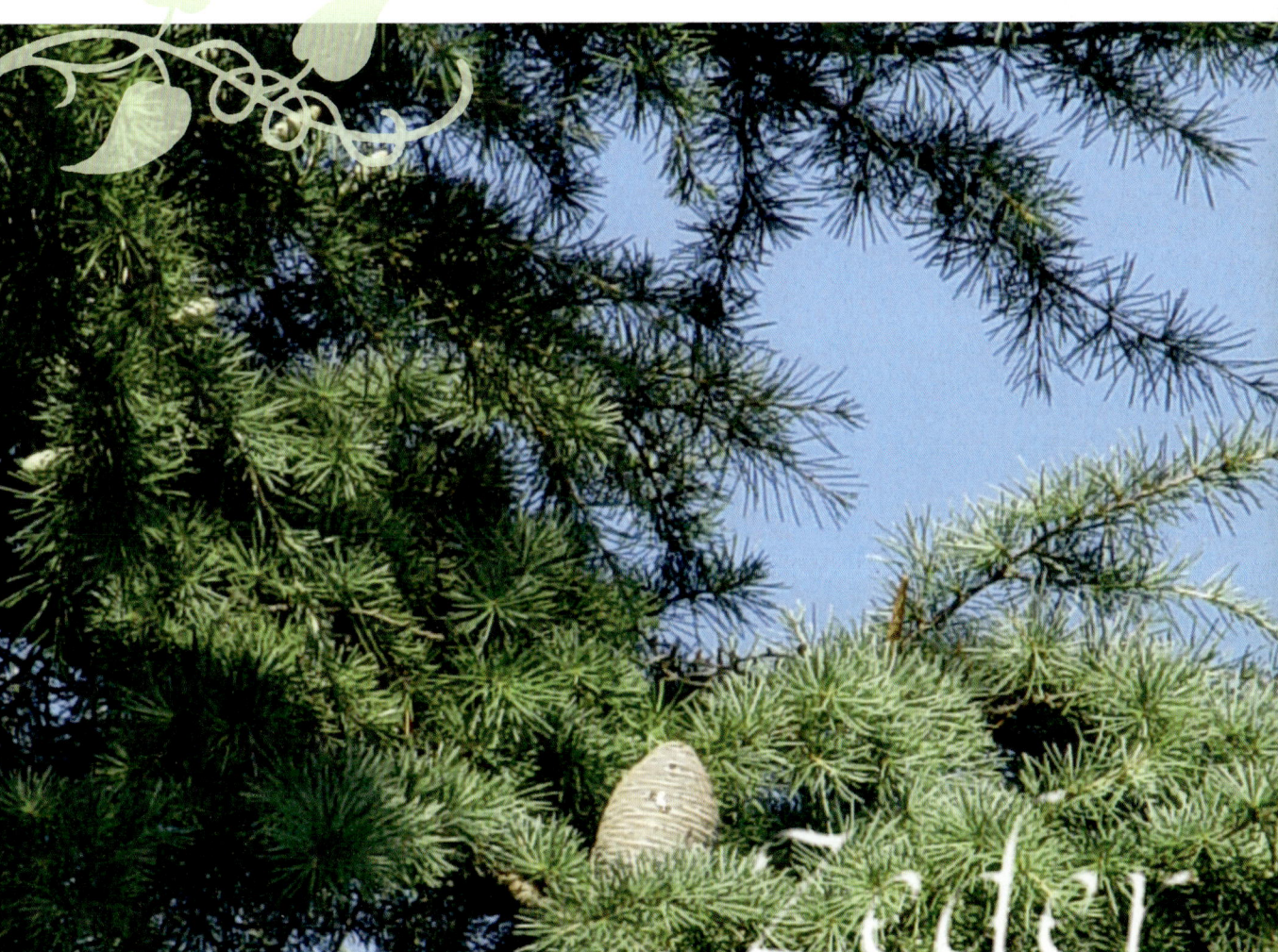

Zeder

Zimt

**Cinnamonum verum /
Cinnamomum ceylanicum**

Familie
Lauraceae – Lorbeergewächse

Standort
Sri Lanka (Ceylon)

Essenz
Wasserdampfdestillation aus der Rinde
oder den Blättern

Hauptwirkstoffe
Zimtaldehyde, Eugenol

Ölgehalt
etwa 1 %

Charakteristika
erwärmend, antiseptisch, krampflösend

Z *imt ist eines der ältesten und am häufigsten
verwendeten Gewürze. Einigen Überlieferungen zufolge wurde Zimt bereits eineinhalb Jahrtausende v. Chr. von den Ägyptern als Räucherwerk für
kultische Sitzungen verwendet.*

*Heute wird Zimt auch in anderen asiatischen Ländern
wie China und Indien kultiviert. Der bekannte Ceylon-
Zimt ist jedoch nach wie vor die beste Sorte, er wird
deshalb auch als „Echter Zimt" bezeichnet. Aus Ceylon Zimt werden zwei unterschiedliche ätherische Öle
gewonnen: Das eine wird aus der Rinde (Zimtrinden-
Öl) und das andere aus den Blättern (Zimtblätter-Öl)
gewonnen. Diese beiden Öle unterscheiden sich nicht
nur in Art und Zusammensetzung ihrer Inhaltsstoffe,
sondern auch in ihrem Duft und ihrer Wirkungsweise.
Während in dem Zimtrinden-Öl die Hauptinhalts-
stoffe Zimtaldehyde fast 80 % und Eugenol etwa 5 %
betragen, ist das Verhältnis im Zimtblätter-Öl ziemlich
genau umgekehrt. Das wesentlich billigere Zimtblätter-Öl eignet sich zwar durchaus für die Raumbeduftung, hat aber nicht den angenehm charakteristischen
Zimtduft und die herausragenden Eigenschaften des
Zimtrinden-Öls, die hier beschrieben werden.*

Pflanzenaufbau

Der Zimtbaum ist ein auf Sri Lanka beheimateter, immergrüner Baum, der bis zu 10 m hoch werden kann.
Seine Rinde ist dünn und braungrau. Die bis zu 12 cm
langen, rundlich-eiförmigen, derbledrigen Blätter sind
anfangs rot und werden später dunkelgrün mit weißen
Blattadern. Aus kleinen weißlichen Blüten, die in Rispen angeordnet sind, entwickeln sich kleine, bläulich-
schwarze, beerenartige Steinfrüchte.

Wirkungsweise

Zimtrinden-Öl hat eine durchwärmende, Herz und
Kreislauf anregende Wirkung. Es hat eine stark antiseptische Eigenschaft, die selbst Typhus-Erreger
noch in hohen Verdünnungen abtötet. Bei Grippe und
Erkältungskrankheiten aller Art können die entzündungshemmenden und krampflösenden Eigenschaften
schnell Linderung bewirken. Zimtrinden-Öl wirkt auch
zusammenziehend und krampflösend, ist von daher
verdauungsfördernd und magenstärkend. Dies ist der
Grund, warum Zimt nicht nur in der indischen Küche
sehr häufig verwendet wird, sondern auch zur Zubere-
tung von Gewürztees.

Zimtrinden-Öl hat einen angenehm warmen, süßen
Duft, der im Raum eine wohlige Atmosphäre schafft
und sowohl bei innerer als auch bei äußerer Kälte
durchwärmend wirkt. Aus diesem Grund wird es so
gerne in der kalten Jahreszeit zur wärmenden Raumbeduftung verwendet, kombiniert mit Mandarine, Orange,
Nelke… Es hat jedoch bei sparsamer Dosierung auch
eine stimulierende Eigenschaft, die bei allgemeinen
Schwächezuständen sehr nützlich sein kann. Zudem
hat Zimtrinde eine leicht sinnlich anregende Wirkung.
Zimtrinde harmoniert gut mit Bergamotte, Jasmin,
Lemongras, Sandelholz und Ylang Ylang.

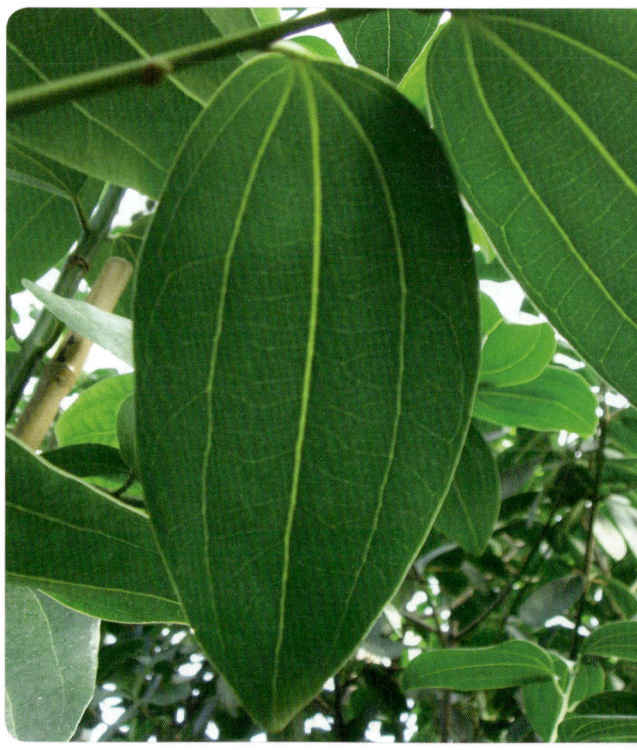

Eigenschaften

stimulierend	bei Schwächezuständen
erwärmend	bei Gefühlskälte, Frösteln
desinfizierend	bei Grippe, Erkältung
entkrampfend	bei krampfartigen Herzbeschwerden
entzündungshemmend	bei Muskel- und Gelenkbeschwerden

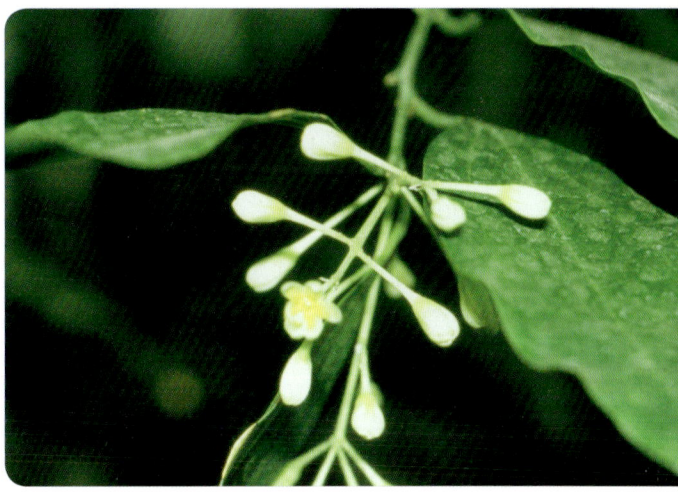

Weitere Anwendung

äußerlich: Für entspannende Bäder, Massagen und Kompressen bei krampfartigen Magenbeschwerden, Verdauungsstörungen, Grippe, Erkältung und schmerzhafter Menstruation; zur wärmenden Fußmassage; in Verdünnung gegen Fuß- und Nagelpilz.

innerlich: Bei Bedarf 1 Tropfen Essenz auf 1 Teelöffel Honig in 1 Tasse Wasser gelöst, 1-2 x täglich.

Hinweis: Auch zur Raumbeduftung sollte das Öl sparsam dosiert werden! Überdosierungen können Müdigkeit und Kopfschmerzen bewirken! Zur Anwendung auf der Haut sollte das Öl immer sehr stark verdünnt werden, da es sonst Haut und Schleimhäute reizen kann. Bei empfindlicher Haut in jedem Fall die Verträglichkeit in der Armbeuge testen. Nicht für Allergiker und Schwangere!

Cassia

Cinnamomum cassiae

Neben dem Ceylonzimt gibt es noch den Cassiazimt, der preiswerter ist und meist aus China kommt. Die beiden Zimtarten unterscheiden sich sowohl durch ihre Inhaltsstoffe als auch durch ihr Aroma. Cassia enthält viel Zimtaldehyd und Cumarine. Die Rinde von Cassia ist kräftiger als die des Ceylonzimt und rollt sich nicht so zusammen, wie wir es bei Zimtstangen sehen. In der chinesischen Heilkunde wird Cassia traditionell verwendet zur Zubereitung von wärmenden Einreibungen

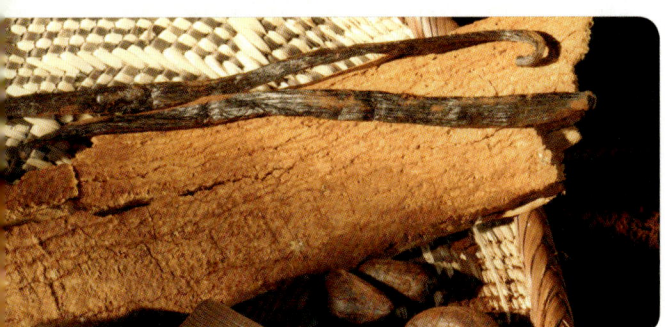

wie rotem Tigerbalm oder Powerbalm. Diese Einreibungen werden empfohlen für schmerzende Muskeln und Gelenke, aber auch bei Erkältung und Bronchitis. Der weiße Tiger- oder Powerbalm enthält dagegen statt dem wärmenden Cassiazimt kühlenden Campher.

Kurz vor Weihnachten 2006 hat eine Meldung des BfR (Bundesinstitut für Risikobewertung) für Aufregung gesorgt. Die von vielen Menschen heiß geliebten Zimtsterne seien aufgrund ihres hohen Gehalts an Cumarin gesundheitsschädlich. Cumarin sei cancerogen und leberschädigend. Diese Meldung wurde sofort von allen Medien übernommen und von der Yellow Press reißerisch ausgeschlachtet. Obwohl nur kurze Zeit vorher die wissenschaftliche Literatur berichtet hatte, dass Zimt – insbeondere der Cassiazimt – in Kapselform überraschend gute Wirkungen bei Diabetes 2 zeigt, den Blutzuckerspiegel deutlich senkt und die körpereigene Produktion von Insulin steigert, wurde die hysterisch anmutende Zimtsternemeldung nicht hinterfragt.

So hätte die Meldung korrekterweise auf Zimtsterne reduziert werden müssen, die nicht mit natürlichem Zimt oder natürlichem Zimt-Öl hergestellt werden, sondern mit synthetischem Cumarin. Zur künstlichen Herstellung von isoliertem Cumarin müssen nämlich gesundheitsschädliche halogenierte Fluor- und Chlorkohlenwasserstoffe eingesetzt werden, die bis zu 5% im synthetischen Cumarin enthalten bleiben.

So sorgt eine gut gemeinte Information aus Mangel an kritischer Differenzierung beim Verbraucher statt für Aufklärung nur für Verwirrung.

Cassiazimt ist eine Bereicherung für die Raumbeduftung in der Winterzeit, am besten kombiniert mit echtem Zimtrinden-Öl, Vanille, Kakao, Mandarine und Clementine.

Hinweis: Zur Anwendung auf der Haut sollte das Öl immer sehr stark verdünnt werden, da es sonst Haut und Schleimhäute reizen kann. Armbeugentest durchführen! Nicht für Allergiker und Schwangere.

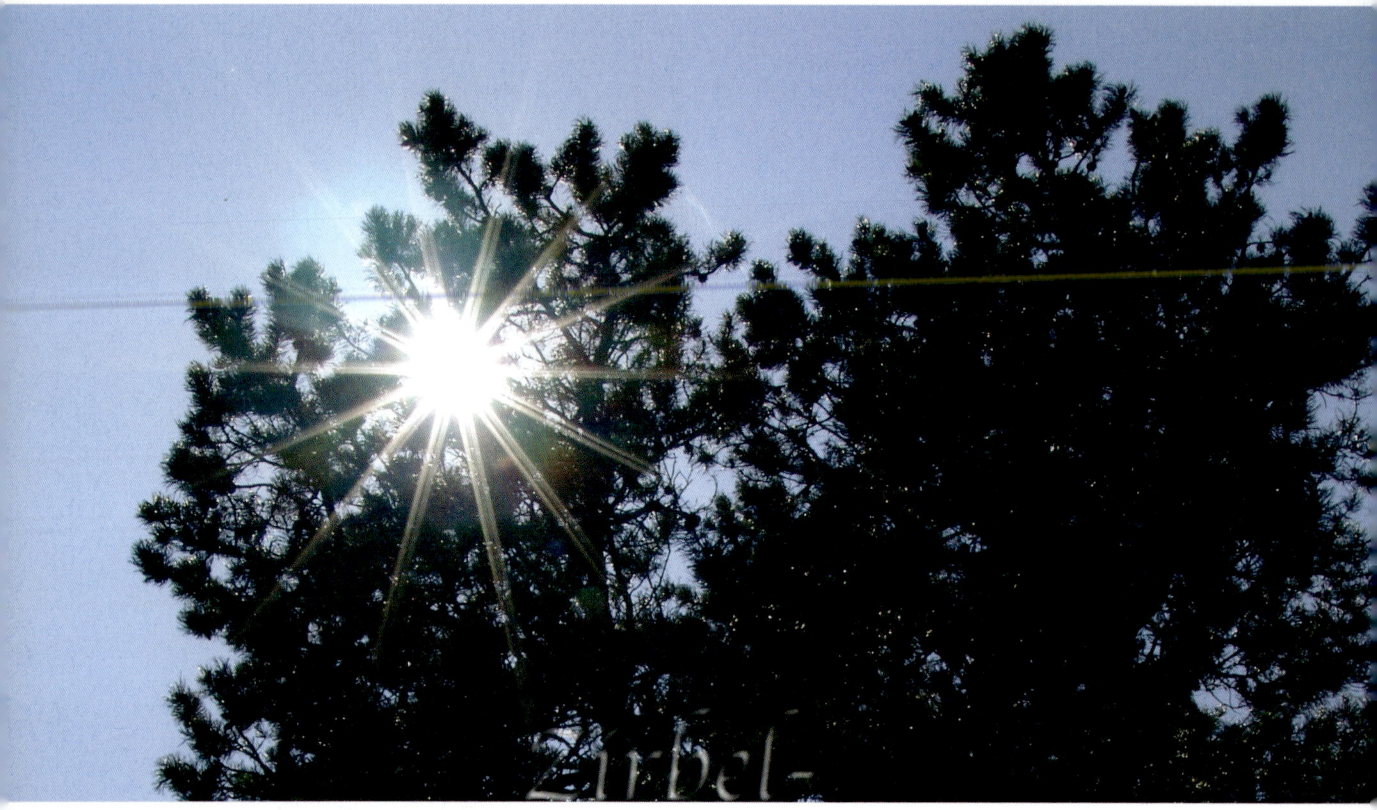

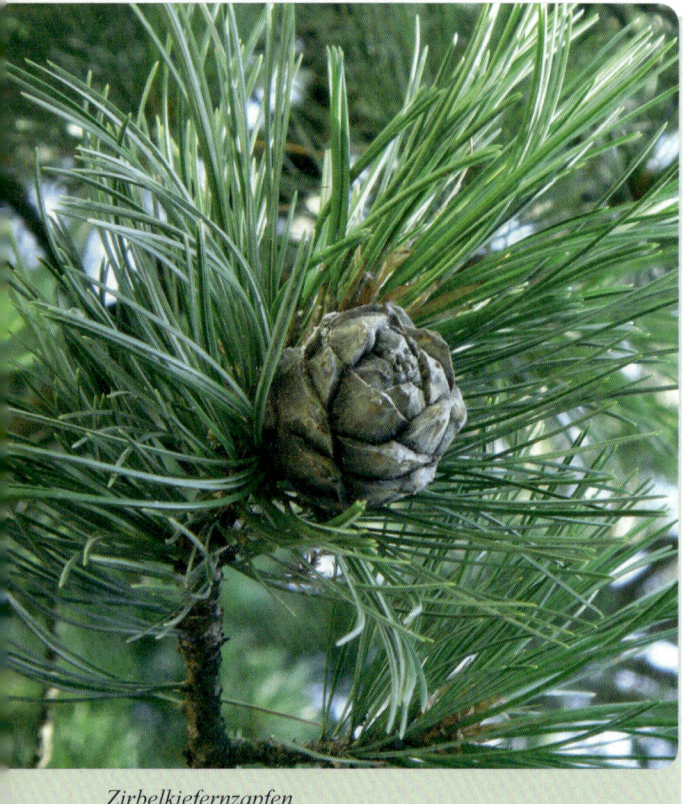

Zirbelkiefernzapfen

D ie lichtliebende Zirbelkiefer, die auch Arve genannt wird, gedeiht erst in Höhenlagen über 1300m Höhe und bildet dort bis in Höhen über 2000 m oft in Reinbeständen oder nur vereinzelt wachsend die obere Baumgrenze in extremen Lagen. Zirbelkiefern trotzen wie die Latschenkiefern starkem Wind, Kälte und Schnee. Man hat beinahe den Eindruck, dass sie gerade dadurch so stark werden.

Pflanzenaufbau

Zirbelkiefern können bis zu 30m hoch und bis 1000 Jahre alt werden. Die buschigen 5 bis 12 cm langen dunkelgrünen Nadeln stehen zu fünft an Kurztrieben und sind sehr weich und biegsam. Die eiförmigen, aufrecht stehenden Zapfen sind relativ klein, sehr kompakt, und wandeln sich mit zunehmender Reife von violett

nach braun. Aufgrund der extrem kurzen Vegetations-
periode an ihren Standorten wächst die Zirbelkiefer im
Vergleich zu anderen Baumarten nur sehr langsam.

Wirkungsweise

Zirbelkiefern-Öl wird wie alle Kiefern traditionell bei
Erkrankungen der Atemwege eingesetzt. Es wirkt desinfizierend, schleimlösend und hilft uns, besser durchzuatmen und tief Luft zu holen. In der Sauna oder als
Inhalation verstärkt Zirbelkiefern-Öl die Durchblutung
in den Atemwegen und trägt damit zur Reinigung bei,
beispielsweise auch zur Regeneration und Entgiftung
für Menschen, die geraucht haben. Als Einreibung kann
Zirbelkiefern-Öl in Verdünnung auf schmerzende und
verspannte Muskeln und Gelenke aufgetragen werden
Die stark reinigenden Eigenschaften der Kiefernöle
werden beim Aroma der Zirbelkiefer besonders deutlich. Das Öl ist sehr gut geeignet, um sowohl unangenehme Gerüche als auch negative Energien in Räumen
aufzunehmen und zu verwandeln. Dazu ist es sinnvoll,
sie mit Zitrusdüften zu kombinieren. Sie hilft uns auch,
uns gegen zu starke oder negative Ausstrahlung von
anderen Menschen abzugrenzen und kann damit auch
behandelnde Personen schützen helfen.
Zirbelkiefern-Öl trägt die Kraft und Stabilität der Ge-
birgsbäume in sich und hilft deshalb Menschen mit
schwachem Selbstbewusstsein, neue Orientierung zu
finden. Sie hilft uns, nach langer Krankheit neue Energien zu schöpfen.
Zirbelkiefer passt gut zu Zitrone, Zypresse, Grapefruit
und Wacholder.

Eigenschaften

stärkend	bei Schwäche und Orientierungslosigkeit
aufbauend	in der Rekonvaleszenz
reinigend und geruchsbindend	auf die Raumluft
desinfizierend	bei Atemwegserkrankungen
schleimlösend	bei Husten, Bronchitis
durchblutungsfördernd	bei Rheuma und Verspannungen

Zirbelkiefer

Pinus cembra

Familie
Pinaceae – Kieferngewächse
Standort
Gebirgsregionen der Alpen und Karpaten
Essenz
Wasserdampfdestillation aus den Zweigen
Hauptwirkstoffe
Pinene, Limonen
Ölgehalt
etwa 0,5 %
Charakteristika
stärkend, kräftigend, raumluftreinigend

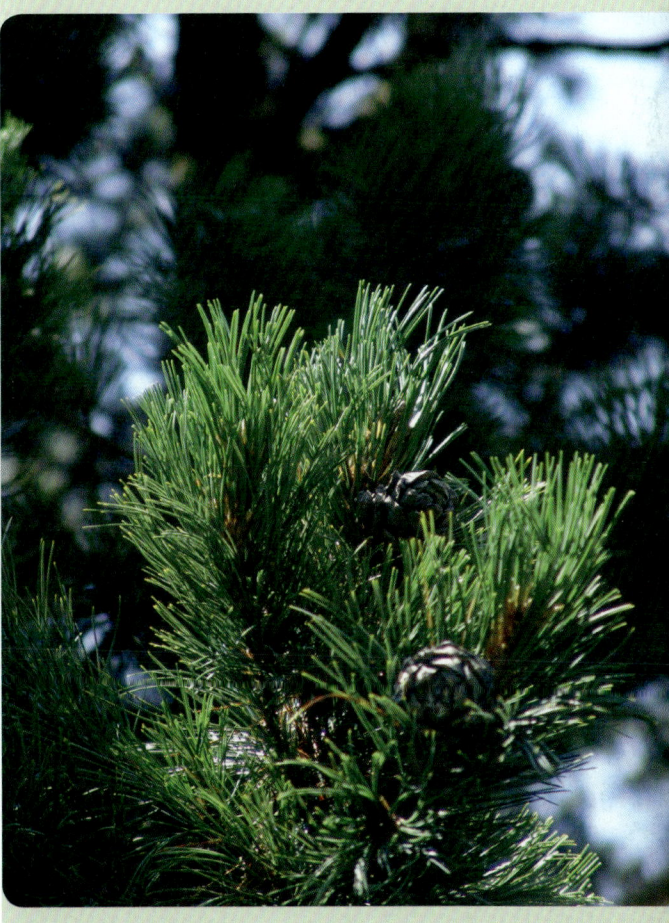

Zitrone

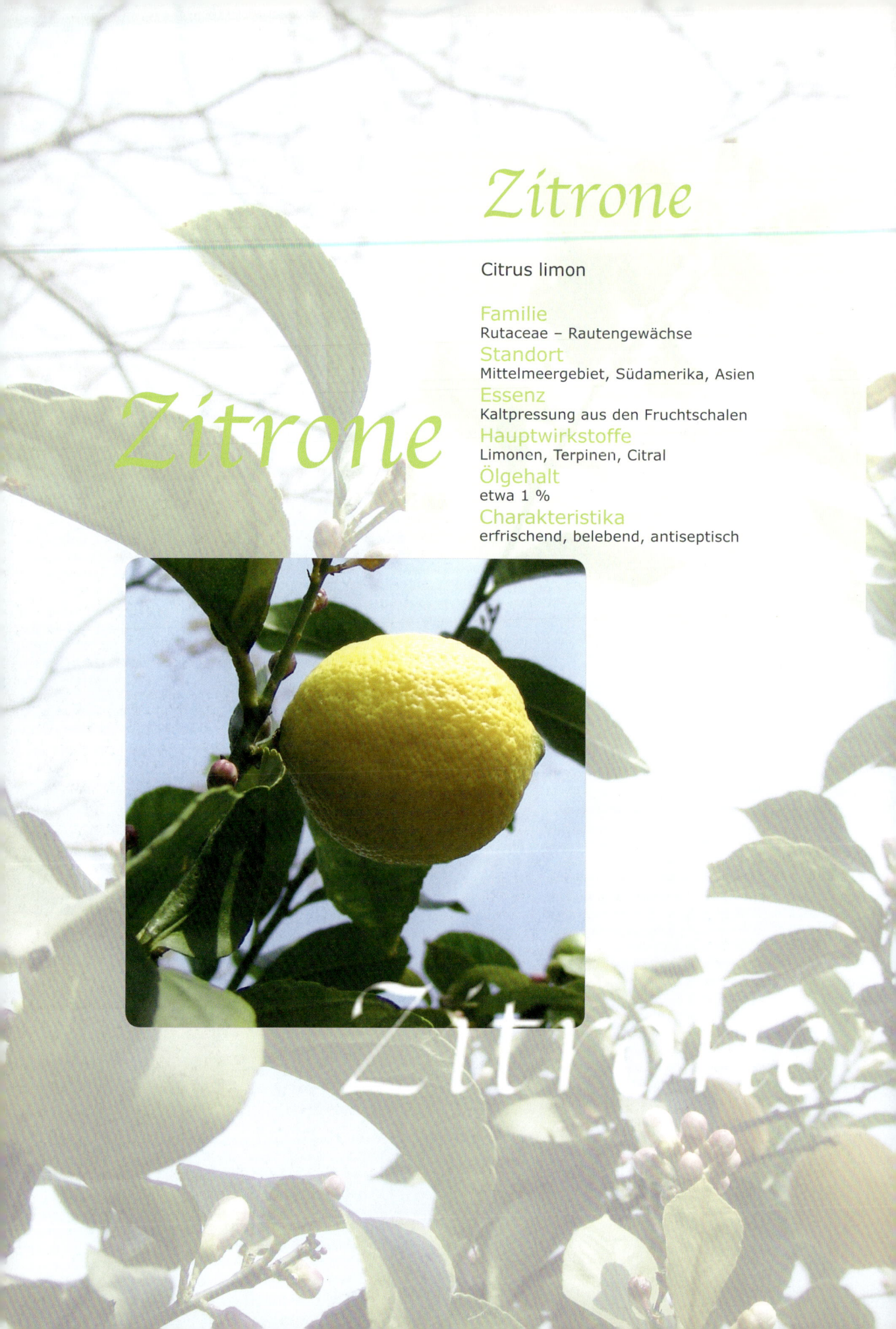

Citrus limon

Familie
Rutaceae – Rautengewächse

Standort
Mittelmeergebiet, Südamerika, Asien

Essenz
Kaltpressung aus den Fruchtschalen

Hauptwirkstoffe
Limonen, Terpinen, Citral

Ölgehalt
etwa 1 %

Charakteristika
erfrischend, belebend, antiseptisch

Der Zitronenbaum stammt vermutlich aus China, von wo er über Indien im ersten Jahrhundert n. Chr. nach Südeuropa gebracht wurde. Heute wird er im ganzen Mittelmeergebiet kultiviert.

Eigenschaften

erfrischend	bei Schwächezuständen
belebend	bei Niedergeschlagenheit
konzentrations-fördernd	für geistige Arbeit
entzündungs-hemmend	bei Halsentzündung, Erkältung
stärkend	auf die körpereigenen Abwehrkräfte
desinfizierend	auf die Raumluft

Pflanzenaufbau

Der Zitronenbaum ist ein kleiner, immergrüner Baum, der etwa 5 m hoch wird. Er blüht fast ganzjährig und trägt ständig Früchte in unterschiedlichen Reifestadien. Die dunkelgrünen Blätter sind glatt und lanzettförmig, in den Blattachseln junger Zweige stehen kräftige Dornen.

Wirkungsweise

Eine der Haupteigenschaften des Zitronen-Öls ist seine enorme antiseptische und bakterizide Wirkung, die es zu einem hervorragenden Therapeutikum bei allen Infektionskrankheiten macht. Wie die beiden französischen Professoren Morel und Rochaix bereits 1920 nachgewiesen haben, hat die Zitronen-Essenz eine so starke bakterienbekämpfende Wirkung, dass sie in weniger als fünfzehn Minuten den Meningokokkus, innerhalb einer Stunde die Eberth-Bakterien und innerhalb von zwei Stunden den Staphylokokkus zerstören. Zitronen-Essenz dient nicht nur als Zusatzstoff für zahlreiche Reinigungsmittel, für welche sie allerdings meist in synthetischer Form zugesetzt wird, sondern sie wird in der Duftlampe oder im Diffusionsgerät auch immer mehr zur sehr wirksamen Desinfektion von Krankenzimmern und Warteräumen eingesetzt.

Zitronen-Öl hat einen äußerst frischen Duft, der aufgrund seiner schnellen Flüchtigkeit im Raum schnell eine belebende, aufbauende und aufmunternde Wirkung erzeugt, die besonders bei allgemeinen Schwächezuständen und Niedergeschlagenheit angezeigt ist. Zitrone bewegt sich sowohl vom Duft als auch von der Wirkung zwischen Limette und Lemongras und ist das ideale Mittel für konzentriertes Arbeiten am Schreibtisch. Untersuchungen in japanischen Schreibbüros haben ergeben, dass durch die Raumbeduftung mit Zitronen-Öl die Fehlerhäufigkeit der Sekretärinnen signifikant gesenkt werden konnte.

Zur konzentrationsfördernden Raumbeduftung kann Zitrone kombiniert werden mit ein wenig Pfefferminze, Rosmarin oder Thymian. Ansonsten passt es zu vielen anderen Ölen, beispielsweise Lavendel, Zypresse und Zeder.

Weitere Anwendung

äußerlich: Für erfrischende Körper- und Massage-Öle, Duschgels und Bäder. Zitrone hat auch auf die Haut eine entzündungshemmende Eigenschaft und ist besonders bei unreiner, fettiger Haut empfehlenswert. Insektenstiche können mit einer Scheibe Zitrone beträufelt werden. Bei Nasenbluten bringt ein mit Zitronensaft beträufeltes Wattestäbchen schnell Abhilfe; bei Schnupfen und Stirnhöhlenvereiterung werden einige Tropfen in das entsprechende Nasenloch getropft. Bei Halsentzündung kann mit dem Saft einer frischen Zitrone, auf 1 Tasse warmem Wasser, gegurgelt werden. Auch das Öl eignet sich für diese Anwendung: 1 – 2 Tropfen gut verrührt in ½ Glas lauwarmem Wasser.

innerlich: Zitronensaft hilft bei Erkältungskrankheiten und zu deren Vorbeugung sowie bei vielen Infektionskrankheiten.

Schon wenige Tropfen Zitronen-Öl geben nicht mehr ganz frischen, etwas welk gewordenen Lebensmitteln wieder neue Spannkraft. Am besten legen Sie beispielsweise Möhren oder Salat ca. 10 min in kaltes Wasser, dem Sie 2-3 Tropfen Zitronen-Öl hinzufügen. Zitronen-Öl eignet sich aufgrund seines frischen Aromas auch zum Aromatisieren von Speisen, sollte aber hierfür immer sehr niedrig dosiert werden und möglichst aus kontrolliert biologischem Anbau stammen.

Hinweis: Zitronen-Öl sollte zur Anwendung auf der Haut immer gut verdünnt werden. Bei empfindlichen Personen Armbeugentest durchführen.

Zitrone

Zypresse

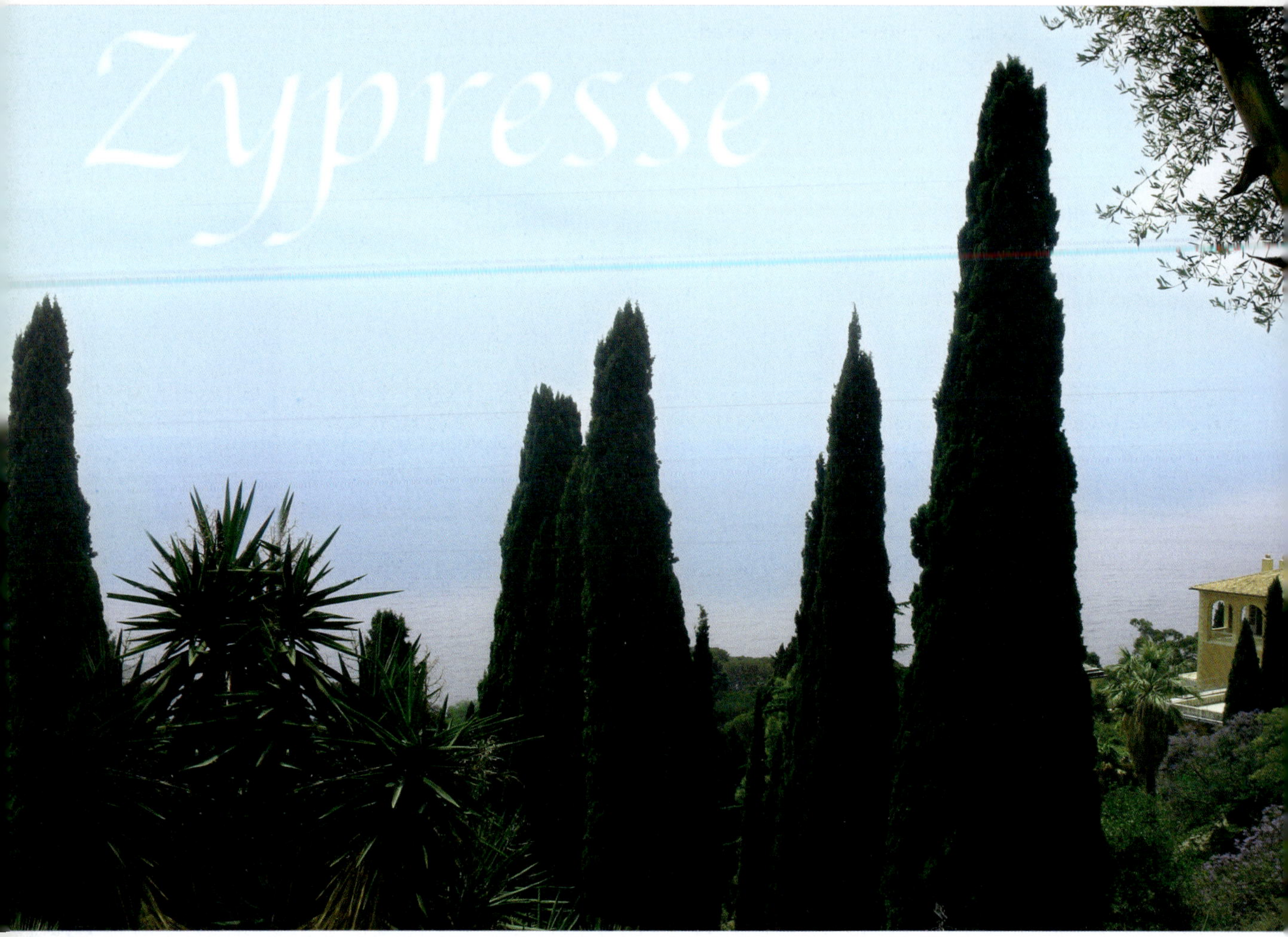

Die Zypresse ist der charakteristische Baum, welcher der alten Kulturlandschaft des Mittelmeeres sein typisches Erscheinungsbild verleiht. Durch ihren säulenförmigen, konischen Wuchs haben sie in der relativ kargen Landschaft eine erhabene, anmutige Ausstrahlung, die schon Maler vergangener Zeiten wie Van Gogh so stark beeindruckten, dass sie in zahlreichen Bildern als stimmungsprägende Motive dienten. Wie viele immergrüne Bäume wird sie hierzulande als Ausdruck der Trauer und Symbol für das Weiterleben nach dem Tode zur Bepflanzung auf Friedhöfen genutzt.

Pflanzenaufbau

Die Zypresse ist ein schlanker, immergrüner Baum, der etwa 25 m hoch wird. Sie hat oft einen säulenförmigen Wuchs und bildet kleine rundliche Zapfen. Für die Ölgewinnung werden sowohl die schuppenförmigen Blätter als auch die Zapfen und Zweigspitzen verwendet.

Wirkungsweise

Die Zypressen-Essenz hat neben ihrer antiseptischen, krampflösenden Eigenschaft auch eine stark zusammenziehende und blutstillende Wirkung. Sie ist von daher bei allen Erkrankungen, die mit Blutungen verbunden sind, wie Bluthusten oder Blutverlust außerhalb der normalen Menstruation, angezeigt. Bei Entzündungen der Atemwege wirkt Zypresse entzündungshemmend, bei Schnupfen und Erkältung schleimlösend. Bei krampfartigen Hustenanfällen und Keuchhusten hat sie eine krampf- und schmerzstillende Wirkung.
Zypressen-Öl hat einen holzigen würzig-warmen Duft, der bei allgemeinen Schwächezuständen anregend und

antreibend wirkt. Zypresse ist immer gut für einen Stimmungsumschwung, z.B. um aus einer Niedergeschlagenheit heraus wieder aktiv zu werden. Sie löst innere Unruhe und lenkt die Energie dahin, wo sie benötigt wird. Von daher eignet sie sich gut für konzentriertes Arbeiten, aber auch zum Aufbauen für kranke und schwache Menschen. Im Sommer in die Duftlampe gegeben, vertreibt Zypresse aufdringliche Insekten. Zypresse harmoniert gut mit Bergamotte, Lavendel, Limette, Muskatellersalbei und Orange.

Eigenschaften

anregend, aufbauend	bei Schwäche
konzentrationsfördernd	bei innerer Unruhe
entzündungshemmend	bei Entzündungen der Atemwege
schleimlösend	bei Erkältung, Schnupfen
krampflösend	bei Hustenanfällen, Keuchhusten

Weitere Anwendung

äußerlich:

In Verdünnung zur Hautpflege bei fettiger Haut, für desinfizierende, desodorierende Aftershaves; für Fußbäder zur Reduzierung der Schweißabsonderung. Bei Asthmaanfällen können bereits 1-2 Tropfen Essenz auf ein Taschentuch getropft und inhaliert Erleichterung bringen. Als unterstützende Einreibung bei Cellulite, Krampfadern und Ödemen.

innerlich:

1-2 Tropfen Essenz auf 1 Teelöffel Honig in 1 Tasse Wasser gelöst, 2-3 x täglich bei Entzündungen der Atemwege, Husten und Bronchitis.

Zypresse

Cupressus sempervirens

Familie
Cupressaceae – Zypressengewächse

Standort
Mittelmeergebiet

Essenz
Wasserdampfdestillation aus den Blättern und Zweigspitzen

Hauptwirkstoffe
Cedrol, Pinen, Caren

Ölgehalt
etwa 1 %

Charakteristika
antiseptisch, krampflösend, konzentrationsfördernd

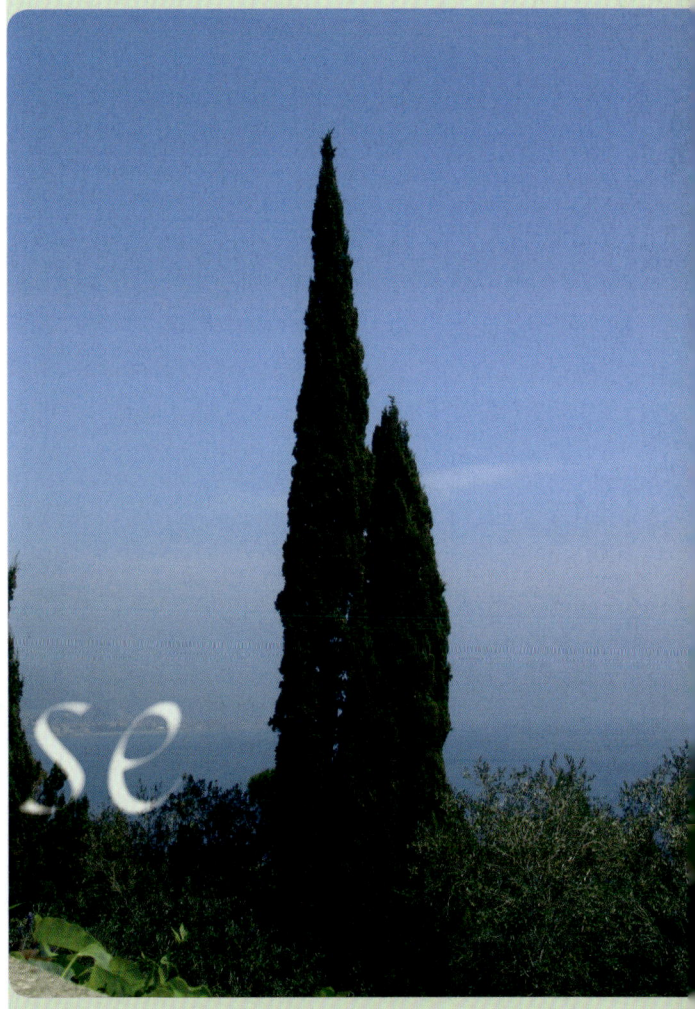

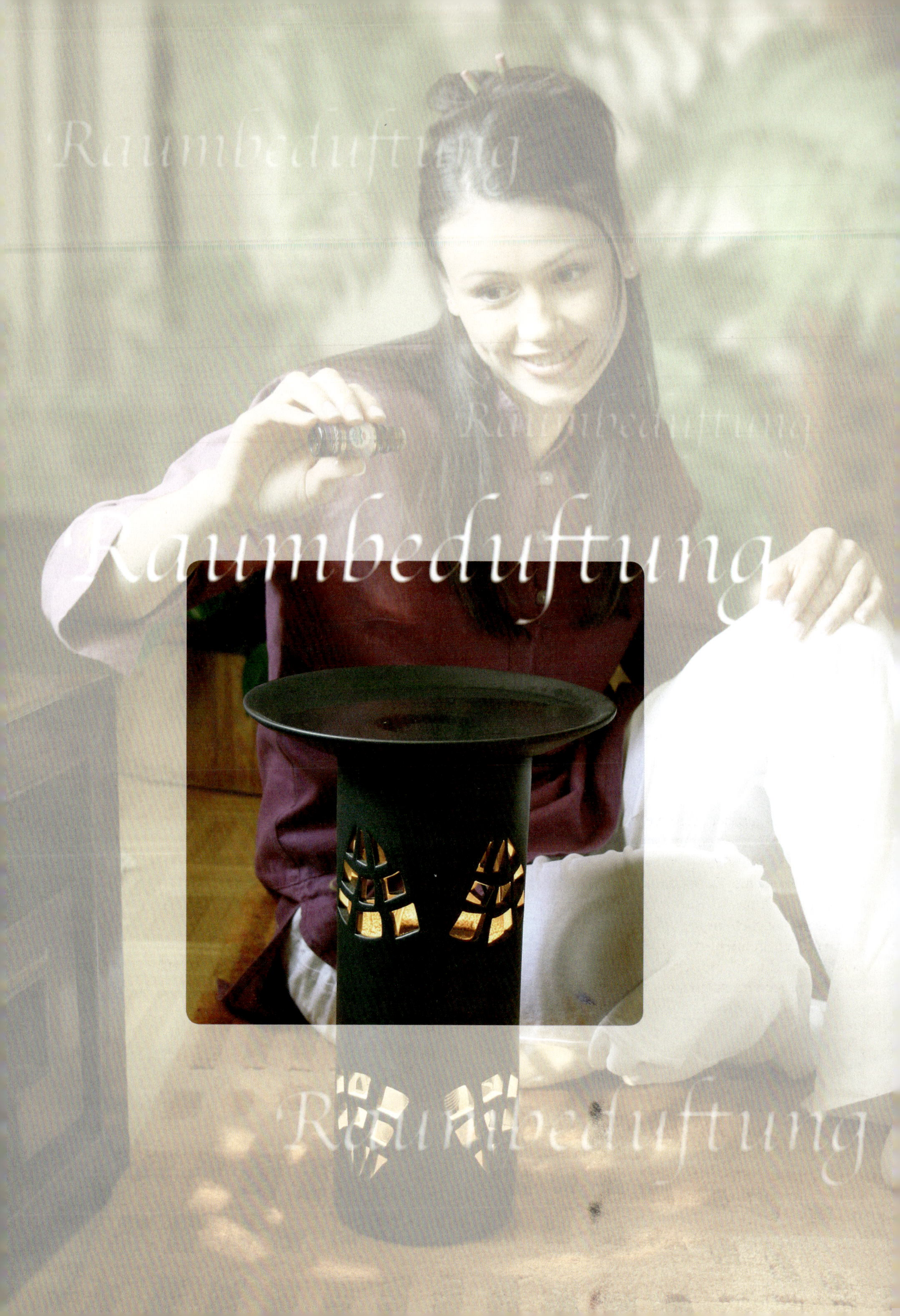
Raumbeduftung
Raumbeduftung
Raumbeduftung
Raumbeduftung

Natürliche Raumbeduftung

ie duftenden Essenzen der aromatischen Pflanzen verströmen ihre heilsamen Eigenschaften, wenn wir sie einatmen, wie Sie im einleitenden Teil schon erfahren haben. Das Anwendungsspektrum konzentriert sich bei der Anwendung über die Raumluft hauptsächlich auf die Atemorgane und den psychisch-emotionalen Bereich.

Da in der heutigen Zeit immer mehr Krankheiten psychisch und psychosomatisch bedingt sind, können die verschiedenen Düfte bereits im Vorfeld erheblich unser geistig-seelisches Gleichgewicht beeinflussen und somit zu einem gesteigerten körperlichen Wohlbefinden beitragen. Das breite Anwendungsspektrum umfasst beispielsweise folgende Symptome:

im geistig-seelischen Bereich:
nervöse Verspannungen, Übererregbarkeit, Gereiztheit sowie daraus entstehende Depressionen, Angstzustände, Frustration

Minderwertigkeitsgefühle, Trauer, Verzweiflung

im körperlichen Bereich:
Erkrankungen der Atemwege wie Erkältung, Schnupfen, Husten, auch nervöser Reizhusten, Heiserkeit

Da Entzündungen der Atemwege neben den umweltbedingten Ursachen auch entscheidend durch den Gemütszustand beeinflusst werden, können die duftenden Essenzen hier eine Doppelfunktion erfüllen: Zum einen können sie positiv auf unser Gefühlsleben einwirken, damit wir nicht immer gleich *die Nase voll* haben, zum anderen können sie bei akuten Erkältungen mit Schnupfen, Husten, Heiserkeit aufgrund ihrer entzündungshemmenden, schmerz- und krampflösenden Eigenschaft schnell eine Linderung herbeiführen.

Zur Bereicherung unseres Alltags können natürliche ätherische Öle einen wesentlichen Teil beitragen. Ätherische Öle können unseren Geist und Körper erfrischen, uns Ruhe schenken oder eine erotische Stimmung in den Raum zaubern, je nachdem, was wir gerade wünschen. Die Öl-Beschreibungen enthalten alle wichtigen Informationen dazu. Hier haben Sie noch einmal eine kleine Zusammenfassung zur Übersicht.

Ätherische Öle für

Frische und Konzentration:
Bergamotte, Eisenkraut, Grapefruit, Zitrone, Lemongras, Melisse indicum, Pfefferminze, Rosmarin, Thymian...

Entspannung und Ruhe:
Benzoe, Kakao, Lavendel, Mandarine, Melisse (officinalis), Neroli, Tonka, Vanille...

Erotik:
Cardamom, Koriander, Jasmin, Magnolie, Patchouli, Rosenholz, Tolu, Tonka, Vetiver, Ylang Ylang...

Meditation und Kraft:
Myrrhe, Sandelholz, Weihrauch, Zeder...

Harmonie und Wohlfühlen:
Grapefruit, Kakao, Litsea cubeba, Mandarine, Neroli, Orange, Sandelholz, Rose, Vanille...

Raumluftreinigung:
Edeltanne, Eukalyptus, Kiefer, Lemongras, Zirbelkiefer, Zitrone, Zypresse...

die Erkältungszeit:
Eukalyptus radiata, Myrte, Salbei, Teebaum, Thymian, Zitrone...

Wie kommt der Duft in die Luft?

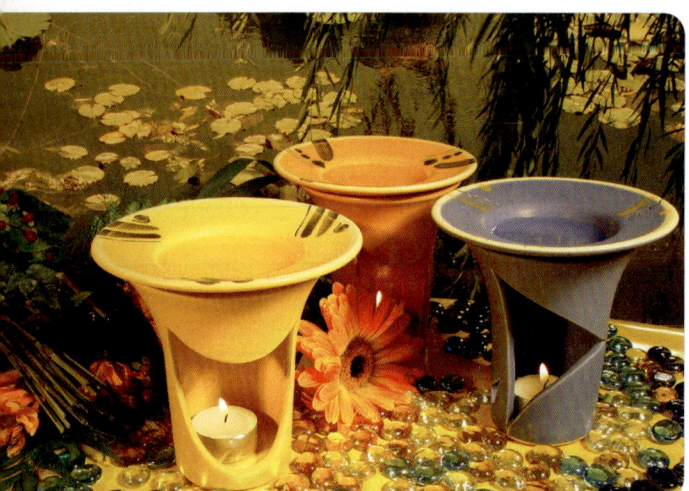

Beduftung mit der Duftlampe

Als Variante für die Duftlampe sind so genannte Thermoduftsteine im Handel, bei denen ein eingebauter Thermostat verhindert, dass das Öl zu heiß wird.

Raumbeduftung durch Ventilation

Die wohl praktischsten Geräte für die Raumbeduftung sind Geräte, bei denen das Öl auf vorgefertigte Pads geträufelt wird. Eingebaute Ventilatoren wirbeln den Duft dann in die Luft. Duftwechsel ist kein Problem, da verschiedene Düfte hintereinander auf verschiedene Pads aufgeträufelt werden können. Weitere Reinigung ist nicht nötig, auch aus diesem Grund sind diese Geräte gerade beim Einsatz am Arbeitsplatz, im

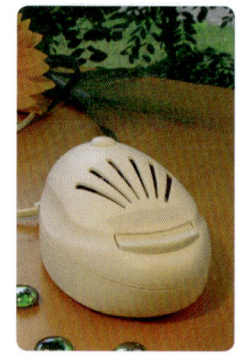

Büro, in Krankenzimmern und natürlich auch zu Hause so beliebt. Geräte mit einem Batteriefach erlauben die Nutzung auch für unterwegs, ohne an ein Stromnetz gebunden zu sein. Dieses Prinzip imitiert den Wind, der über die Pflanzen weht und dann einen Hauch von ätherischen Ölen in die Luft bringt.

*E*s gibt verschiedene Möglichkeiten, um ätherische Öle im Raum zu verteilen.

Raumbeduftung durch Wärme

Die wohl bekannteste Methode ist die Anwendung in der Duftlampe. Hier werden die ätherischen Öle in eine Schale mit Wasser geträufelt, unter der eine Kerze oder eine elektrische Glühbirne als Wärmequelle angebracht sind. Das Öl steigt dann durch die Wärme mit dem Wasserdampf nach oben und erfüllt unsere Räume. Diese Methode ist eine stimmungsvolle Variante, die auch relativ preisgünstig ist. Allerdings ist die Wärme der Qualität des Öls nicht zuträglich. Die Öle können durch die Wärme Schaden nehmen, was der aufmerksame Beobachter dann an der Duftentfaltung und Wirkung bemerken kann. Wenn die Duftlampe gut konstruiert ist, das heißt, wenn die Schale so groß ist, dass sie ausreichend Wasser fasst, wird das Öl nicht zu heiß. Sie sollten auch hier beim Kauf auf die Erfahrungswerte seriöser Hersteller vertrauen! Nach der Benutzung muss die Schale gereinigt werden, um zu verhindern, dass eventuelle Rückstände vom Öl sich verkrusten und das Aroma verderben. Gießen Sie nie kaltes Wasser in eine heiße Schale nach, um ein Zerspringen zu verhindern.

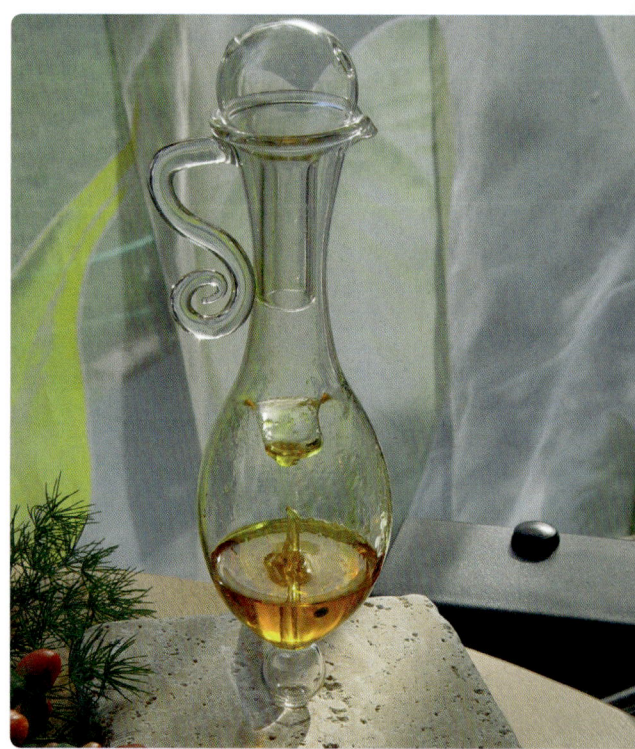

Raumbeduftung durch Diffusion

Die wohl einfachste Methode, Düfte im Raum zu verteilen, ist ihre natürliche Eigenschaft auszunutzen, dass sie von alleine verdunsten. Wenn Sie eine Flasche geöffnet stehen lassen, verdunstet das Öl von alleine im Raum. Um diesen Effekt zu verstärken, können Sie dünne Holzstäbchen in die Flasche stellen, die den Duft dann an den Raum abgeben. Es gibt viele fertige Angebote, die dieses Prinzip nutzen, aber Vorsicht, die meisten Produkte sind mit synthetischen Düften befüllt, obwohl das Etikett oft etwas anderes suggeriert. Achten Sie auch hier auf 100% natürliche ätherische Öle.

Im Handel gibt es auch Geräte, die als Diffuseur bezeichnet werden. Sie funktionieren nach dem Venturi Prinzip, wobei das Öl pur in einen Glaskolben gegossen wird. Der Motor des Gerätes vernebelt das Öl sehr fein. Mit Diffuseuren ist eine sehr intensive Raumbeduftung möglich!

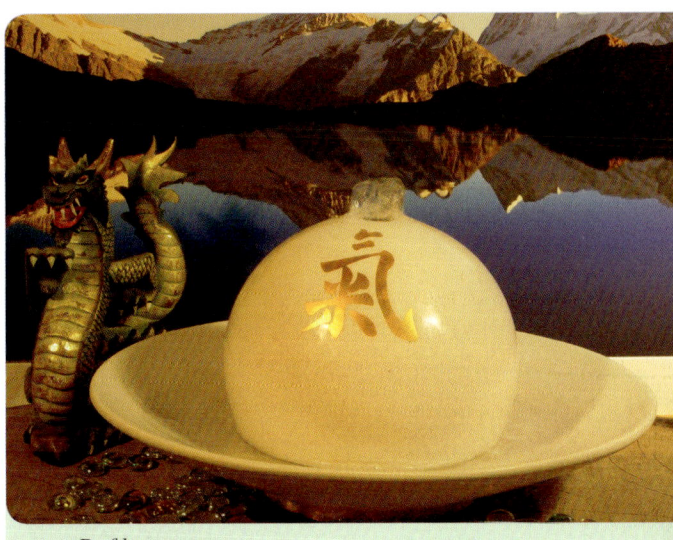

Duftbrunnen

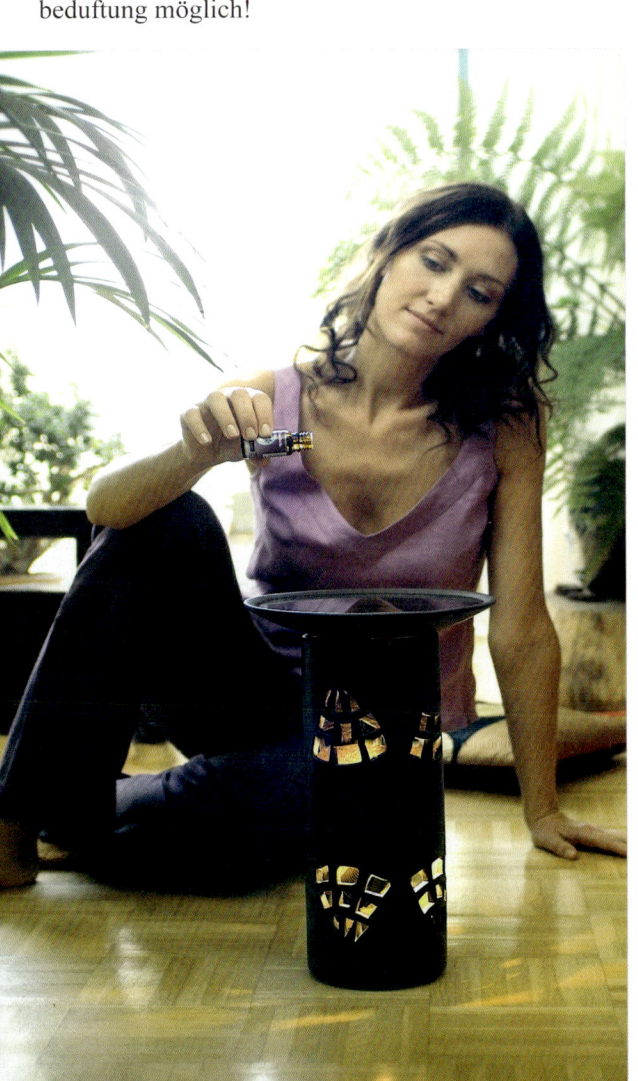

Raumbeduftung und Raumluftbefeuchtung

Sicher haben Sie auch schon Duftbrunnen gesehen. Hierbei handelt es sich um dekorative Zimmerbrunnen mit speziellen, für ätherische Öle geeigneten Pumpen, so dass neben einer Befeuchtung die Raumluft auch gleichzeitig beduftet werden kann. Das ätherische Öl wird ins fließende Wasser geträufelt und verteilt sich dann über die Wasseroberfläche im Raum. Auch hier ist eine regelmäßige Reinigung wichtig. Sie sollten beim Kauf eines Brunnens darauf achten, dass er für die Benutzung mit ätherischen Ölen konzipiert wurde, und dass eine Reinigung auch problemlos möglich ist.

Die Einsteigermethode Duftstein

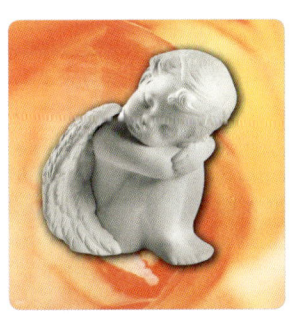

Duftsteine werden aus porösem Ton gefertigt, der das Öl, das Sie darauf träufeln, gut aufsaugt und dann über einen längeren Zeitraum wieder abgibt. Duftsteine sind gut geeignet um einen kleinen Umkreis zu beduften, beispielsweise am Schreib- oder Nachttisch. Um ein Wohnzimmer zu beduften reicht ein Stein nicht aus. Wenn Sie den beträufelten Stein auf die Heizung legen, verbreitet sich der Duft etwas stärker.

Elektrische Duftlampe

Viel ist nicht besser –
die richtige Dosierung

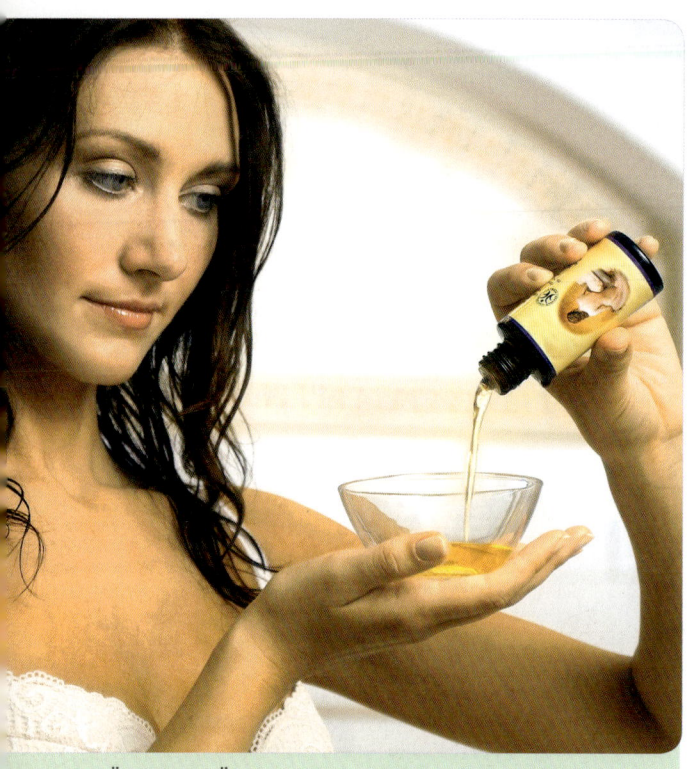

Ätherische Öle mischen sich gut mit fetten Basisölen

Duftmischungen

Wenn Sie beginnen, ätherische Öle für den Gebrauch in Ihren Wohnräumen auszuwählen, werden Sie feststellen, dass es manchmal gar nicht so einfach ist, sich für ein oder mehrere Öle zu entscheiden. Viele beginnen deshalb anfangs mit Duftmischungen, von denen man einfach nach der passenden Stimmung und Laune 5 – 15 Tropfen in ein Beduftungsgerät gibt. Gerade bei Duftmischungen sollten Sie auch auf gute Qualität achten, da hier oft naturidentische oder auch synthetische Öle unter dem Deckmantel der Natürlichkeit angeboten werden. Da es sich hier um Mischungen handelt, ist es nicht möglich anhand von exakten Angaben von Stammpflanze, Pflanzenteil etc. auf gute Qualität zu schließen. Seriöse Hersteller geben bei Duftmischungen auf dem Etikett an, dass es sich um echte Naturprodukte handelt, beispielsweise durch die Deklaration „Mischung aus 100% natürlichen ätherischen Ölen". Am besten können Sie die Natürlichkeit durch einen Blick auf das gesamte Firmenprofil bewerten.

Mischen von Düften zur Raumbeduftung

Bei der Verwendung ätherischer Öle zur Raumbeduftung sollten Sie sich in jedem Fall von Ihrer Nase leiten lassen. Verwenden Sie niemals Düfte, die Ihnen unangenehm sind! Sie können von Ihrem Lieblingsduft 5 – 10 Tropfen (Dosierungsangaben jeweils für einen Raum mit ca. 20 – 25 m²) in ein Beduftungsgerät geben und dann den Duft genießen. So lernen Sie den von Ihnen ausgewählten Duft auch gut kennen. Wenn Sie länger mit den Düften experimentieren, werden Sie aber feststellen, dass Sie sich nicht nur Abwechslung wünschen, sondern dass Sie Essenzen auch gemischt verwenden wollen. Es gibt viele Einteilungen, nach denen man Mischungen zubereiten kann. Das bekannteste Prinzip, mit dem auch Parfumeure arbeiten, ist die Einteilung nach Kopf –, Herz – und Basisnoten. Sie verwenden am Besten immer aus allen drei Gruppen ein oder mehrere ätherische Öle.

Kopf – Herz – Basis – Noten

Kopfnoten

Einige Düfte zeichnen sich durch eine hohe Flüchtigkeit aus, das heißt, dass sie nach dem Verbreiten relativ schnell verfliegen. Sie können merken, wenn Sie an diesen Düften riechen, dass sie Ihnen sehr schnell in die Nase steigen. Gerade die Gruppe der Zitrusdüfte ist bekannt für ihre Flüchtigkeit. Von diesen Komponenten ist eine Überdosierung nicht so leicht möglich, da ein zu viel sich sehr schnell wieder ausgleicht. Zitrusdüfte wie Bergamotte, Grapefruit, Litsea cubeba, Zitrone etc. sind sehr beliebt und werden in der Raumbeduftung gerne verwendet. Sie verbreiten Frische im Raum und helfen uns bei geistiger Tätigkeit. Wenn Sie Zitrusdüfte mit anderen Ölen mischen wollen, verwenden Sie für eine Raumbeduftung ca. 5 – 10 Tropfen Zitrusdüfte. Auch einige Kräuter wie Pfefferminze oder Rosmarin sind sehr leicht flüchtig und werden als Kopfnoten bezeichnet. Allerdings sind sie viel intensiver als die Zitrusdüfte, wir verwenden deshalb nur 1 – 5 Tropfen für die aktivierende Raumbeduftung.

Herznoten

Als Herznoten bezeichnen wir blumig weiche Komponenten, die meist ein sehr intensives Aroma haben. In

Mischungen sind sie sehr wichtig, werden aber nur in Spuren verwendet. So reicht von den kostbaren Blüten wie Jasmin, Rose, Magnolie oder Ylang Ylang meist schon 1 Tropfen, um einer Mischung das nötige „Herz" zu geben. Zur Raumbeduftung verwenden Sie etwa 1 – 3 Tropfen der Blütenöle. Neben den sehr intensiven Blüten sind auch Palmarosa oder Geranie zu nennen, die einer Mischung Weichheit geben. Außer den typischen Blütenölen gehören in die Gruppe der Herznoten auch Kräuter wie Lavendel, Römische Kamille und Muskatellersalbei. Sie werden meist etwas höher dosiert als Blütenöle, aber auch nur etwa 2 – 5 Tropfen.

Basisnoten

Die Basisnoten sind Essenzen, die schwer flüchtig sind, wie Sie es beispielsweise am Sandelholz erleben können. Sandelholz braucht genau so lange wie ein indischer Elefant, um aus der Flasche zu „kriechen". Hat es sich aber erstmal in der Raumluft verteilt, bleibt uns das Aroma eine ganze Weile erhalten. Basisnoten brauchen wir in der Raumbeduftung, damit Mischungen nicht zu schnell verfliegen und den Raum erfüllen. Typische Basisnoten sind auch Benzoe, Rosenholz, Patchouli, Vetiver, Weihrauch, Zeder und Zimt. Basisnoten werden je nach Intensität des Aromas etwa 3 – 8 Tropfen dosiert.

Bedenken Sie, dass die Zuordnung von einzelnen Ölen zu genau einer Gruppe manchmal nicht ganz leicht ist, da natürliche ätherische Öle aus vielen Einzelbestandteilen zusammengesetzt sind. Deshalb finden Sie manchmal in der Literatur verschiedene Angaben zur Zugehörigkeit. Manche Öle liegen auch zwischen den Eigenschaften.

Zubereiten der Mischung

Beim Zubereiten einer Mischung, können Sie sich an dem oben beschriebenen „System" orientieren und zunächst ein bis drei Öle aus jeder Gruppe auswählen. Um herauszufinden, ob die Düfte zueinander passen, können Sie je einen Tropfen ätherisches Öl auf einen Duftstreifen träufeln; die Duftstreifen wedeln Sie dann vor Ihrer Nase - Sie werden sofort merken, ob Ihnen die Kombination gefällt! Beim Mischungsverhältnis können Sie sich an den oben beschriebenen Dosierungsangaben orientieren. Allerdings spielt es auch eine Rolle, welchen Zweck die Beduftungsmischung erfüllen soll.

Das klingt zunächst ein wenig kompliziert, Sie werden aber schnell feststellen, dass es ganz leicht ist, die „richtigen" Düfte für die Raumbeduftung auszusuchen und miteinander zu kombinieren. Hier noch einmal eine Kurzanleitung mit praktischen Tipps:

- Wählen Sie die für den Anlass beziehungsweise die Indikation geeigneten Düfte aus.
- Prüfen Sie mit Ihrer Nase, ob Ihnen die einzelnen Düfte gefallen.
- Prüfen Sie mit Duftstreifen, ob die Düfte zueinander passen.

Wenn Sie sich für circa 3 bis 9 Duftkomponenten entschieden haben, beachten Sie bei der Dosierung:

- Anregende Mischungen sollten viel Kopfnoten haben, blumige Mischungen eher mehr Herznoten und erdende, kräftigende Mischungen brauchen mehr Basiskomponenten.
- Dosieren Sie von sehr starken Essenzen immer nur 1 – 3 Tropfen.
- Wenn Ihnen eine Mischung noch nicht gefällt, prüfen Sie, ob Sie vielleicht einen Bereich (Kopf-Herz-Basis) ganz vergessen haben oder dosieren Sie eventuell vorsichtig nach.

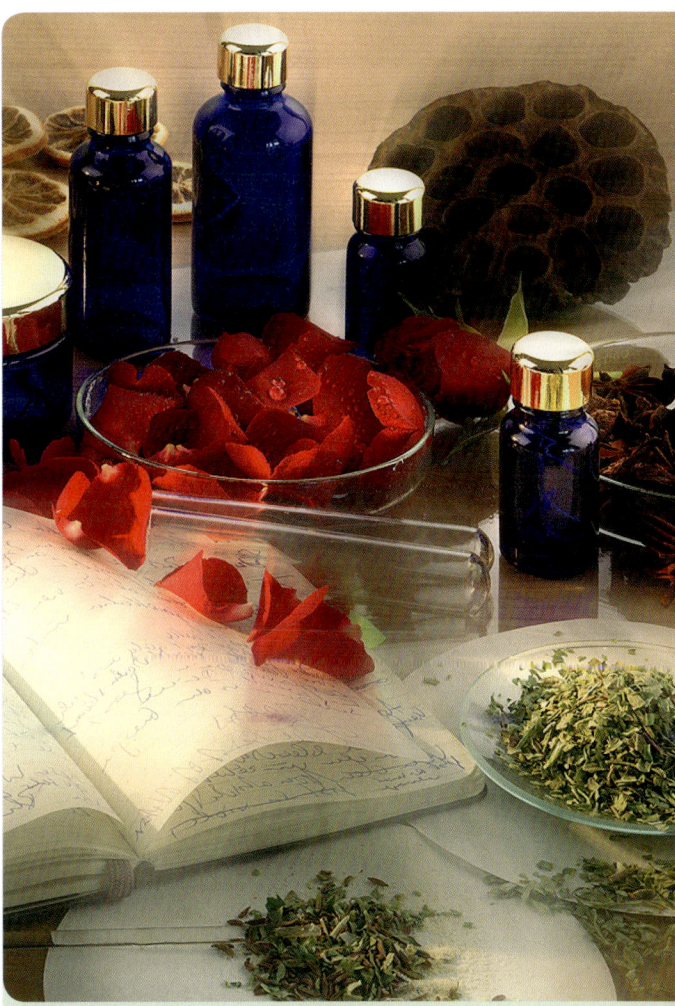

...Mischungen lassen sich leicht selbst zubereiten

Duftende Kräuter- und Blütenbäder

Bäder und Dampfbäder sind keine Erfindung unserer Zeit, sondern ein uraltes Brauchtum der Menschheit zur äußeren und inneren Reinigung. Ein frisches Kräuter- oder Blütenbad ist mit die schönste Art, sich zu entspannen, zu regenerieren oder zu erfrischen. Während die Japaner diese Tradition noch heute pflegen und in großen Wannen mit der ganzen Familie zusammen baden, hat bei uns die schnelle Dusche der Wash & Go Generation das wohltuende Bad verdrängt.

Die ätherischen Öle bieten auf vielfältige Weise die Möglichkeit, herrlich duftende Bäder selbst aufzubereiten, die Sie – ganz nach Wunsch – erfrischen und beleben oder einfach entspannen Die Auswahl und Zusammenstellung der einzelnen Essenzen können Sie ganz nach Belieben selbst bestimmen. So können Sie sich ganz nach Lust und Laune Ihr Lieblingsbad kreieren, das zudem noch frei von jeglichen synthetischen Hilfsstoffen ist.

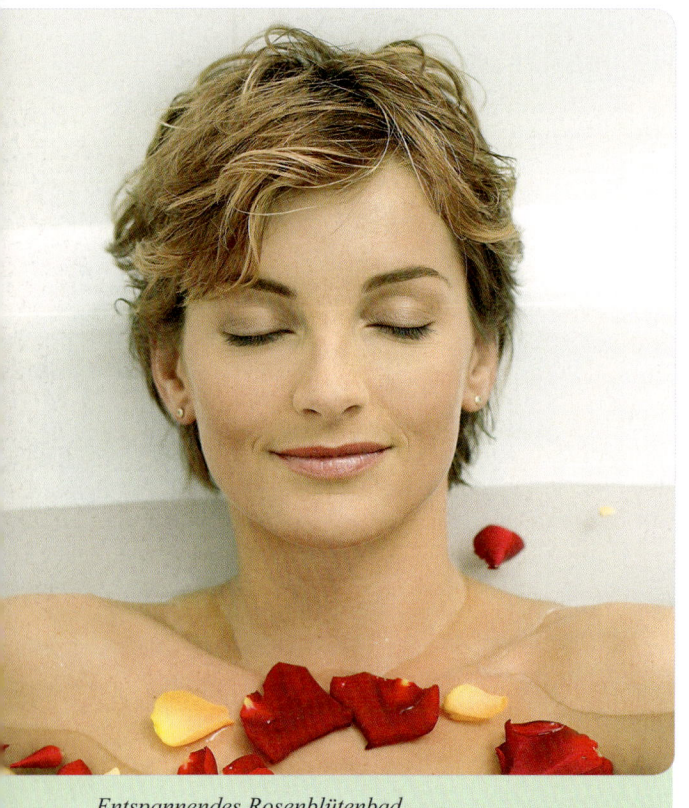

Entspannendes Rosenblütenbad

Anwendung

Da sich ätherische Öle nicht mit Wasser verbinden, müssen sie in einem Lösungsvermittler verrührt werden, bevor sie dem Badewasser zugeben werden. Am Besten eignen sich dafür natürliche, duftfreie Basisgrundlagen, die im Handel angeboten werden unter dem Namen: Duftfreies Neutralölbad oder Basisölbad. Für ein Vollbad Ihrer Wahl benötigen Sie 12-15 Tropfen der entsprechenden Essenz auf 1-3 Esslöffel einer Trägergrundlage. Für den Hausgebrauch können Sie die ätherischen Öle auch in frischer Milch lösen oder auf Meersalz tropfen – so wie sie Aphrodite schon vor fast 5.000 Jahren für ihre Schönheit und Gesundheit angewendet hat. Wichtig ist hierbei nur, dass das Öl gut im Träger verrührt wird und dass Sie diese Mischung erst dem Badewasser zugeben, wenn die Wanne fertig befüllt ist.

Anwendungsbeispiele

Ein entspannendes Latschenkiefer- oder Lavendel-Honigbad, die sich beide auch besonders bei Erkältungen anbieten:

Latschenkiefer-Honigbad:
2 Esslöffel Akazienhonig
2 Esslöffel Milch oder Neutralölbad
12-15 Tropfen Latschenkiefer

Lavendel-Honigbad:
2 Esslöffel Akazienhonig
2 Esslöffel Milch oder Neutralölbad
12-15 Tropfen Lavendel

Natürlich können Sie auch verschiedene Essenzen mit ähnlichen Eigenschaften nach Belieben miteinander mischen. Ein kräftigendes, erfrischendes Salzbad oder ein aphrodisierendes exotisches Milchbad könnten beispielsweise wie folgt zusammengestellt werden:

> **Erfrischungs-Bad:**
> *2 gehäufte Esslöffel Meersalz oder Neutralölbad*
> *5 Tropfen Zitrone*
> *3 Tropfen Lemongras*
> *3 Tropfen Rosmarin*
>
> **Exotisches Milchbad:**
> *3 Esslöffel Vollmilch*
> *5 Tropfen Sandelholz*
> *4 Tropfen Ylang Ylang*
> *1 Tropfen Zimt*
> *2 Tropfen Ingwer*

Ihr persönlich bevorzugtes Mischungsverhältnis finden Sie leicht selbst heraus. Sie können dabei auch nichts falsch machen, wenn Sie immer beachten, nicht mehr als 15 Tropfen Essenz für ein Vollbad zu verwenden und keine unverträglichen bzw. von der Wirkungsweise allzu konträren Öle miteinander zu mischen. Bedenken Sie auch, dass kurze heiße Bäder bei 38-40°C in der Regel schon nach 5-10 Minuten wirken, während längere warme Bäder bei 32-38°C etwa 20 Minuten als Heilbad angewendet werden. Um die wohltuende, leicht ermüdende Wirkung zu intensivieren, sollten sie vorzugsweise abends vor dem Zubettgehen genommen werden. Die maximale Badedauer sollte jedoch nicht länger als 20-25 Minuten betragen!

Hinweis: Bedenken Sie, dass durch die Wärme eines Bades die Aufnahme von Ölen in den Körper intensiviert wird. Die Dosierung sollte deshalb nicht zu hoch gewählt werden. Hautreizende Öle sollten mit dem Armbeugentest auf Verträglichkeit getestet werden und in jedem Fall bei Reaktionen nicht verwendet werden. Zitrus- und Kiefernöle können vor allem wenn sie schon etwas älter sind und häufig geöffnet wurden hautreizend wirken. Sie sollten zur Zubereitung von Bädern möglichst frisch sein und nicht höher dosiert werden als oben beschrieben.

Teilbäder

Am bekanntesten sind Sitzbäder, die angewendet werden, um im Unterleibsbereich ihre Hauptwirkung zu entfalten. Verschiedene ätherische Öle können im warmen Wasser sehr gut ihre entkrampfenden Wirkungen zeigen. Indikationen sind vor allem Blasenentzündungen, Menstruationsbeschwerden und Verdauungskrämpfe. Auch hier muss das Öl vor Anwendung gelöst werden.

Fußbäder

Zum Beleben des Kreislaufs werden kalte Fußbäder verwendet, beispielsweise mit Rosmarin, Pfefferminz, Wacholder. Sie kühlen und erfrischen die Füße. Sie werden auch gerne zwischen den Saunagängen eingesetzt, um den Kreislauf richtig in Schwung zu bringen. Mit kalten Füßen keine kalten Fußbäder nehmen!

Warme oder heiße Fußbäder wirken auf den ganzen Körper. In Erkältungszeiten werden so genannte aufsteigende Fußbäder empfohlen, bei denen die Temperatur langsam erhöht wird.

Sehr gute Effekte auf den Stoffwechsel werden auch mit Kneipp Bädern erzielt, bei denen zwischen kaltem und warmem Bad abgewechselt wird.

Anwendung

3 – 7 Tropfen ätherisches Öl, gelöst in Neutralölbad, ins Wasser geben und mischen.
Wichtig ist auch eine gute Pflege der Füße und Beine nach dem Fußbad!

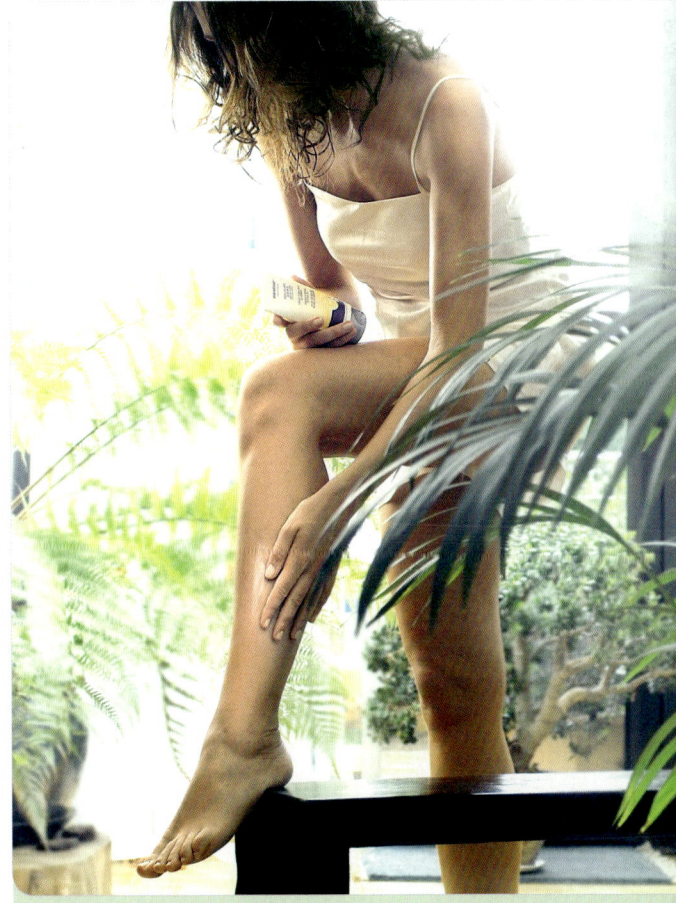

Sanfte Pflege nach dem Fußbad

Wohltuende Dampfbäder

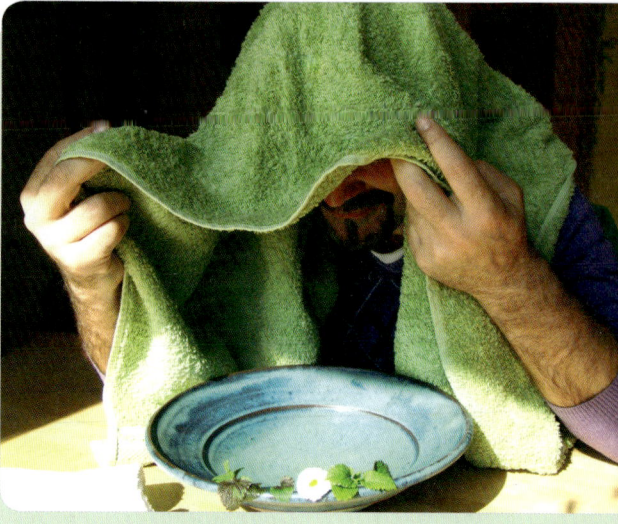

Inhalation wohltuender Dämpfe

Dampfbäder oder Inhalationen haben eine mindestens ebenso alte Tradition wie Kräuter- und Blütenbäder. Sie zählen zu den einfachsten und wirksamsten Mitteln, die in den Volksheilkunden vieler Länder besonders für Erkältungskrankheiten mit Heiserkeit, Verschleimung und hartnäckigem Husten empfohlen werden. Sie sind ebenfalls einfach und schnell zubereitet.

Anwendung

Für ein Dampfbad gießen Sie etwa 2l abgekochtes, heißes Wasser in eine Schale oder ein Inhalationsgefäß. Geben Sie dann je nach Intensität des Öls 3-5 Tropfen der Essenz in die Schale. Das Öl kann auch auf 1 EL Salz oder 2 EL Kamillenblüten getropft und dann mit heißem Wasser übergossen werden. Überprüfen Sie dann, ob der Dampf nicht zu heiß ist. Er sollte zwar heiß, aber dennoch angenehm sein. Nun legen Sie sich ein großes Handtuch so über den Kopf, dass es über den Schüsselrand reicht. Schließen Sie die Augen und inhalieren Sie den heißen Dampf. Entspannen Sie sich dabei und lenken Sie Ihre Gedanken auf die heilende wohltuende Kraft der Düfte.

Die Inhalation sollte etwa fünf Minuten betragen. Sie kann in akuten Fällen zwei- bis dreimal täglich wiederholt werden.

Hinweis: Bei Thymianöl und anderen sehr starken Essenzen sollte aufgrund möglicher Reizerscheinungen pro Inhalation höchstens ein Tropfen verwendet werden! Im Zweifelsfall sollten auch bei der Inhalation möglichst milde Öle verwendet werden. Denken Sie auch bei dieser Anwendungsweise immer daran, dass mehr nicht unbedingt besser hilft, sondern niedrige Dosierungen oft sehr effektiv und gut verträglich sind.

Anwendungsbeispiele

Folgende Essenzen eignen sich für Dampfbäder besonders gut: Angelika, Basilikum, Cajeput, Edeltanne, Eukalyptus, Eukalyptus radiata, Fichtennadel, Kamille, Kiefernnadel, Latschenkiefer, Myrrhe, Myrte, Niaouli, Thymian, Wacholder, Zeder, Zitrone.

Erkältungs-Dampfbad:
2 Tropfen Eukalyptus
2 Tropfen Latschenkiefer
oder   Kiefernnadel
1 Tropfen Kamille blau

Grippe-Dampfbad:
1 Tropfen Angelika
1 Tropfen Myrte
1 Tropfen Teebaum
1 Tropfen Zitrone

Weitere Mischungen können Sie Ihrem Bedürfnis bzw. Ihrer Erkrankung entsprechend individuell zusammenstellen. Sie können natürlich auch nur ein Öl wie beispielsweise Eukalyptus, Kiefernnadel, Kamille oder Wacholder verwenden.

Trockene Inhalation

Die wohltuenden Wirkungen einer Inhalation kommen auch zum Tragen, wenn Sie die Essenzen auf ein Taschentuch träufeln und immer wieder daran riechen. Natürlich ist das nicht so intensiv wie eine Dampfinhalation, da der Dampf die Schleimhäute befeuchtet und damit auch zur Heilung beiträgt. Allerdings ist es so möglich, die so genannte trockene Inhalation auch unterwegs durchzuführen und ihre Heilkraft häufiger am Tage zu genießen. Bei der Auswahl der Öle orientieren Sie sich an den Öl Beschreibungen oder am therapeutischen Index.

Körper- und Massage-Öle

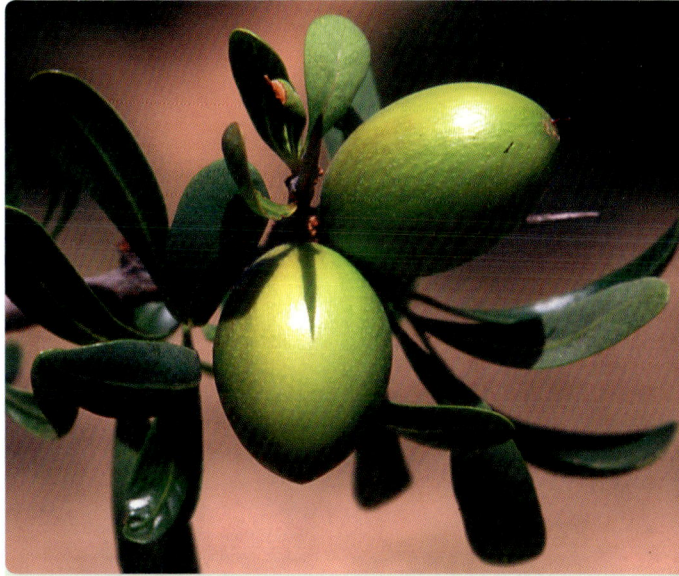

Argan - Argania spinosa

Die Zubereitung natürlicher Körper- und Massage-Öle, die frei von jeglichen synthetischen Zusatzstoffen sind, ist längst kein Geheimnis mehr. Sie benötigen neben einigen ätherischen Ölen nur ein fettes Basis-Öl, das Sie nach Belieben und Ihrem Hauttyp entsprechend auswählen. Sie können sogar sofort damit beginnen, wenn Sie etwas kalt gepresstes, unraffiniertes Oliven- oder Sonnenblumenöl im Haus haben.

Zu Anfang empfiehlt es sich, dass Sie nur 2-3 Esslöffel fettes Öl in eine leere Glasschale gießen, etwa 5 Tropfen der gewünschten Essenz dazu geben und dies miteinander mischen. Sobald Sie aus dem Experimentierstadium heraus sind, können Sie sich aus der Apotheke einige 50 ml oder 100 ml Braunglasflaschen besorgen, die Sie zu 3/4 mit Basis-Öl füllen und nach Belieben mit insgesamt etwa 20 Tropfen (bei 100 ml mit 40 Tropfen) verschiedener Essenzen verschütteln.

Als Basis-Öle werden alle fetten Öle bezeichnet, die durch möglichst schonende Kaltpressung aus den ölhaltigen Früchten bzw. Samen gewonnen werden. Neben Sonnenblumen- und Oliven-Öl bieten sich eine Reihe anderer Öle an, die sich noch besser zur Herstellung eigener Körperöle eignen. Außerdem gibt es noch so genannte Mazerate, die nachfolgend beschrieben werden.

Argan-Öl:

Argan-Öl ist eine Kostbarkeit aus Marokko, die erst in den letzten Jahren bei uns bekannt geworden ist. Es hat herausragend pflegende Eigenschaften auf die Haut und ist auch als nussig schmeckendes Öl für die exquisite Küche bekannt. Als Ölkur (2x tgl. 1 TL innerlich) soll es sogar den Cholesterinspiegel senken helfen.

Avocado-Öl:

Das sehr fettreiche Öl wird vor allem wegen seines hohen Vitamingehaltes gerne verwendet. Für trockene Haut und Hände, aber auch für rissige und schrundige Füße ist es eine Wohltat. Es wird gerne anderen Basisölen als pflegender Zusatz beigemischt.

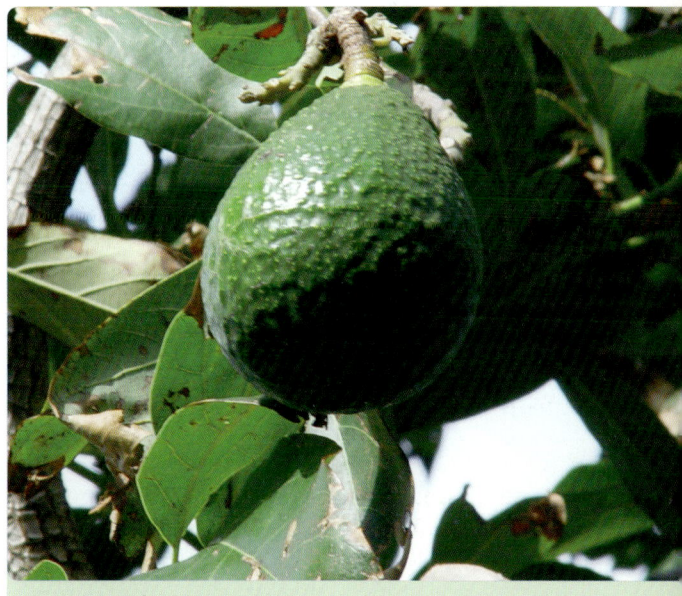

Avocado - Persea gratissima

Hagebuttenkern-Öl / Wildrosen-Öl:

Hagebuttenkern-Öl wird aus den Kernen der Hagebutten gepresst und hat vorbeugende Effekte gegen Hautalterung. Es wird gerne zur Pflege empfindlicher Gesichtshaut oder auch zur Gesichtsmassage angewendet. Hagebuttenkern-Öl wird auch als Rosa Mosqueta oder Moschusrosen-Öl bezeichnet, duftet alleine aber praktisch nicht. Unter dem Namen Wildrosen-Öl wird deshalb meist eine Kombination von Hagebuttenkern-Öl mit Jojoba-Öl und einer blumigen, natürlichen Duftkomponente angeboten.

zur Narbenpflege und zur Vorbeugung gegen Faltenbildung, Schwangerschaftsstreifen etc..

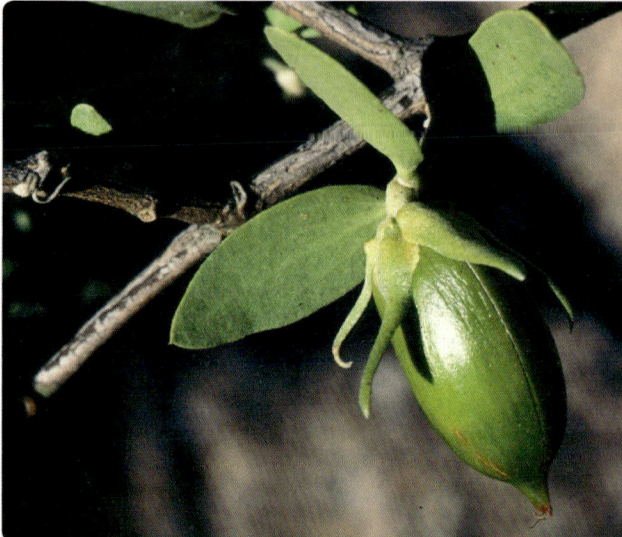

Jojoba - Simmondsia chinensis

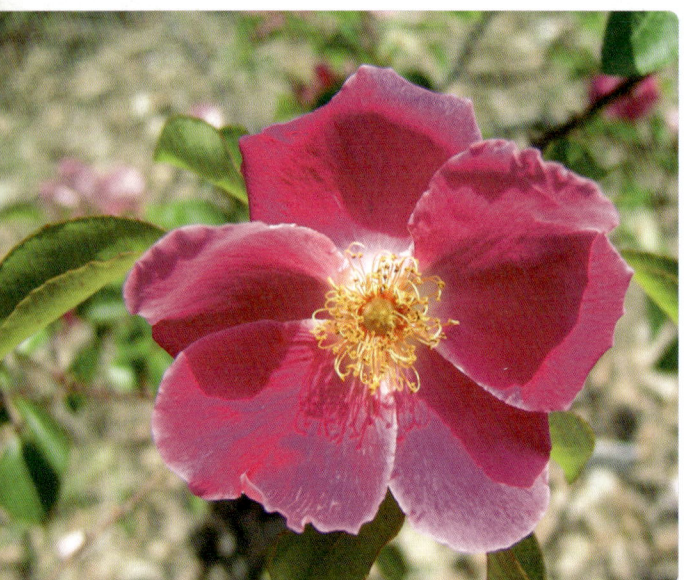

Wildrose - Rosa mosqueta

Kokos-Öl:

Kokos-Öl wird in Indien schon seit Jahrtausenden zur Haut- und Körperpflege verwendet. Auch zum Backen und Braten eignet es sich vorzüglich. Es bietet sich nicht nur als Basis-Öl für verschiedene Massage-Öle hervorragend an, sondern auch zur Herstellung von Cremes, da es auch bei Zimmertemperatur noch fest ist. In zehn bis fünfzehn Minuten auf der Heizung wird es jedoch flüssig und kann gut mit ätherischen Ölen vermischt werden.

Hanf-Öl:

Aufgrund eines sehr hohen Gehaltes an ungesättigten Fettsäuren ist Hanf-Öl vor allem eine gute Pflege für raue und gereizte Haut. Es beruhigt die Haut und hilft ihr, sich zu regenerieren. Da das Aroma sehr intensiv ist, ist es sinnvoll, das Öl mit anderen Basis-Ölen zu mischen. Auch Hanf-Öl ist als Zusatz zu Salatöl mit seinem nussigen Aroma beliebt.

Jojoba-Öl

Jojoba-Öl stammt aus einem in Nord- und Mittelamerika beheimateten Wüstenstrauch, den schon die Indianer zur Gewinnung des heilkräftigen Öls sehr schätzten. Es hat eine entzündungshemmende Wirkung und eignet sich hervorragend für alle Hauttypen. Da Jojoba-Öl eigentlich ein Wachs ist, wird es bei Temperaturen unter 8°C fest, ist aber sehr stabil und wird nicht ranzig wie einige andere Basis-Öle. Außerdem dient es als Grundlage für Zubereitungen

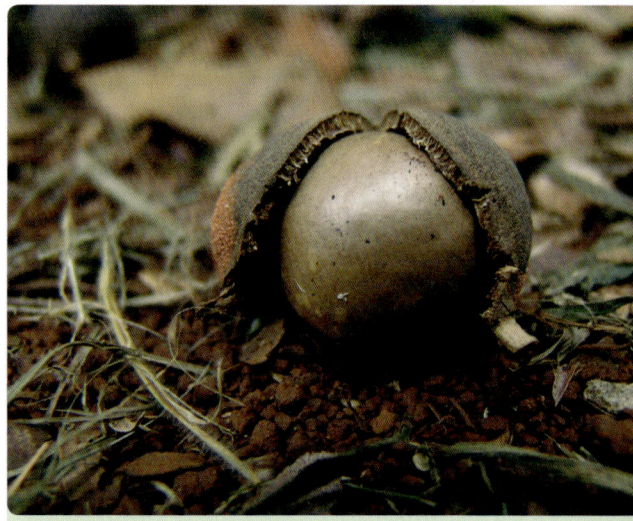

Macadamianuss - Macadamia ternifolia

Macadamianuss-Öl:

Das Öl wird aus den sehr fettreichen Kernen der in Australien wachsenden Macadamianussbäume gewonnen. Es eignet sich als sehr gute Pflege für trockene Haut, ist Vitamin spendend und fördert die Regeneration der Haut. Gerade für die älter werdende Haut ist es sehr beliebt!

Mandel-Öl / Aprikosenkern-Öl:

Mandel-Öl zählt zu den klassischen Basis-Ölen und wurde bereits in der Antike für die Schönheitspflege eingesetzt. Es macht die Haut geschmeidig, hält sie jung und eignet sich für alle Hauttypen. Mandel-Öl regeneriert trockene und rissige Haut. Als mild marzipanartig duftende Alternative hat Aprikosenkern-Öl sehr ähnliche Eigenschaften.

Diese beiden Öle eignen sich am Besten zur Zubereitung von Massage-Ölen.

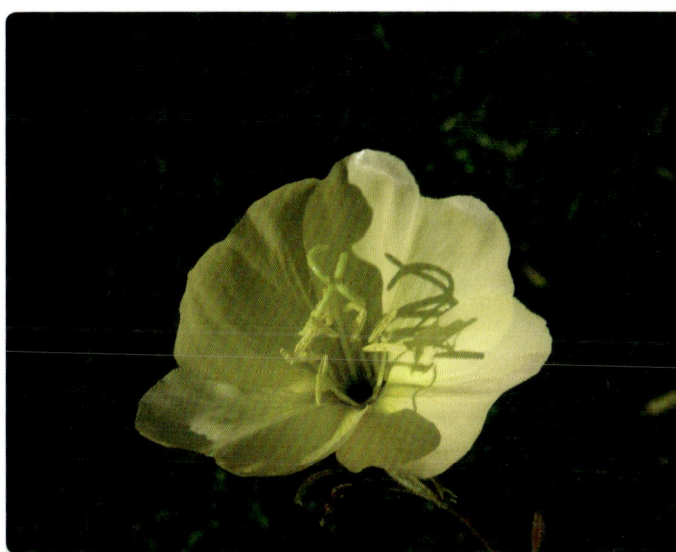

Nachtkerze - Oenothera biennis

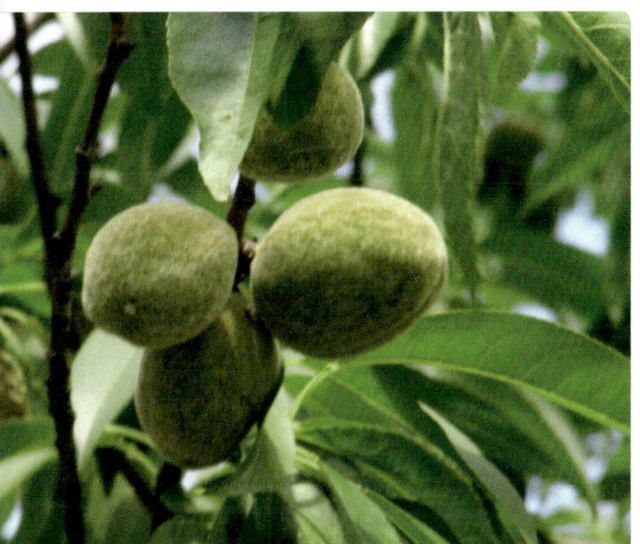

Mandelkerne - Prunus dulcis

Nachtkerzen-Öl:

Gerade für Menschen mit empfindlicher Haut, die auch zu Reizungen und allergischen Erscheinungen neigen, ist hochwertiges Nachtkerzen-Öl von großer Bedeutung. Es wird ebenso empfohlen für die ausgleichende Pflege von Akne und anderen hormonbedingten Problemen.

Shea Butter:

Als Alternative zum Kokos-Öl kann auch Shea Butter verwendet werden. Sie wirkt ausgleichend auf die Funktionen der Haut und ist ein sehr beliebter Grund-

stoff bei der Produktion von Naturkosmetik. Auch sie ist bei Raumtemperatur fest und kann durch leichte Wärme flüssig gemacht werden.

Schwarzkümmel-Öl:

Hochwertiges Schwarzkümmel-Öl aus Ägypten hat schon seit Jahren in der begleitenden Anwendung bei Allergien, Asthma und Neurodermitis einen sehr guten Ruf erlangt. Vor allem die innerliche Anwendung soll das Immunsystem aktivieren helfen. Als Zusatz zu Hautpflege-Ölen wird es gerne bei allergisch bedingten Reizzuständen eingesetzt.

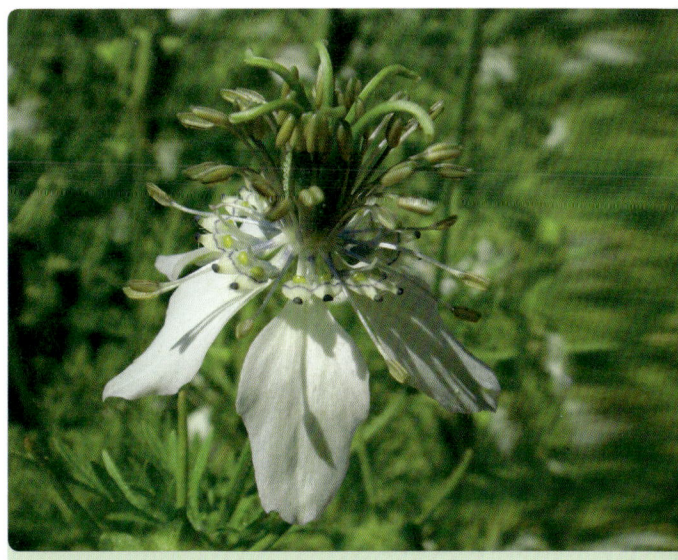

Schwarzkümmel - Nigella sativa

Verwenden Sie nur natürliche Öle!

Neben den oben beschriebenen natürlichen Basis-Ölen gibt es Substanzen mit öliger Konsistenz, die nicht aus Pflanzen, sondern meist aus Erdöl gewonnen werden. So genannte Mineralöle bzw. Paraffinöle fühlen sich im ersten Moment ölig und pflegend an, sie haben aber völlig andere Eigenschaften als natürliche Basis-Öle und sollten für die Aromamassage nie verwendet werden. Sie sind körperfremd und bestehen aus Kohlenwasserstoffen, die unter Umständen nur schwer abbaubar sind. Da sich diese Stoffe bei der Herstellung nicht vollständig entfernen lassen, sondern im Endprodukt in geringen Mengen enthalten bleiben, können Allergien nicht ausgeschlossen werden. Diese Gefahr wird erhöht, wenn Sie paraffinhaltige Grundlagen mit ätherischen Ölen mischen - ganz im Gegensatz zu den natürlichen Basis-Ölen, welche die ätherischen Öle optimal aufnehmen und deren Wirkungen wunderbar ergänzen. Vor allem ziehen solche Paraffinöle nicht gut in die Haut ein. Sie bleiben vielmehr auf der Hautoberfläche stehen und behindern auf diese Weise die Atmung der Haut und den Feuchtigkeitsaustausch.

Mazerate

Neben Basis-Ölen, die aus den Samen oder Kernen verschiedener Pflanzen durch Kaltpressung gewonnen werden, gibt es auch so genannte Mazerate. Hier werden Pflanzen, meist Blüten gesammelt und dann für mehrere Wochen in fettes Basis-Öl gelegt. Das Öl nimmt die Inhaltsstoffe der Blüten auf, traditionell intensiviert durch das Stehen im Sonnenlicht, wie bei-spielsweise beim Johanniskraut-Öl. Die Eigenschaften eines Mazerats sind natürlich auch immer geprägt durch das verwendete Basis-Öl!

Arnika-Öl:

Arnika-Öl wird traditionell eingesetzt für Einreibungen bei Beschwerden im Bewegungsapparat und auf schmerzenden und entzündeten Muskeln und Gelenken. Wir kennen aus der Naturheilkunde auch den Einsatz der wertvollen unter Naturschutz stehenden Arnikapflanze für Arnikatinkturen und Arnikasalben.

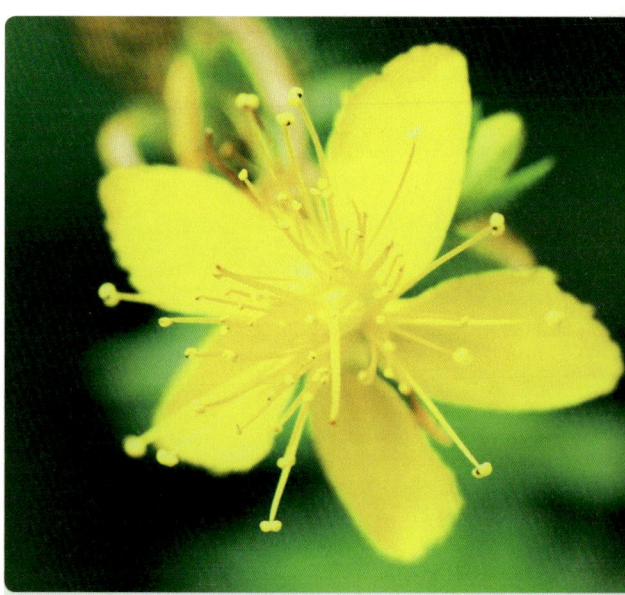

Johanniskraut - Hypericum perforatum

Johanniskraut-Öl:

Johanniskraut-Öl ist das beliebteste Mazerat. Die hautpflegenden Effekte sind sehr bekannt, weshalb es gern für gereizte, wunde Hautzustände verwendet wird. In Kombination mit Arnika-Öl wird es auch für die Pflege schmerzender Muskeln und Gelenke eingesetzt. Ebenso wichtig ist die stabilisierende und stützende Eigenschaft auf die Psyche – Johanniskraut eignet sich deshalb hervorragend zur Herstellung von Aromamassage-Ölen, die uns beruhigen und entspannen. Besonders wertvoll sind Auszüge in kaltgepresstem Oliven-Öl.

Kamille-Öl:

Die Kamillenblüten der Echten oder deutschen Kamille ergeben als Mazerat in hochwertigem Basis-Öl ein beliebtes Öl für die Kinder- und Babypflege. Es eignet sich ebenso für hautpflegende Einreibungen wie

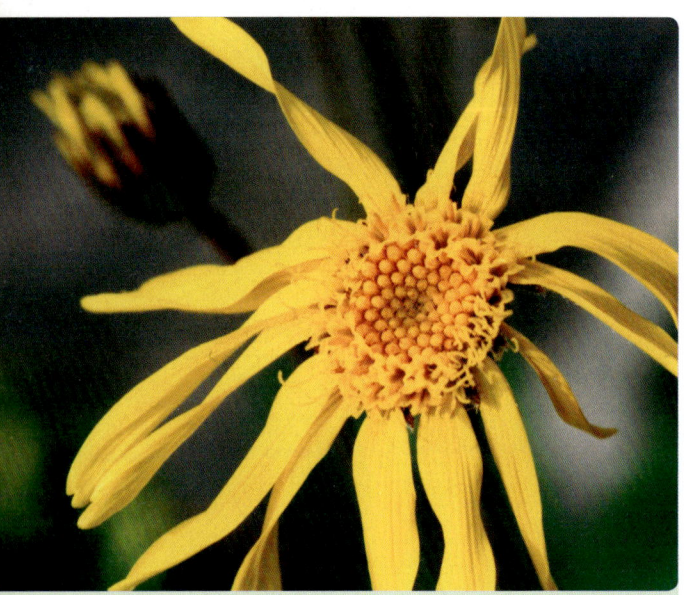

Arnika - Arnica montana

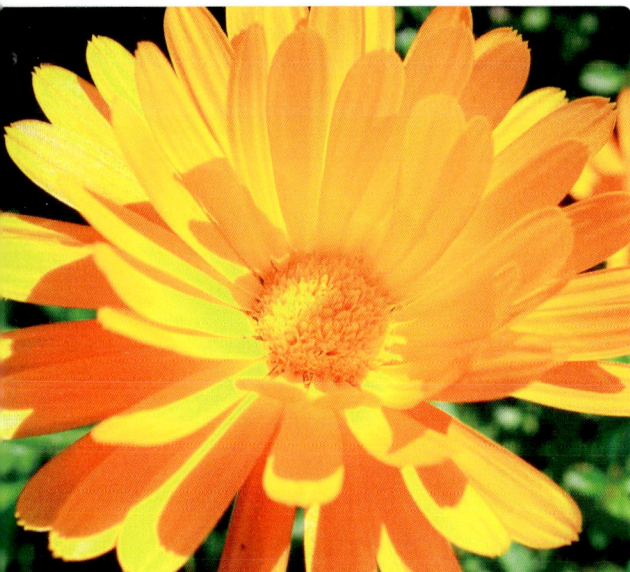

Ringelblume - Calendula officinalis

Achtung: Basis-Öle sind lebendige Naturprodukte, die ebenso wie ein hochwertiges Salatöl ranzig werden können. Bei regelmäßigem Gebrauch ist die Alterung durch die Sauerstoffzufuhr erhöht – allerdings werden die Öle dann ja auch bald verbraucht. Basis-Öle bewahren Sie immer besser kühl auf.

Beispiele

für entspannende Massage-Öle:

Relax-Massage-Öl:
8 Tropfen Lavendel
5 Tropfen Melisse officinalis
3 Tropfen Kamille römisch
2 Tropfen Rosenholz

auf 50 ml Basis-Öl

Zitrus-Massage-Öl
7 Tropfen Orange
4 Tropfen Bergamotte
3 Tropfen Mandarine
2 Tropfen Petitgrain

auf 50 ml Basis-Öl

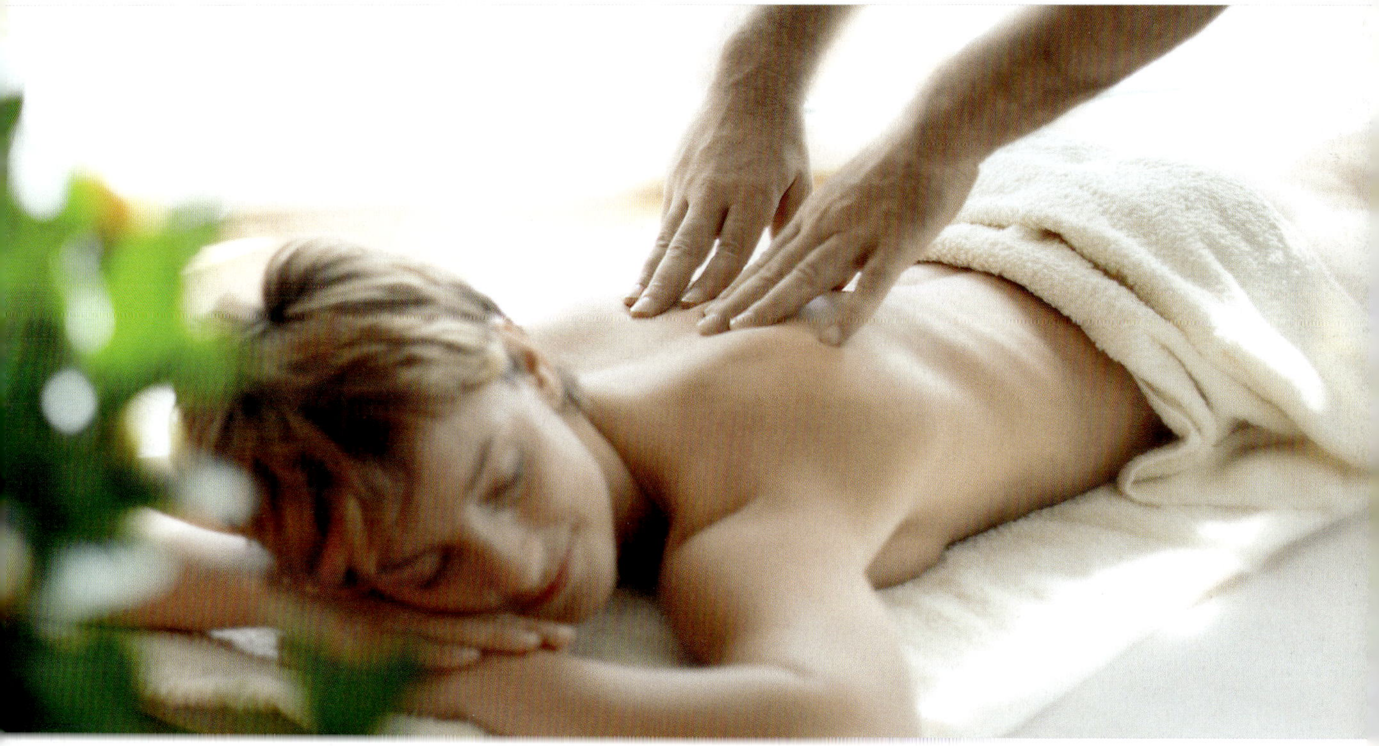

für beruhigende, entspannende Massagen. Eventuelle Korbblütlerallergie beachten!

Calendula-Öl / Ringelblumen-Öl:

Calendula-Öl wird gerne zur Pflege von gereizter und wunder Haut verwendet. Es ist ein sehr beliebtes Öl für die Babypflege und Babymassage.

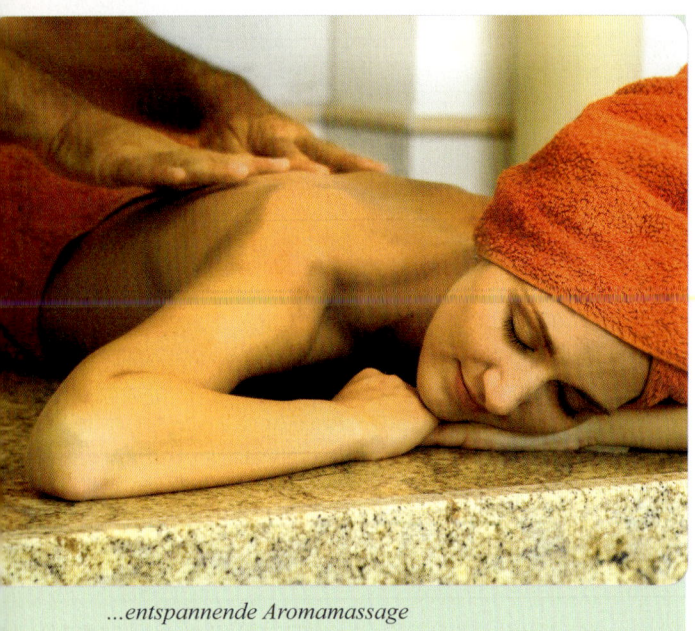

...entspannende Aromamassage

Beispiele

für aphrodisierende Massage-Öle:

Erotik Wellness
9 Tropfen Orange
4 Tropfen Neroli
6 Tropfen Magnolie 2%
1 Tropfen Rose
3 Tropfen Kakao
4 Tropfen Tonka

auf 30ml Mandel-Öl und
20 ml Hagebuttenkern-Öl

Venus:
4 Tropfen Grapefruit
6 Tropfen Orange
2 Tropfen Jasmin
2 Tropfen Tonka
6 Tropfen Sandelholz

auf 50ml Aprikosenkern-Öl

Zusammensetzung, Dosierung und Inhaltsstoffe dieser Massage-Öle können Sie natürlich – wie auch die anderen Rezepturen – nach Belieben variieren. Wichtig ist, dass Sie nie zu viel ätherisches Öl in das Basis-Öl mischen und dass Sie keine hautreizenden und unverträglichen Öle verwenden.

Mit dem Armbeugentest auf Verträglichkeit testen!

Um herauszufinden, ob Sie ein bestimmtes Öl auf der Haut gut vertragen, sollten Sie wenige Tropfen des fertig zubereiteten Massage-Öls auf der Innenseite der Armbeuge auftragen und sanft einreiben. Wenn nach circa 2 bis 4 Stunden keinerlei Reaktion erscheint (Rötung, Jucken oder ähnliches) können Sie davon ausgehen, dass das Öl gut vertragen wird, da die Haut in der Armbeuge sehr empfindlich ist. Um einzelne Öle zu testen, mischen Sie 1 - 2 Tropfen ätherisches Öl in etwa 5 ml (1 TL) Basis-Öl.

Dosierung:

Die Menge des ätherischen Öls, die für eine Massage- oder Pflegeölmischung verwendet werden soll, hängt von mehreren Faktoren ab:

- Einige ätherische Öle sollten auf der Haut nur sehr gering dosiert werden.

- Ausgesprochen hautpflegende Öle können auch in etwas höheren Dosierungen angewendet werden.

- Massage-Öle für eine regelmäßige Anwendung über einen längeren Zeitraum sollten immer möglichst niedrig dosiert werden.

- Massage-Öle für eine kurzfristige Anwendung können etwas höher dosiert werden.

- Massage-Öle, die in größeren Mengen verbraucht werden, werden niedriger dosiert als solche mit einem geringen Verbrauch.

Das mag zunächst etwas verwirrend klingen, Sie werden es jedoch im Alltag schnell verinnerlichen. Zu Beginn orientieren Sie sich an der allgemeinen Dosierungsrichtlinie, dass 1 – 2% Gesamtmenge ätherisches Öl in einem Basis-Öl gut verträglich ist. Wenn Sie mit Tropfen dosieren wollen, müssen Sie davon ausgehen, dass 1ml ätherisches Öl etwa 24 Tropfen enthält, deshalb dosieren Sie in 100ml Basis-Öl etwa 24 Tropfen.

Aromatherapie in der Sauna

Für viele Menschen ist der regelmäßige Gang in die Sauna zum Inbegriff für körperliches und seelisches Wohlbefinden geworden. In der Tat ist es eine sehr gute Prophylaxe, um sich gesund zu erhalten, da beim Saunagang verschiedene Körperfunktionen aktiviert werden. Neben der Wirkung auf den Kreislauf wird auch der Stoffwechsel aktiviert. Der Körper wird zudem bei Reinigungs- und Entgiftungsprozessen unterstützt. Ein wichtiger Faktor ist darüber hinaus die Aktivierung des Immunsystems. Regelmäßige Saunisten bekommen seltener eine Erkältung als andere Menschen...

Die Anwendung von Saunaaufgüssen ist eine hervorragende Möglichkeit, die oben beschriebenen Effekte noch zu intensivieren. Leider ist es in Mode gekommen, möglichst exotische Saunaaufgüsse statt der traditionellen bewährten zu verwenden. Mit ständig neuen Kreationen wollen die Bäder für ihre Saunalandschaften neue Kunden werben und das geht scheinbar über exotisch klingende Düfte am Besten. Doch Vorsicht: Wer auf dem Aufgussplan Kokos, Maracuja, Pfirsich & Co liest, sollte sich darüber bewusst sein, dass solche Düfte meist zu 100% synthetisch sind, da sie nicht aus Pflanzen gewonnen werden können. Wie Sie in den einleitenden Kapiteln schon erfahren haben, sind solche Düfte nicht unproblematisch für die Gesundheit. Langzeitstudien existieren überhaupt nicht und auf eine Jahrhunderte oder gar Jahrtausende alte volksheilkundliche Erfahrung - wie bei den ätherischen Ölen - kann auch nicht zurückgegriffen werden, da weder unsere Vorfahren noch irgendwelche Ureinwohner in ihren Schwitzhütten diese Kunstprodukte kannten.

Vorsicht ist schon deshalb geboten, weil der Körper in der Hitze der Sauna alle Poren öffnet, er dann besonders aufnahmebereit und den Chemiecocktails voll ausgesetzt ist! Saunen mit Kokos, Maracuja & Co. mag dennoch für viele einen Spaßfaktor haben, es hat jedoch nichts mehr mit dem ursprünglichen Effekt der natürlichen Reinigung und wohltuenden Wirkung zu tun.

Auch wenn es altmodisch klingen mag, so sind doch die traditionellen Aufgüsse mit natürlichem Latschenkiefern-Öl, Edeltanne oder Zeder mit am Besten für den Saunaaufguss geeignet! Natürlich können auch Öle wie Lavendel oder auch dezent dosierte Blüten

düfte mithelfen, eine entspannte Atmosphäre zu schaffen. Die Ergänzung mit wenigen Tropfen Orangen-Öl oder anderen Zitrusdüften schaffen gute Laune und sorgen für erhöhtes Wohlbefinden.

Dosierung: 3 – 7 Tropfen 100% natürliches ätherisches Öl in die Schöpfkelle geben. Die Dosierung hängt natürlich stark von der Größe der Sauna ab. Es gibt im Handel auch fertig gemischte Sauna Essenzen mit reinen ätherischen Ölen – ohne chemische Zusätze. Aluflaschen sind bruchsicher und für die Sauna besser geeignet als Glasflaschen.

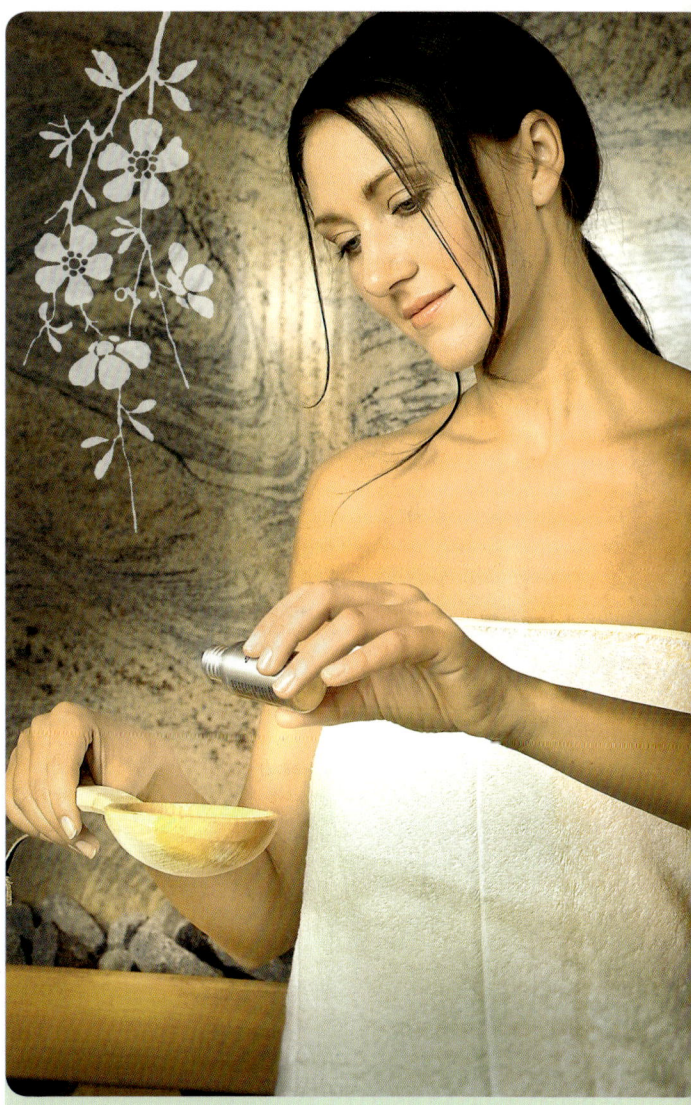

Wohltuende Saunaaufgüsse

Kompressen / Wickel

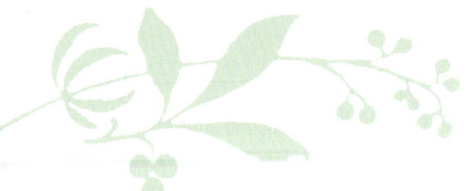

Feuchte Umschläge, auch Kompressen genannt, sind einfache, altbewährte Heilmittel, die sowohl bei kleineren äußeren Verletzungen als auch bei inneren Beschwerden eingesetzt werden können. Je nach Art des Leidens werden entweder heiße oder kalte Kompressen verwendet.

Heiße Kompressen / Heiße Wickel

Heiße Kompressen bewirken eine verstärkte Durchblutung und erhöhen die Stoffwechselaktivität. Dadurch entsteht Entkrampfung und Entspannung. Heiße Kompressen sind gut bei chronisch entzündlichen Prozessen, Verspannungen und Schmerzen, bei denen Wärme als angenehm empfunden wird! Heiße Kompressen erwärmen und erweichen die Haut. Mit den entsprechenden Essenzen versehen, bewirken sie bei Magen-Darmkrämpfen, Menstruationsbeschwerden und Gelenkschmerzen eine schnelle Linderung. Auch in der Kosmetik werden Kompressen eingesetzt, die mit entspannenden, aufbauenden und pflegenden Ölen zubereitet werden.

Anwendungsbeispiele
Magen-Darmkrämpfe:
Kamille oder Melisse
Menstruationsbeschwerden:
Kamille, Muskatellersalbei oder Schafgarbe
Blasenentzündung:
Eukalyptus, Majoran
Rheumatische Beschwerden:
Wacholder, Eukalyptus oder Oregano
Erkältung, Bronchitis:
Eukalyptus, Thymian, Lavendel
Entspannung:
Neroli, Rose, Lavendel

Anwendung:
Für heiße Kompressen können Sie ungefähr dieselbe Dosierung wie für Inhalationen verwenden (3-5 Tropfen Essenz auf 2 l heißes Wasser). In das heiße Wasser tropfen Sie das Öl und tauchen mehrmals eine Stoffwindel ein, die Sie gut in der Flüssigkeit bewegen sollten, damit sich das Öl möglichst gleichmäßig auf dem Tuch verteilt. Die Kompresse wird dann ausgewrungen und auf die zu behandelnde Körperstelle gelegt. Unbedingt vorsichtig auf die Haut legen, um zu testen, ob die Kompresse noch zu heiß ist. Auf die Kompresse wird ein großes Frotteetuch gelegt und dann der Patient mit wärmenden Tüchern eingewickelt.

Hinweis:
Heiße Wickel sollten nicht angewendet werden bei akuten Entzündungen, Verdacht auf innere Blutungen, ausgeprägten Krampfadern, Durchblutungsstörungen, verengten Gefäßen und frischen Traumata. Bei sehr empfindlicher Haut sollten die Kompressen nicht zu heiß sein.

Warme Wickel
Warme Wickel werden gerne aufgrund ihrer sanften Wärme alternativ eingesetzt. Sie sind ideal zur Kombination mit ätherischen Ölen, da die milde Wärme die Wirkstoffaufnahme fördert. Warme Wickel sind gut geeignet für Säuglinge und empfindliche Personen und unkomplizierter anzuwenden als heiße Wickel.

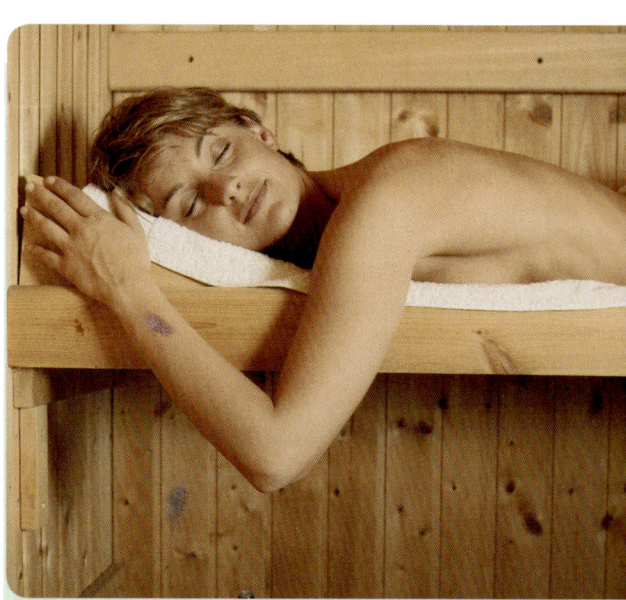

Wärme kann sehr entspannend wirken...

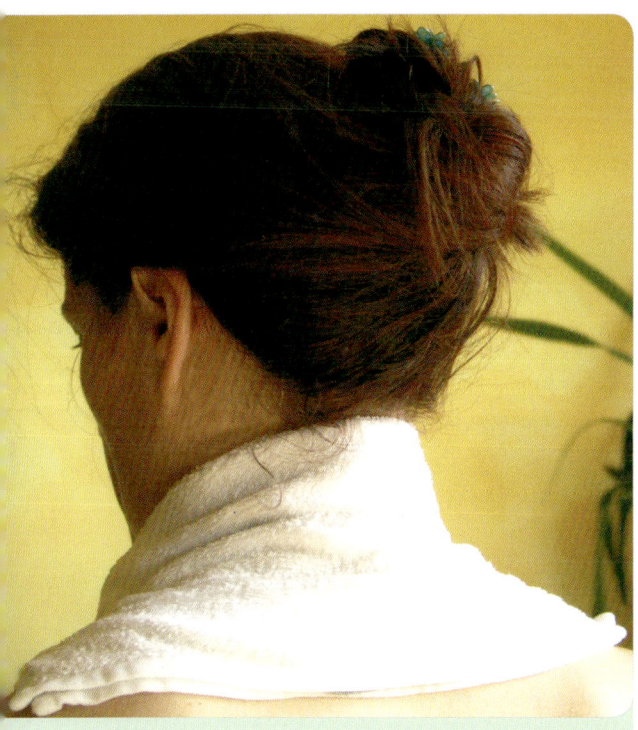

Wohltuende Nackenkompresse

Ein kurzer Kältereiz aktiviert stark die Durchblutung und bewirkt damit Erwärmung und Entspannung von innen heraus. Fieberwickel sollten nicht kälter sein als 10°C unter Körpertemperatur. Hier ist es wichtig, dass ausreichend Feuchtigkeit vorhanden ist und die Wickel locker angelegt werden, da der Wickel auf der Haut kühlen soll.

Starke länger anhaltende Kälte wird vor allem bei Sportverletzungen verwendet, um Schwellungen vorzubeugen. Hier werden dem Kompressenwasser Eiswürfel zugegeben.

Bei der Zubereitung von kalten Kompressen verfahren Sie genauso wie bei der von heißen Kompressen, verwenden jedoch kaltes Wasser.

Anwendungsbeipiele

Fieber (als Wadenwickel):
Eukalyptus, Bergamotte oder Zitrone
Schwellungen, Quetschungen:
Immortelle, Lemongras oder Zitrone
Kopfschmerzen:
Melisse, Lavendel, Pfefferminze

Anwendung:

Die Kompresse (Mull-Läppchen) wird mit hochwertigem Basis-Öl, dem wenige Tropfen passendes ätherisches Öl zugemischt wurden, getränkt. Die Kompresse dann in ölabweisendes Papier wickeln und zwischen 2 Wärmeflaschen wärmen. Auch warme Kompressen sollten nach dem Auflegen mit Frotteetüchern und wärmenden Decken „eingepackt" werden.

Hinweis:

Bei allen Wickelanwendungen sollte darauf geachtet werden, dass der Patient keine kalten Füße hat! Wenn Pflanzenextrakte eingesetzt werden, sollten eventuelle Unverträglichkeiten beachtet werden.

Zur Zubereitung von Ölkompressen, Quarkauflagen, Salbenkompressen und Kräuterkompressen, wie sie mehrfach in der Literatur beschrieben werden, können auch wenige Tropfen ätherisches Öl in die Grundlagen verrührt werden.

Kalte Kompressen

sind seit jeher ein bewährtes Mittel bei Fieber (Wadenwickel), verschiedenen Entzündungen, Schwellungen, Quetschungen und Kopfschmerzen. Man unterscheidet bei kalten Kompressen, ob der Kältereiz nur kurz oder länger angewendet wird.

Hinweis:

Kalte Kompressen sollten immer nur so lange aufgelegt werden, bis sie die Körpertemperatur erreicht haben. Bei kalten Anwendungen muss immer geprüft werden, dass die Haut nicht zu kalt wird und dadurch verletzt werden könnte.

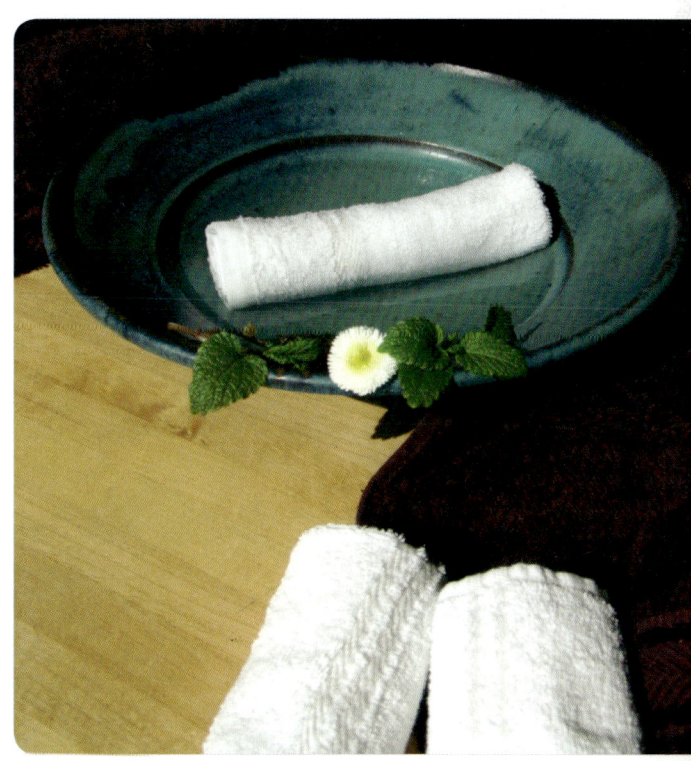

Einnahme von ätherischen Ölen

Die innerliche Anwendung ätherischer Öle ist im deutschsprachigen Raum hauptsächlich auf die Einnahme von Fertigpräparaten beschränkt. Die vier in Deutschland registrierten Fertigarzneimittel sind: Eukalyptus, Kiefernnadel, Minze und Pfefferminz-Öl. Für diese ätherischen Öle gibt es eine so genannte Standardzulassung, die es zertifizierten Unternehmen erlaubt, sie mit Angabe der untersuchten Heilwirkungen in Verkehr zu bringen. Es gibt im Handel auch einige Kapseln, die mit ätherischen Ölen befüllt sind, in der Hauptsache für Erkältungsbeschwerden und Verdauungsprobleme. Während in Frankreich viele Aromatherapeuten mit der innerlichen Einnahme von ätherischen Ölen arbeiten, ist es in England verpönt die Öle auf diese Weise anzuwenden. Das hat natürlich verschiedene Gründe, ein wichtiger davon ist die Therapiesicherheit. Die Anwendung von ätherischen Ölen zur Raumbeduftung ist die Methode, die am sichersten ist und am wenigsten Risiko von Allergien oder Reizungen in sich birgt. Die Anwendung auf der Haut ist insgesamt auch sehr gut verträglich und außer bei einigen hautreizenden Ölen unproblematisch.

Für die Einnahme unbedingt folgende Punkte beachten:

- keine innere Einnahme für Babys, Kleinkinder, Schwangere und schwerkranke Menschen
- nur Öle einnehmen, von deren 100% natürlicher Qualität Sie sich überzeugen konnten
- immer nur maximal 1 – 2 Tropfen einnehmen
- nur Öle einnehmen, von denen Sie sich sicher überzeugt haben, dass eine innere Einnahme erlaubt und sinnvoll ist
- das Öl sollte zur Einnahme immer verdünnt bzw. gelöst werden

Wie kann das ätherische Öl zum Einnehmen verdünnt werden?

1 – 2 Tropfen Öl können in 1 TL Honig gut verrührt werden und dann mit heißem Wasser oder Kräutertee aufgegossen werden. Diesen Tee schluckweise trinken, dabei immer wieder umrühren, damit sich das Öl möglichst gut verteilt.

Das Öl kann auch in 1 EL fettem Basis-Öl, beispielsweise Oliven- oder Mandel-Öl, getropft und dann geschluckt werden. Wenn Sie diese Mischung etwas im Mund belassen, wird das Öl schon über die Schleimhäute aufgenommen, was bei einigen Ölen sinnvoll sein kann.

Welche Öle sind für eine Einnahme geeignet?

Lesen Sie bei den Beschreibungen der einzelnen Öle nach, ob eine Einnahme empfohlen oder davon abgeraten wird. Für die Einnahme sind am ehesten die Öle geeignet, die Sie auch als Gewürze für die Küche kennen oder als Kräuter zu Teezubereitung wie beispielsweise Pfefferminze.

Bedenken Sie bei der Einnahme vor allem, dass ätherische Öle hochkonzentrierte Pflanzenessenzen sind und deshalb sehr sparsam und umsichtig eingesetzt werden sollen. Bei den Beschreibungen der einzelnen Öle sind oft auch Tipps zur Teezubereitung angegeben. Die Konzentration von ätherischem Öl in einem Teeaufguss ist wesentlich niedriger als ein Öl, das pur eingenommen wird. Der Teeaufguss ist daher vorzuziehen.

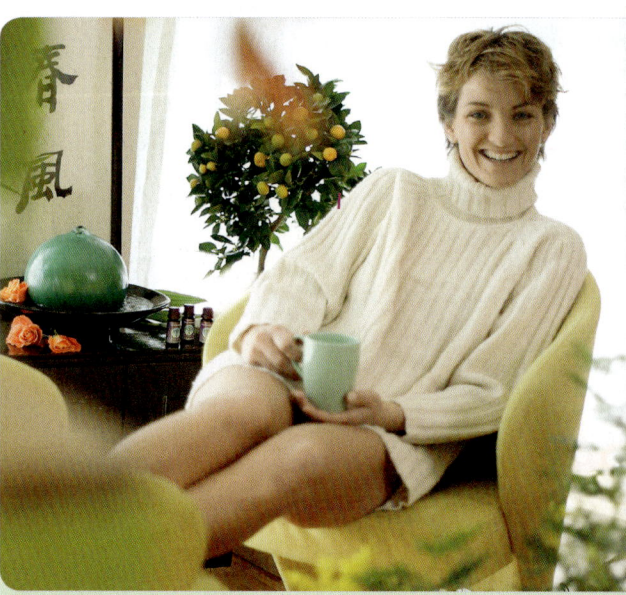

Einnehmen von ätherischen Ölen mit Tee

Wellness

herapie

Schönheit

Parfum

Aromatherapie für Wellness und Schönheit

romakosmetik
Manchmal wird die Haut auch als Spiegel der Seele bezeichnet. So erklärt sich, dass ein ausgeglichener Mensch auch eine gute Ausstrahlung hat und dadurch schön wirkt.
„Wahre Schönheit kommt von innen!" Auch dieser Satz hat eine große Bedeutung und kann zum Leitsatz werden. Die Aromatherapie zur Erhöhung des Wohlbefindens bekommt dadurch einen beachtlichen Stellenwert. Neben der Anwendung von ätherischen Ölen für das Wohlbefinden – egal ob als Raumduft, als Aromamassage oder Aromabad - sind aber auch ihre Eigenschaften für die Hautpflege sehr interessant. Viele Öle, vor allem die kostbaren Blütenessenzen, haben ausgesprochen pflegende Eigenschaften. So sorgen ätherische Öle in hochwertiger Aromakosmetik nicht nur für ihren angenehmen Duft, sondern bewirken auch, dass die Haut langsamer altert, dass Falten gemildert werden und dass trockene oder auch fettige Haut ausgeglichen wird. Die ätherischen Öle sind also natürlicher Duftstoff und Wirkstoff zugleich!

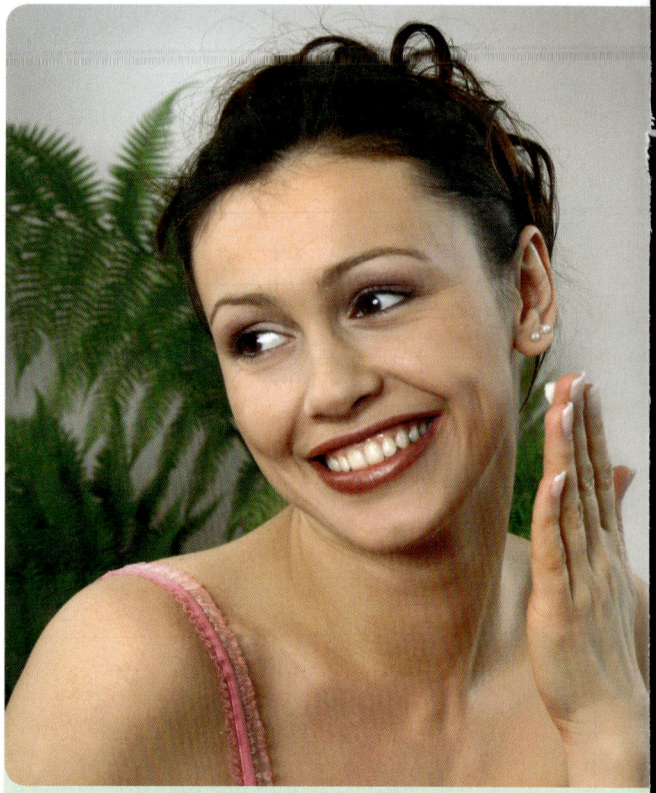

Aromatherapie macht schön und glücklich

Hautpflegende ausgleichende Eigenschaften der ätherischen Öle können gezielt genutzt werden, beispielsweise:

Neroli, Rose	bei trockener empfindlicher Haut
Lavendel	bei gereizter, empfindlicher Haut
Teebaum	bei unreiner Haut
Weihrauch	gegen Faltenbildung

Aromatherapie und Erotik

Stimmungsvolle aphrodisierende Massagen und Bäder sind eine beliebte Methode, die kostbaren Essenzen am Körper anzuwenden! Verwöhnen Sie sich und ihren Partner mit wohlriechenden Massage-Ölen, z.B. mit Magnolie, Jasmin, Sandelholz und Ylang-Ylang oder mit Neroli. Dazu können Sie Rosenholz, Patchouli Sandelholz kombinieren – je nach Ihrem Geschmack, am Besten noch mit einer frischen Note angereichert! Neben der Zubereitung eines Massage-Öls können Sie natürlich unterstützend auch die Räume beduften. Den-

ken Sie daran, dass diese Essenzen sehr stark sind und deswegen sehr niedrig dosiert werden sollten!

Abnehmen mit Aromatherapie

Vanille bremst Hunger auf Süßes...
Haben Sie oft Lust auf Süßes? Sie essen leidenschaftlich gern Schokolade? Kein Wunder, Wissenschaftler am Massachusetts Institute of Technology (USA) fanden nämlich heraus: Süße Lebensmittel verstärken den Serotoningehalt im Gehirn. Dieser Botenstoff macht fröhlich, ausgeglichen und gelassen. Der fetthaltige Kakao in der Schokolade sorgt dafür, dass im Gehirn genügend vom Glückshormon Endorphin ausgeschüttet wird. Endorphin setzt Energie frei und hilft gegen Stimmungstiefs. Diese Doppelwirkung ist der Grund, warum der Körper manchmal so gierig auf die Kombination von Fett und Zucker ist. Das können Sie jedoch mit ätherischen Ölen leicht abstellen: Vanille-Öl

sorgt dafür, dass mehr vom Glückshormon Serotonin ausgeschüttet wird, und stärkt darüber hinaus die Nerven. Kakao-Öl kurbelt die Endorphin- und Serotoninproduktion an, Orangen-Öl die Endorphinproduktion und Pfefferminz-Öl hilft gegen Heißhungerattacken, die nicht von Hormonen oder Botenstoffen gesteuert sind.

Pfefferminze kurbelt die Fettverdauung an...
Pfefferminz-Öl kann nicht nur Heißhunger bremsen, sondern die Essgewohnheiten sogar dauerhaft verändern. Riechen Sie 3 – 4 mal täglich an einem Fläschchen Pfefferminz-Öl, essen Sie automatisch weniger ungesunde Lebensmittel (z.B. Süßigkeiten, Pommes...). Pfefferminz-Öl sorgt dafür, dass Sie mehr Lust auf gesunde Lebensmittel haben. Zusätzlich kurbelt Pfefferminz-Öl die Fettverdauung an und steigert die Produktion von Gallenflüssigkeit.

Gegen Anfangsschwierigkeiten und Diättiefs können Sie auch etwas tun! Der Duft verschiedener ätherischer Öle kann Sie unterstützen:

Zitrusöle	halten wach und fit
Bergamotte	stützt bei seelischen Durchhängern
Lavendel	entspannt bei Stress und erfrischt bei Abgeschlagenheit
Rosmarin	wirkt anregend, auch auf den Kreislauf
Rose	kostbarer Duft, der glücklich macht
Neroli	der Duft zum Verwöhnen

Rezepte gegen Heißhungerattacken:
- In 50 g Honig 1 Tr. Pfefferminze, 5 Tr. Kakao, 3-4 Tr. Orange und 5 Tr. Vanille-Öl mischen. Bei Heißhunger 1 TL dieser Mischung in Joghurt oder Tee geben
- 1 Tropfen Pfefferminz-Öl auf die Zunge geben
- Einige Tropfen Pfefferminz-Öl auf ein Tuch geben und daran riechen

Mischungen für die Duftlampe oder den Duftstein:
- Für den Diätstart: Fenchel, Zypresse, Myrte und Orangen oder Zitronen-Öl je 3 Tropfen
- Gegen ein Diät-Tief: Geranie, Bergamotte und Palmarosa je 3 Tropfen

Darüber hinaus empfiehlt es sich, straffende Einreibungen auf den Problemzonen anzuwenden. Die Öle von Grapefruit, Kardamom und Fenchel beispielsweise können zu ca. 3% Gesamtmenge in Jojoba-Öl dosiert werden. Dieses Massage-Öl dann mindestens 2 mal täglich gut einmassieren!

Übrigens helfen die hautstraffenden und glättenden Effekte auch gegen Cellulite - vorausgesetzt, Sie massieren sich regelmäßig kräftig mit einer solchen Zubereitung ein!

Naturparfums
Schon Kleopatra parfümierte sich ausgiebig mit duftenden Essenzen. Man sagt, dass sie eigentlich nicht besonders schön war, sondern der verschwenderische Umgang mit Düften sie erst zu der bekannten Schönheit machte!
Wenn auch Sie sich mit natürlichen Düften parfümieren wollen, wählen Sie passende ätherische Öle aus und mischen sie in Konzentrationen bis zu 10 – 20% in eine Basisgrundlage. Als Grundlage verwenden Sie am besten Jojoba-Öl oder reinen Alkohol. Ein Parfüm auf Jojoba-Ölbasis wird hinter dem Ohr aufgetupft und haftet etwas länger, ein Alkohol Parfum lässt sich versprühen. Um den Duft länger auf der Haut zu behalten, können so genannte Fixative wie Benzoe, Patchouli oder Vetiver verwendet werden.

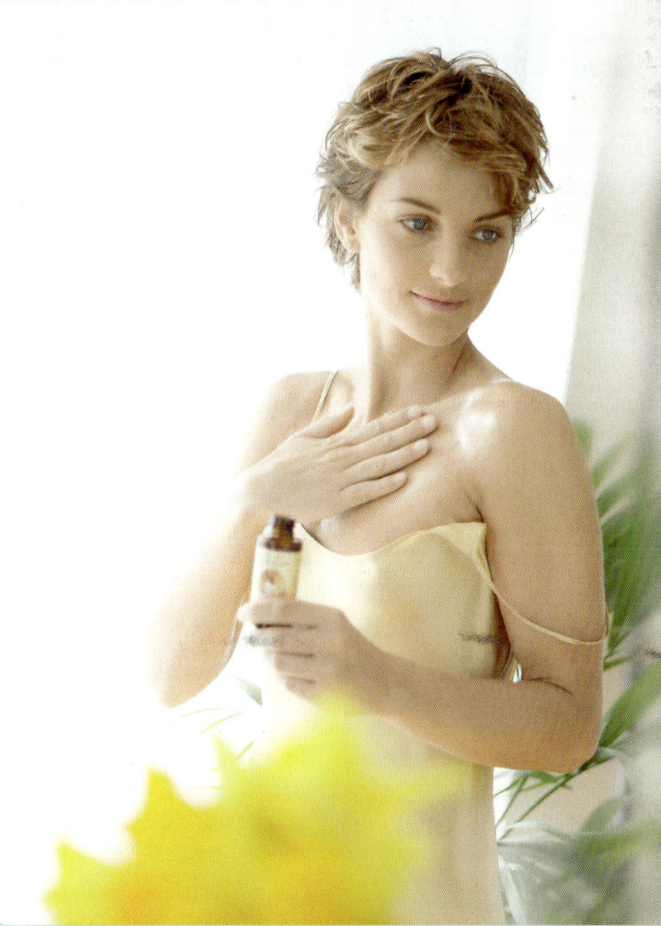

Pflege für den Körper

Aromatherapie bei Sport und Bewegung

Wussten Sie schon, dass ätherische Öle hervorragend für Sport und Freizeit zu verwenden sind?

Wer kennt es nicht, Muskelkater und das etwas steife Gefühl nach ungewohntem Sport? Nach körperlicher Anstrengung sind eine gute Durchwärmung und Durchblutung der beanspruchten Bereiche sehr vorteilhaft, nicht nur für Untrainierte! Viele Sportsalben und Massage-Öle verwenden die Wirkkraft ätherischer Öle. Die beste Wirkung kann erzielt werden, wenn reine ätherische Öle in natürlichen Basisölen ihr ganzes Spektrum entfalten dürfen.

Auch vorbeugend ist die Anwendung von Sportmassage-Ölen zu empfehlen!

Bei Sportverletzungen können Einreibungen, Wickel oder andere Anwendungen die Beschwerden lindern und die Heilung beschleunigen. Studieren Sie die Beschreibungen nach passenden Ölen! Die bekanntesten sind sicher Rosmarin, Pfefferminze und Wacholder - es gibt aber noch einiges mehr für die Anwendung in diesem Bereich!

Um ein effektives Training zu gewährleisten, können ätherische Öle wie Kiefer oder Latschenkiefer auch helfen, tiefer einzuatmen und so die Lungen besser mit Sauerstoff zu versorgen. Da Wärme nach dem Sport gut für beanspruchte Muskeln ist, gehen viele Sportler regelmäßig in die Sauna.

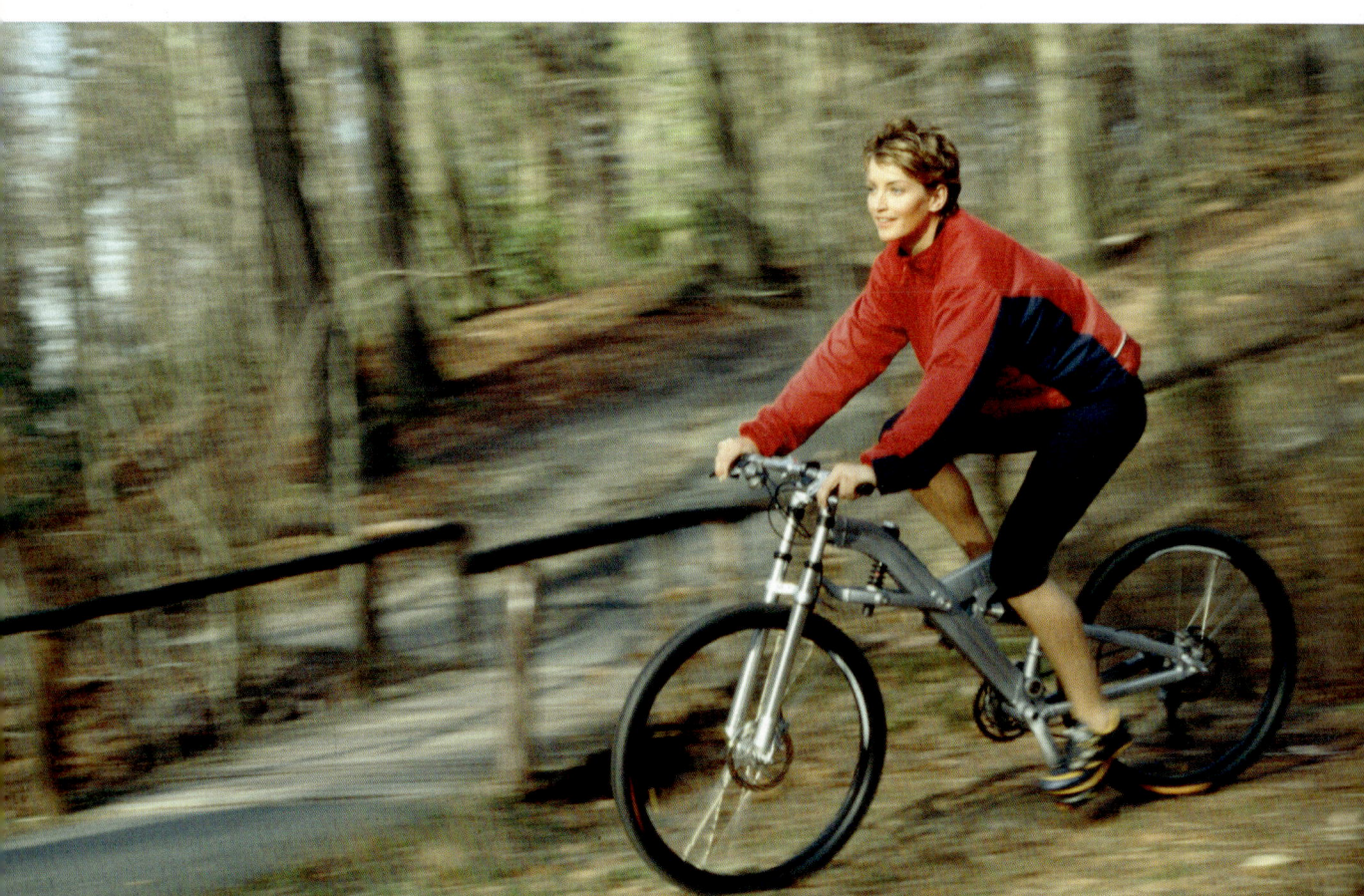

Aromatherapie und Sport

Aromatherapie für Babys und Kinder

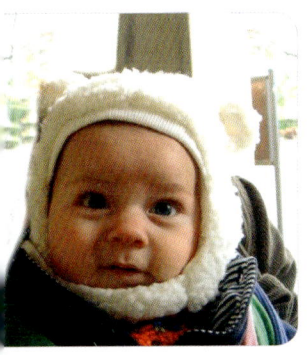

Vor allem der noch sehr sensible Organismus von Kindern lässt sich außerordentlich gut mit Aromatherapie behandeln, da sie richtig dosiert eine natürliche und besonders sanfte Methode ist. Durch eine gezielte Anwendung milder, gut verträglicher Essenzen werden auch die Selbstheilungskräfte aktiviert, um eine Heilung oder Linderung von Beschwerden zu erzielen. Zudem eignet sich der Einsatz von Aromatherapie auch begleitend zu anderen Therapien. Gerade gegen die bei Kindern häufigen Beschwerden von Erkältung, Husten, Schnupfen usw. sind ätherische Öle altbewährte Helfer aus der Natur.

Dosierung:

Lesen Sie bitte vor Anwendung eines Öls die entsprechende Beschreibung durch und prüfen Sie, ob das Öl für Kinder geeignet ist. Die Dosierung sollte in jedem Fall geringer gewählt werden, da Kinder sensibler reagieren als Erwachsene.

- Für Schulkinder verwenden Sie etwa die Hälfte der Erwachsenendosis.
- für Kleinkinder etwa 20% der Erwachsenendosis
- Für Babys sollten Öle wirklich nur ganz gezielt eingesetzt werden - in noch geringerer Dosierung, etwa 10% der Erwachsenendosis.

Im Übrigen mögen Kinder Düfte meist sehr gerne, vor allem frische Zitrusnoten kommen bei den Kleinen gut an! Für eine ausgeglichene Stimmung im Kinderzimmer können Sie zum Beispiel Mandarine, Orange und Vanille oder Benzoe auf einen Duftstein träufeln oder mit dem Aromastream verströmen lassen! Auch bei anderen häufig auftretenden Problemen kann die Aromatherapie gute Hilfe leisten, zum Beispiel bei Einschlafproblemen, Konzentrationsschwäche, Prüfungsangst, Nervosität und vielem mehr.

Anwendung auf der Haut:

Natürliche ätherische Öle eignen sich hervorragend zur Pflege und Massage empfindlicher Kinderhaut. Um die Haut optimal zu versorgen, können mehrere natürliche Basis-Öle mit ätherischen Ölen gemischt werden, je nach Hauttyp und den individuellen Bedürfnissen. Diese Art von Pflegeölen gewährt hohe Individualität und zudem hohe Reinheit ohne synthetische Zusätze wie Konservierungsmittel und Farb- und Duftstoffe. Dies ist besonders für die vielen allergisch veranlagten Kinder und bei Neurodermitis wichtig!

Die Dosierung auf der Haut ist auch hier niedriger zu wählen als bei Erwachsenen, also etwa 20 bzw. max. 50% der Erwachsenendosis. Für Babys sollte eine Gesamtkonzentration von 0,5% nie überschritten werden.

Die ausschließliche Verwendung absolut natürlicher, nicht eingestellter ätherischer Öle ist für die gute Verträglichkeit von Mischungen für Kinder verantwortlich und sollte immer befolgt werden.

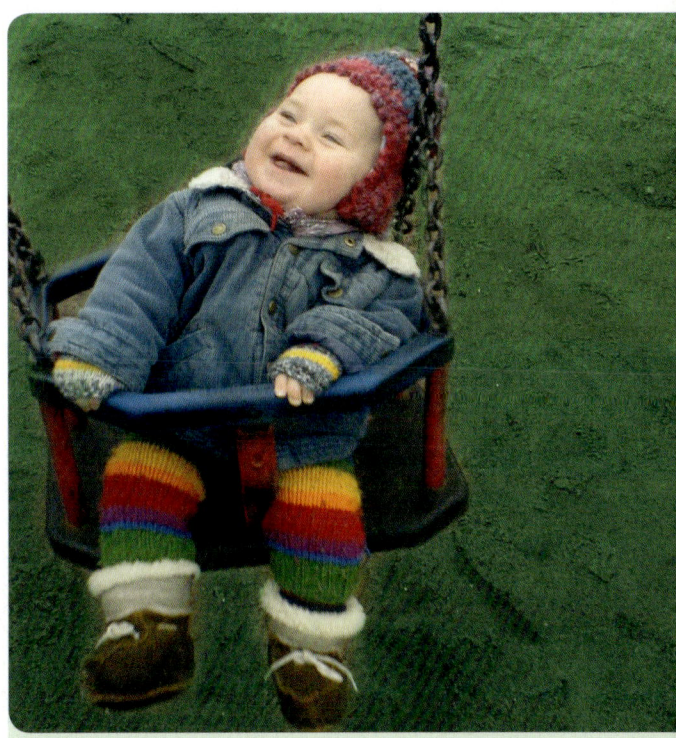

Milde ätherische Öle sind für Kinder gut geeignet.

Aromatherapie für Schwangere

Für jede Mutter ist die Zeit der Schwangerschaft und Geburt eine Zeit, die mit stark wechselnden Empfindungen und großen Veränderungen verbunden ist.

Die Hormonumstellungen im Körper gehen einher mit gravierenden Veränderungen der täglichen Lebensgewohnheiten und fordern eine werdende Mutter sowohl physisch als auch psychisch. Viele Mütter leiden sehr darunter, halten diese Belastungen jedoch für unausweichlich. Da viele Arzneimittel gerade in der Schwangerschaft nicht oder nur eingeschränkt anwendbar sind, zögert die werdende Mutter häufig Hilfe zu suchen. Die Natur bietet jedoch ein breit gefächertes Spektrum wirksamer Pflanzen, die gerade auch in der Schwangerschaft bestens verträglich sind. Eine natürliche und zugleich besonders sanfte Methode ist die Aromatherapie, die ausschließlich mit natürlichen aromatischen Pflanzenessenzen arbeitet. Ob als Lieblingsduft in der Aromalampe, als wohlriechendes Bad oder als stimulierendes angenehm duftendes Körperöl, aus dem reichhaltigen Angebot ätherischer Öle finden Sie bestimmt immer die passende Komposition!

Typische Schwangerschaftsprobleme müssen nicht selbstverständlich sein!

Labile Gemütszustände und häufig wechselnde Stimmungen lassen sich kaum besser beeinflussen als durch ätherische Öle, die ihre Botschaften unbemerkt und schnell an unser Nervensystem weitergeben. Die ersehnte harmonisierende oder vitalisierende Wirkung ist schon eingetreten, noch bevor Sie es bewusst wahrnehmen! Da manche ätherischen Öle hormonähnliche Eigenschaften haben, eignen sich ausgewählte Öle hervorragend bei Schwangerschaftsübelkeit oder anderen Problemen, die als Folge der Hormonumstellung im Körper auftreten. Die regelmäßige Anwendung aromatischer Essenzen kann scheinbar unausweichlichen Problemen wie Schwangerschaftsstreifen und Krampfadern wirksam vorbeugen. Ein gutes natürliches Schwangerschaftsstreifenöl enthält keine Mineralölbestandteile wie Paraffin und keine synthetischen Konservierungs-, Farb- oder Duftstoffe. Es besteht beispielsweise aus Jojoba-Öl, Wildrosen-Öl und anderen fetten Basis-Ölen, die hautpflegende und nährende Eigenschaften besitzen. Unterstützt werden diese durch die Wirkeigenschaften einzelner ausgewählter ätherischer Öle.

Dosierung:

Bei der Ölauswahl sollten Sie in jedem Fall prüfen, ob das ätherische Öl für Schwangere geeignet ist. Wenn Sie sich unsicher sind, sollten Sie sich unbedingt mit einer fachkundigen Hebamme oder Aromaexpertin beispielsweise in einer Aroma Apotheke beraten lassen. Als Dosierungsrichtlinie wird empfohlen immer nur die Hälfte der sonst üblichen Erwachsenendosis zu verwenden. Da Schwangere extrem stark auf Gerüche reagieren, sollte sie immer vor Gebrauch prüfen, ob ihr die Gerüche angenehm sind, die sie verwenden will.

Pflege der Haut:

Da gerade Babys und Kleinkinder sehr empfindlich auf synthetische Duftstoffe reagieren, ist die Verwendung von kontrollierter Naturkosmetik oder selbst hergestellten Aromamassage-Ölen zur Pflege der Haut gerade in der Zeit während und nach der Schwangerschaft sehr empfehlenswert!

Spezielle Anwendungen zur Dammmassage, für die Geburt, zur Pflege der Brustwarzen, zur Unterstützung der Milchbildung etc. finden heute häufig Verwendung. Auch Mischungen für das Baby, wie beispielsweise Antiblähungsöl, Zahnungsöl und Erkältungscreme helfen Mutter und Baby im ersten Lebensjahr mit ersten Beschwerden besser fertig zu werden und erleichtern die Umstellung auf die neuen Gegebenheiten für Mutter und Kind.

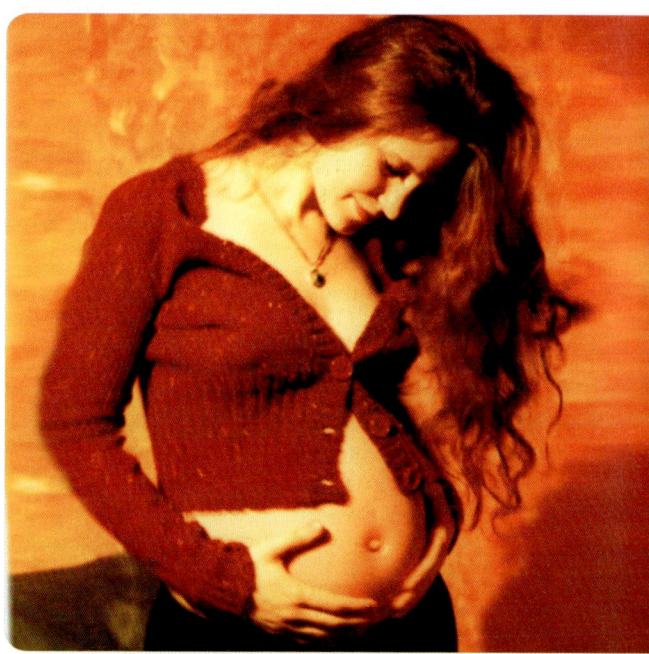

Literaturverzeichnis

Avicenna: Das Lehrgedicht über die Heilkunde, Berlin 1939

Buckle, Jane, Clinical Aromatherapy, Essential Oils in Practice, Churchill Livingstone, London 2003

Chandrasekhar/Thakkur: Introduction to Ayurveda, New York 1974

Davis, Patricia: Aromatherapie von A-Z, München 1988

Deutsches Arzneibuch, Stuttgart 1951

Europäisches Arzneibuch, 5. Auflage, 5. Nachtrag 2006

Fischer-Rizzi, Susanne: Himmlische Düfte, München 1990

Gattefossé, René-Maurice: Aromathérapie, 1928

Gurtner, Markus: Gesund durch Heilkräuter, Salzburg 1968

Henglein, Martin: Die heilende Kraft der Wohlgerüche und Essenzen, München 1985

Koradi, Martin: Heilpflanzen-Therapie, Winterthur 1984

Kraus, Michael: Ätherische Öle für Körper, Geist und Seele, Pfalzpaint 1990

Krumm-Heller, Arnold: Magie der Duftstoffe, Berlin 1955

Lawless Julia, Essential Oils, London 1995

Meyer, Axel: Kosmologie des Augenblicks, Auetal 1983

Meyer, Axel: Seiltanz auf dem Vulkan, Auetal 1986

Meyer, Axel: Warum kein Fleisch, München 1990

Muchery, Georges: Magie astrale des parfums, Paris 1952

Price, Shirley and Price, Len, Aromatherapy for Health Professionals, Churchill Livingstone, London 2005

Price, Shirley: Practical Aromatherapy, London 1983

Rothe, Manfred: Handbuch der Aromaforschung, Berlin 1978

Ryman, Daniele: The Aromatherapy Handbook, London 1984

Schauenburg/Paris: Heilpflanzen, München 1970

Schönfelder Ingrid und Peter, Das neue Handbuch der Heilpflanzen, Stuttgart, 2004

Sonn Annegret, Wickel und Auflagen, Stuttgart, New York, 1998

Stead, Christine: The Power of holistik Aromatherapy, London 1986

Teuscher Eberhard, Gewürzdrogen, Stuttgart, 2003

Tembrock, Günther: Bio-Kommunikation, Hamburg 1975

Tisserand, Robert: Aroma-Therapie, Freiburg 1980

Valnet, Jean: Aroma-Therapie, München 1986

Vaupel Elisabeth, Gewürze Acht kulturhistorische Porträts, Deutsches Museum München, 2002

Wabner, Dietrich: Oud – Das Öl der Verführung?, Garching bei München 1995

Wabner, Dietrich u.a.: Schriftenreihe Etherische Öle für Therapie, Kosmetik und Parfümerie (Schriften 1-10), Garching bei München 1995-2002

Willfort, Richard: Gesundheit durch Heilkräuter, Linz 1959

Fotos:
Alle nicht aufgeführten Fotos stammen aus dem Taoasis Bildarchiv
Heide Birkefeld: S. 164, 184
Christoph Bühler: S. 15
Hellmeier Foto Design: S. 12, 27, 31, 62, 66, 77, 85, 93, 111, 157, 169
Hesterbrink: S. 14, 167, 168, 170, 171, 178, 179, 180, 182, 183, 185, 186
Dr. Christina Paulson: S. 40, 51
Dr. Roland Spohn: S. 29, 36, 37, 58, 59, 61, 76, 85, 92, 126, 129, 147, 151, 174

Therapeutischer Index

Abszess:	Bohnenkraut, Cajeput, Kamille, Lavendel, Nelke
Abwehrschwäche:	Angelika, Eukalyptus, Muskatellersalbei, Thymian
Akne:	Bergamotte, Cajeput, Eukalyptus, Kamille, Teebaum, Wacholder
Angstzustände:	Angelika, Melisse, Orange, Neroli, Sandelholz, Ylang Ylang, Zeder
aphrodisierend:	Ingwer, Jasmin, Rose, Rosenholz, Sandelholz, Ylang Ylang
Arthritis:	Eukalyptus, Ingwer, Kampher, Schwarzer Pfeffer, Wacholder
Asthma:	Benzoe, Cajeput, Eukalyptus, Melisse, Lavendel
Blähungen:	Anis, Dill, Fenchel, Kamille, Kardamom, Koriander, Majoran
Blasenentzündung:	Bergamotte, Cistrose, Myrte, Schafgarbe, Zeder
Bronchitis:	Anis, Basilikum, Eukalyptus, Fenchel, Teebaum, Thymian
Darmkoliken:	Angelika, Basilikum, Majoran, Melisse, Lavendel
Depressionen:	Bergamotte, Geranie, Neroli, Rose, Ylang Ylang
Durchblutungsstörungen:	Kampher, Rosmarin, Thymian, Zimt
Durchfall:	Bohnenkraut, Kamille, Lavendel, Myrrhe, Rosmarin, Zypresse
Erkältung:	Eukalyptus, Ingwer, Kamille, Kiefer, Lavendel, Pfefferminze, Thymian
Erschöpfung:	Angelika, Bergamotte, Lemongras, Muskatellersalbei, Rose
Fieber:	Bergamotte, Kamille, Melisse, Zitrone
Gicht:	Benzoe, Cajeput, Kampher, Schwarzer Pfeffer, Wacholder, Wintergrün
Grippaler Infekt:	Cistrose, Eukalyptus, Kiefer, Kamille, Lavendel, Niaouli, Pfefferminze, Teebaum, Thymian, Zypresse
Halsentzündung:	Cajeput, Eukalyptus, Myrrhe, Niaouli, Salbei
Hämorrhoiden:	Myrte, Zypresse
Harnröhrenentzündung:	Cajeput, Niaouli, Wacholder
Herzklopfen:	Anis, Eisenkraut, Lavendel, Melisse, Neroli, Rose
Herzschwäche:	Angelika, Kampher, Rose
Husten:	Anis, Benzoe, Fenchel, Niaouli, Thymian, Zirbelkiefer

Infektion der Atemwege:	Cajeput, Eukalyptus, Kampher, Niaouli, Thymian
Insektenstiche:	Lavendel, Melisse, Teebaum, Zitrone
Konzentrationsschwäche:	Basilikum, Pfefferminze, Rosmarin, Thymian, Zitrone
Kopfschmerzen:	Lavendel, Melisse, Pfefferminze, Rose, Ylang Ylang
Kreislauf: *Blutdruck senkend: *Blutdruck erhöhend:	 Lavendel, Melisse, Ylang Ylang Lemongras, Rosmarin, Zitrone
Lymphfluss *anregend:	Kampher, Knoblauch, Lemongrass, Thymian, Wacholder
Magenbeschwerden, nervöse:	Basilikum, Lavendel, Melisse
Magenstärkend:	Anis, Basilikum, Ingwer, Rosmarin, Thymian, Zimt
Menstruation: *fördernd: *schmerzstillend:	 Basilikum, Muskatellersalbei, Thymian, Wacholder Bergamotte, Kamille, Schafgarbe
Migräne:	Kamille, Lavendel, Majoran, Melisse, Rose
Mundschleimhautentzündung:	Kamille, Myrrhe, Pfefferminze, Salbei, Teebaum
Muskelkater:	Kiefer, Majoran, Rosmarin, Wintergrün
Muskelschmerzen:	Eukalyptus, Kiefer, Ingwer, Wacholder, Wintergrün
Nervenentzündung:	Lavendel, Melisse, Neroli, Rose
Nervosität:	Geranie, Jasmin, Lavendel, Majoran, Melisse, Orange, Oud, Neroli, Rose, Rosenholz, Ylang Ylang
Nierenentzündung: *harntreibend:	Kamille, Melisse Eukalyptus, Fenchel, Rosmarin, Salbei, Thymian
Ohrenschmerzen:	Cajeput, Kamille, Lavendel, Zypresse (mit Wattestäbchen verdünnt auftragen)
Prämenstruelles Syndrom:	Cajeput, Kamille, Neroli, Muskatellersalbei, Ylang Ylang
Psoriasis:	Bergamotte, Cajeput, Cistrose, Lavendel, Oregano
Rheuma:	Benzoe, Cajeput, Eukalyptus, Kampher, Niaouli, Thymian,
Schlaflosigkeit:	Kamille, Lavendel, Melisse, Neroli, Ylang Ylang
Schluckauf:	Anis, Dill, Fenchel
Stirnhöhleninfektion:	Cajeput, Eukalyptus, Niaouli, Pfefferminze
Verbrennungen:	Lavendel
Zahnschmerzen:	Cajeput, Kampher, Nelke, Pfefferminze, Zypresse

Weitere Bücher des Autors

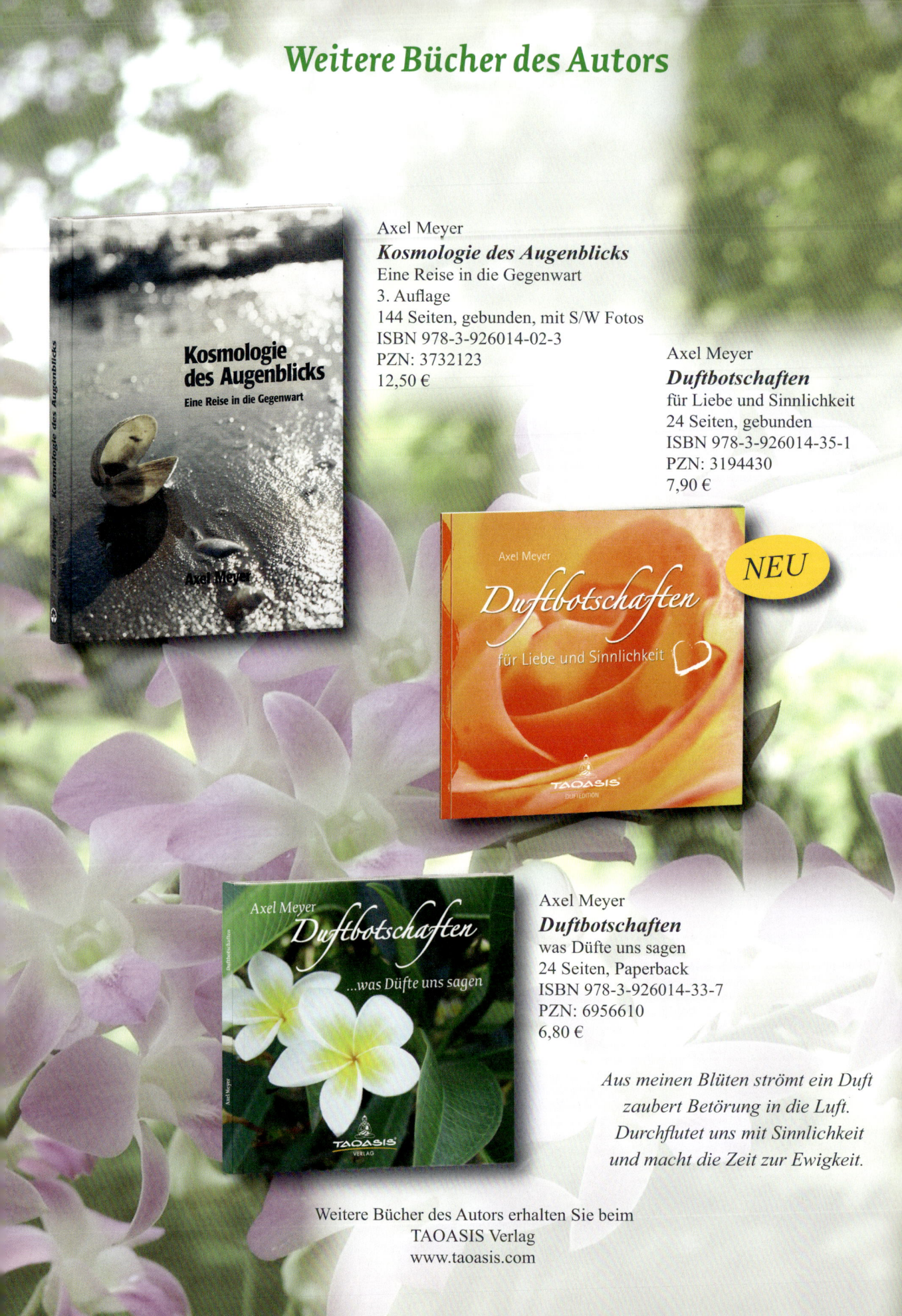

Axel Meyer
Kosmologie des Augenblicks
Eine Reise in die Gegenwart
3. Auflage
144 Seiten, gebunden, mit S/W Fotos
ISBN 978-3-926014-02-3
PZN: 3732123
12,50 €

Axel Meyer
Duftbotschaften
für Liebe und Sinnlichkeit
24 Seiten, gebunden
ISBN 978-3-926014-35-1
PZN: 3194430
7,90 €

NEU

Axel Meyer
Duftbotschaften
was Düfte uns sagen
24 Seiten, Paperback
ISBN 978-3-926014-33-7
PZN: 6956610
6,80 €

Aus meinen Blüten strömt ein Duft
zaubert Betörung in die Luft.
Durchflutet uns mit Sinnlichkeit
und macht die Zeit zur Ewigkeit.

Weitere Bücher des Autors erhalten Sie beim
TAOASIS Verlag
www.taoasis.com

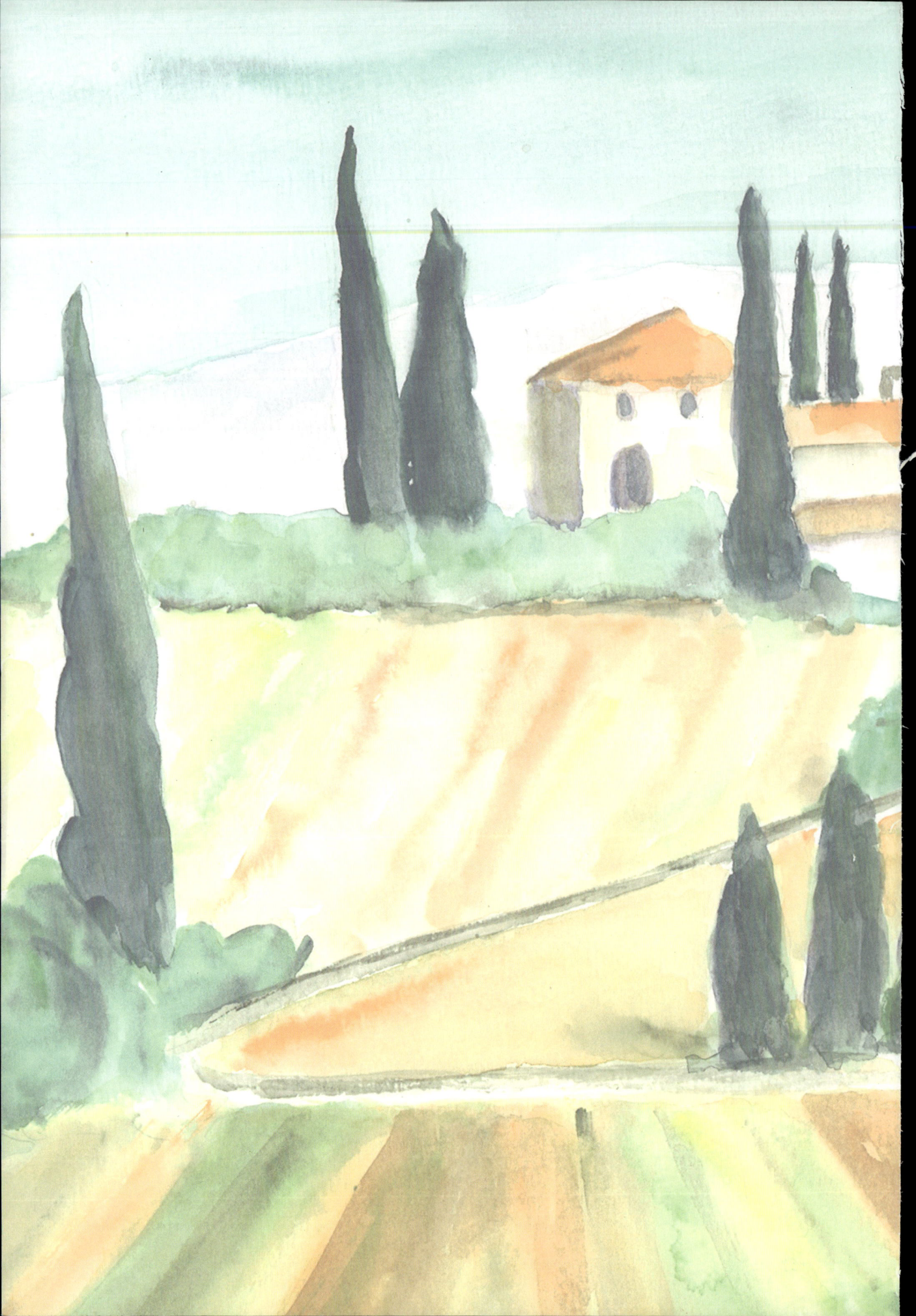